# 常见疾病护理技术

张富香　路秀娥　陈平平　苗青　刘东菊　李琳◎主编

吉林科学技术出版社

图书在版编目（C I P）数据

常见疾病护理技术/张富香等主编--长春:吉林科学技术出版社 2024.3

ISBN 978-7-5744-1145-6

Ⅰ.①常… Ⅱ.①张… Ⅲ.①常见病-护理Ⅳ.①R47

中国国家版本馆 CIP 数据核字(2024)第 064037 号

**常见疾病护理技术**

主　　编　张富香　等
出 版 人　宛　霞
责任编辑　张　楠
封面设计　长春市阴阳鱼文化传媒有限责任公司
制　　版　长春市阴阳鱼文化传媒有限责任公司
幅面尺寸　185mm × 260mm
开　　本　16
字　　数　295 千字
印　　张　12.625
印　　数　1~1500 册
版　　次　2024 年3月第1 版
印　　次　2024年10月第1次印刷

出　　版　吉林科学技术出版社
发　　行　吉林科学技术出版社
地　　址　长春市福祉大路5788 号出版大厦A 座
邮　　编　130118
发行部电话/传真　0431-81629529 81629530 81629531
81629532 81629533 81629534
储运部电话　0431-86059116
编辑部电话　0431-81629510
印　　刷　廊坊市印艺阁数字科技有限公司

书　　号　ISBN 978-7-5744-1145-6
定　　价　77.00元

# 目　　录

# 第一章　消化内科疾病护理

## 第一节　消化性溃疡的护理

消化性溃疡(PU)主要指发生在胃和十二指肠球部的慢性溃疡,由于溃疡的形成与胃酸及胃蛋白酶的消化作用有关,故称为消化性溃疡,凡是能与酸接触的胃肠道任何部位均可发生溃疡,但以胃溃疡(GU)和十二指肠溃疡(DU)多见,其中十二指肠溃疡更为常见。消化性溃疡在人群中发病率约为10%,可发病于任何年龄,以中年多见。DU好发于青壮年,GU好发于中老年,男性患病较女性多见。

### 一、病因与发病机制

PU的病因及发病机制迄今尚不完全清楚,比较一致的观点是:PU的发生是多种因素相互作用,尤其是对胃、十二指肠黏膜有损害,作用的侵袭因素与黏膜自身防御/修复因素之间失去平衡所致。当侵袭因素增强和(或)防御/修复因素削弱时,就可能出现溃疡,这是溃疡发生的基本机制。GU和DU发病机制各有侧重,前者着重于防御/修复因素的削弱而后者则侧重于侵袭因素的增强。

#### (一)胃、十二指肠黏膜防御和修复机制

(1)胃黏膜屏障。

(2)黏液-$HCO_3^-$ 屏障。

(3)黏膜的良好血液循环和上皮细胞强大的再生能力。

(4)外来及内在的前列腺素和表皮生长因子等。

一般而言,只有当某些因素损害了这一机制才可能发生胃酸/胃蛋白酶侵袭黏膜而导致溃疡形成。

#### (二)胃、十二指肠黏膜损害机制

近年的研究已明确,幽门螺杆菌(Hp)感染和非甾体类抗炎药(NSAID)是损害胃、十二指肠黏膜屏障导致PU的最常见病因。

1.幽门螺杆菌感染

胃黏膜受Hp感染,在其致病因子,如尿素酶、细胞空泡毒素及其相关蛋白等作用下,出现

局部炎症反应及高促胃液素血症，生长抑素合成、分泌水平降低，胃蛋白酶及胃酸水平升高，造成胃、十二指肠黏膜损伤引起炎症，进而发展成溃疡。

2.非甾体类抗炎药

NSAID 除了降低胃、十二指肠黏膜的血流量，对胃黏膜的直接刺激和损伤作用外，还可抑制环氧化酶活性，从而使内源性前列腺素合成减少，削弱胃黏膜的保护作用。

3.胃酸和胃蛋白酶

消化性溃疡的最终形成是由于胃酸/胃蛋白酶对黏膜的自身消化所致。胃蛋白酶是主细胞分泌的胃蛋白酶原经盐酸激活转变而来，它能降解蛋白质分子，对黏膜有侵袭作用，其活性受到胃酸制约，胃酸的存在是溃疡发生的决定因素。

4.其他因素

吸烟、遗传、胃十二指肠运动异常、应激和精神因素及饮食失调等。

## 二、临床表现

典型的 PU 具有以下特点：①慢性过程。②发作呈周期性。③发作时上腹部疼痛呈节律性。

### （一）症状

(1)上腹痛：是消化性溃疡的主要症状，性质可为钝痛、灼痛、胀痛或剧痛，但也可仅为饥饿样不适感。一般，不发生放射痛，范围比较局限，多不剧烈，可以忍受。GU 疼痛多位于剑突下正中或偏左，DU 多位于上腹正中或稍偏右。节律性疼痛是消化性溃疡的特征性临床表现，GU 多在餐后 0.5～1h 痛，下次餐前消失，表现为进食-疼痛-缓解的规律；而 DU 疼痛常在两餐之间发生（饥饿痛），直到再进餐时停止，规律为疼痛-进食-缓解，疼痛也可于睡前或午夜出现，称夜间痛。

(2)部分病例无上述典型疼痛，而仅表现为上腹隐痛不适、反酸、嗳气、恶心和呕吐等消化不良的症状，以 GU 较 DU 为多见。病程较长的患者因影响摄食和消化功能而出现体重减轻或因慢性失血而有贫血。

### （二）体征

发作期于上腹部有一固定而局限的压痛点，缓解期无明显体征。

### （三）并发症

1.出血

出血是消化性溃疡最常见的并发症，DU 比 GU 易发生。出血量与被侵蚀的血管大小有关，可表现为呕血与黑粪，出血量大时甚至可排鲜血便，出血量小时，粪便隐血试验阳性。

2.穿孔

当溃疡深达浆膜层时可发生穿孔，若与周围组织相连则形成穿透性溃疡。穿孔通常是外科急诊，最常发生于十二指肠溃疡。表现为腹部剧痛和急性腹膜炎的体征。当溃疡疼痛变为持续性，进食或用抗酸药后长时间疼痛不能缓解，并向背部或两侧上腹部放射时，常提示可能出现穿孔。此时腹肌紧张，呈板状腹，有压痛、反跳痛，肝浊音界缩小或难以叩出，肠鸣音减弱或消失，X射线片可见膈下游离气体。

3.幽门梗阻

幽门梗阻见于2%～4%的病例，主要由DU或幽门管溃疡周围组织充血水肿所致。表现为餐后上腹部饱胀，频繁呕吐宿食，严重时可引起水和电解质紊乱，常发生营养不良和体重下降。

4.癌变

少数GU可发生癌变，尤其是45岁以上的患者。

## 三、实验室检查

### (一)胃镜及胃黏膜活组织检查

胃镜及胃黏膜活组织检查是确诊PU的首选检查方法，胃镜下可直接观察胃和十二指肠黏膜并摄像，还可以直视下取活组织做幽门螺杆菌检查和组织病理学检查，对诊断消化性溃疡和良恶性溃疡的鉴别准确性高于X射线钡剂检查。

### (二)X射线钡剂检查

适用于对胃镜检查有禁忌或不愿接受胃镜检查者。多采用钡剂和空气双重对比造影方法。

### (三)幽门螺杆菌检测

可分为侵入性和非侵入性两大类。侵入性方法需经胃镜取胃黏膜活组织进行检测，目前常用的有快速尿素酶试验、组织学检查和幽门螺杆菌培养。其中，快速尿素酶试验操作简便、快速和费用低，是侵入性检查中诊断Hp感染的首选方法。非侵入性检查主要有$^{13}C$或$^{14}C$尿素呼气试验、血清学检查和粪便Hp抗原检测等，前者检测Hp感染的敏感性和特异性高，可作为根除Hp治疗后复查的首选方法。

### (四)胃液分析

GU患者胃酸分泌正常或稍低于正常，DU患者则常有胃酸分泌过高。但溃疡患者胃酸分泌水平个体差异很大，与正常人之间有很大的重叠，故胃酸测定对PU诊断的价值不大，目前临床已较少采用。

### (五)粪便隐血试验

活动性DU或GU常有少量渗血，使粪便隐血试验阳性，经治疗1～2周转阴。若GU患者粪便隐血试验持续阳性，应怀疑有癌变可能。

## 四、治疗要点

消化性溃疡以内科治疗为主，目的是消除病因、控制症状，促进溃疡愈合、防止复发和避免并发症的发生。目前，根除 Hp 和抑制胃酸的药物是治疗溃疡病的主流，黏膜保护药物也起重要的作用。

## (一)药物治疗

1.降低胃酸药物

降低胃酸药物包括抗酸药和抑制胃酸分泌药以下两类。

(1)抗酸药：为一类弱碱药物，口服后能与胃酸作用形成盐和水，能直接中和胃酸，并可使胃蛋白酶不被激活，迅速缓解溃疡的疼痛症状。常用药物有氢氧化铝凝胶、铝碳酸镁、复方氢氧化铝和乐得胃等。

(2)抑制胃酸分泌的药物：

①$H_2$ 受体拮抗药($H_2RA$)：能阻止组胺与其 $H_2$ 受体相结合，使壁细胞分泌胃酸减少。常用药物有西咪替丁、雷尼替丁和法莫替丁。不良反应较少，主要为乏力、头晕、嗜睡和腹泻。

②质子泵抑制药(PPI)：作用于壁细胞分泌胃酸终末步骤中的关键酶 $H^+$-$K^+$-ATP 酶(质子泵)，使其不可逆失活，从而有效地减少胃酸分泌，其抑酸作用较 $H_2RA$ 更强而持久，是已知的作用最强的胃酸分泌抑制药。常用的药物有奥美拉唑、兰索拉唑、泮托拉唑、雷贝拉唑和埃索美拉唑等。

2.保护胃黏膜药物

(1)胶体次枸橼酸铋(CBS)：在酸性环境中，通过与溃疡面渗出的蛋白质相结合，形成一层防止胃酸和胃蛋白酶侵袭的保护屏障。CBS 还能促进上皮分泌黏液和 $HCO_3$，并能促进前列腺素的合成；此外，CBS 还具有抗 Hp 的作用。一般，不良反应少，但服药能使粪便呈黑色。为避免铋在体内过量的蓄积，不宜长期连续服用。

(2)硫糖铝：其抗溃疡作用与 CBS 相仿，但不能杀灭 Hp。由于该药在酸性环境中作用强，故应在三餐前及睡前 1h 服用，且不宜与制酸剂同服，不良反应轻，主要为便秘。

(3)米索前列醇：具有抑制胃酸分泌、增加胃、十二指肠黏膜的黏液和碳酸氢盐分泌和增加黏膜血流等作用。常见不良反应为腹泻，因可引起子宫收缩，孕妇忌服。

3.根除幽门螺杆菌治疗

根除 Hp 可使大多数 Hp 相关性溃疡患者完全达到治疗目的。目前，推荐以 PPI 或胶体铋为基础加上两种抗生素的三联治疗方案(见表 1-1)。疗程 1 周，Hp 根除率 90%以上。对于三联疗法失败者，一般用 PPI＋铋剂＋两种抗生素组成的四联疗法。

表 1-1 根除 Hp 的三联疗法方案

| PPI 或胶体铋剂 | 抗菌药物 |
|---|---|
| 奥美拉唑 40mg/d | 克拉霉素 500～1000mg/d |
| 兰索拉唑 60mg/d | 阿莫西林 1000～2000mg/d |
| 胶体次枸橼酸铋 480mg/d | 甲硝唑 800mg/d |
| 选择一种 | 选择两种 |
| 上述剂量分 2 次服，疗程 7d | |

### (二)手术治疗

适用于伴有急性穿孔、幽门梗阻、大量出血经内科积极治疗无效者和恶性溃疡等并发症的消化性溃疡患者。

## 五、护理诊断

(1)疼痛与胃肠黏膜炎症、溃疡及其并发症或手术创伤有关。

(2)营养失调,低于机体需要量与溃疡疼痛导致摄食量减少、消化吸收障碍有关。

(3)潜在并发症:上消化道出血、幽门梗阻和急性穿孔。

## 六、护理措施

### (一)休息

溃疡病急性发作合并出血、疼痛剧烈者应卧床休息。避免过度劳累和精神紧张,戒烟限酒。

### (二)饮食

选择营养丰富、易消化、低脂、适量蛋白质和面食为主及刺激性小的食物,定时定量进餐,使胃酸分泌有规律,少量多餐(每日 4～5 次),减少胃酸的分泌;细嚼慢咽,减少机械性刺激,增加唾液分泌,可稀释、中和胃酸。蛋白质类食物具有中和胃酸的作用,可适量摄取脱脂牛奶,宜安排在两餐之间饮用。少量出血或大出血停止后 24h,可进少量温凉流质饮食。

### (三)用药护理

1.抑制胃酸分泌药物

(1)$H_2$ 受体拮抗剂($H_2RA$):$H_2$ 受体拮抗剂能阻止组胺与 $H_2$ 受体结合,使壁细胞胃酸分泌减少,促进溃疡的愈合。常用的药物有西咪替丁、雷尼替丁和法莫替丁等。服药时间宜在餐中、餐后或夜间睡前。如需同时服用抗酸药,两药应间隔 1h 以上。药物可通过肾脏、母乳排泄。注意肾功能,哺乳期间禁用。西咪替丁对雄激素具有亲和力,使男性乳房发育、阳痿及性功能紊乱。长期服用有乏力、腹泻、粒细胞减少和皮疹等不良反应。静脉给药应注意控制速度,速度过快可引起低血压和心律失常。

(2)质子泵阻滞剂(PPI):奥美拉唑(洛赛克)可引起头晕,应嘱患者在服药期间避免开车和从事需要注意力高度集中的工作。

2.保护胃黏膜药

保护胃黏膜药主要有 3 种,即硫糖铝、枸橼酸铋钾和前列腺素类药物如米索前列醇。硫糖铝:宜在进餐前 1h 服药,主要不良反应为便秘。枸橼酸铋钾:为避免铋在体内积蓄,不宜长期服用。米索前列醇:主要不良反应为腹泻,可引起子宫收缩,孕妇忌用。

3.抗生素

对有幽门螺杆菌感染的患者可应用克拉霉素、阿莫西林和甲硝唑等抗生素。

目前，临床上常用三联疗法治疗幽门螺杆菌感染，即3种抗生素中选用两种、PPI或胶体铋剂中选择一种。

4.碱性抗酸药

氢氧化铝凝胶应在餐后1h和睡前服用，片剂应嚼服，乳剂服时应摇匀。不良反应：阻碍磷的吸收，引起磷缺乏症，重者可引起骨质疏松；长期服用可引起便秘、代谢性碱中毒与钠潴留。为防止便秘，可与氢氧化镁交替服用。注意事项如下：不宜与酸性饮料和食物同服；避免与奶制品同服，因两者相互作用可形成结合物；在密闭阴凉处保存，但不得冷冻。

### （四）并发症护理

1.出血

发现患者上消化道大量出血时，应立即通知医生，积极配合抢救；当出血不止时应考虑手术治疗，做好术前准备。

2.幽门梗阻

观察患者呕吐量、性质和气味，准确记录出入液量，并注意监测电解质、酸碱变化。持续胃肠减压以排空胃内潴留物，使胃恢复张力及正常大小。每晚用温盐水洗胃，解除痉挛，消除胃壁水肿及炎症。改善营养，纠正低蛋白血症，静脉补液，每日2000～3000mL，加强支持疗法，保证机体能量供给。对瘢痕性幽门梗阻的患者，应立即采取手术治疗。

## 七、健康指导

### （一）生活指导

生活有规律，避免精神过度紧张，保持良好的心态，长时间脑力劳动后要适当活动。

### （二）用药指导

嘱患者慎用或勿用致溃疡的药物，如阿司匹林、咖啡因、糖皮质激素和利舍平等，按医嘱正确服药，学会观察药效和不良反应，不擅自停药和减量，防止溃疡复发。

### （三）疾病知识指导

向患者及家属讲解引起溃疡病的主要病因以及加重和诱发溃疡病的有关因素，嘱患者定期复查，并指导患者了解消化性溃疡及其并发症的相关知识和识别方法，嘱其若上腹疼痛节律发生改变并加剧或者出现呕血、黑便时，应立即就医。

# 第二节　胃癌的护理

胃癌是人类最常见的恶性肿瘤之一，居消化道肿瘤的首位。男性胃癌的发病率和死亡率均高于女性，男女之比约为2∶1。发病年龄以中老年居多，高发年龄为55～70岁，在40～60岁者中占2/3，40岁以下占1/4，余者在60岁以上。一般而言，有色人种比白种人易患本病。

我国发病率以西北地区最高，中南和西南地区则较低。全国平均年死亡率约为16/10万。

## 一、病因与发病机制

胃癌的发生是一个多因素参与，多步骤进行性发展的过程，一般认为其发生是下列因素共同参与所致。

### (一)环境与饮食因素

流行病学调查资料显示，从胃癌高发区国家向低发区国家的移民，第一代仍保持胃癌高发病率，但第二代显著下降，而第三代发生胃癌的危险性已接近当地居民。由此提示本病与环境相关。长期食用霉变食品，可增加胃癌发生的危险性。长期食用含高浓度硝酸盐的食物(如烟熏、腌制鱼肉、咸菜等)可增加胃癌发生的危险性。硝酸盐被摄入后能很快被吸收，经唾液分泌，再回到胃内。高盐饮食致胃癌危险性增加的机制尚不清楚，可能与高浓度盐造成胃黏膜损伤，使黏膜易感性增加而协同致癌有关。流行病学研究提示，多吃新鲜水果和蔬菜、使用冰箱及正确储藏食物，可降低胃癌的发生率。

### (二)幽门螺杆菌感染

已证实幽门螺杆菌是胃腺癌与胃淋巴瘤的诱发因素之一，1994年国际癌症研究中心(IARC)将幽门螺杆菌列为Ⅰ类致癌因子。

### (三)遗传因素

遗传素质对胃癌的发病亦很重要。胃癌的家族聚集现象和可发生于同卵同胞则支持这种看法，致癌物质对有遗传易感性者或更易致癌。

### (四)生活习惯

国内外已对吸烟在胃癌发生中的作用进行了大量流行病学研究，大多数研究表明吸烟与胃癌呈正相关。烟草及烟草烟雾中含有多种致癌物质和促癌物质，如苯并芘、二甲基亚硝胺、酚类化合物、放射性元素等，其他严重有害物质包括尼古丁、一氧化碳和烟焦油。研究发现，不同类型的酒与胃癌的相关程度不尽相同，一般认为饮烈性酒的危险性高于饮啤酒等低度酒的危险性，也有学者认为乙醇本身可能不致癌，但可以增强其他致癌物的作用。

### (五)癌前病变

根据长期临床观察，有五种病易演变成胃癌，称为癌前情况：①慢性萎缩性胃炎伴肠化生与不典型增生。②胃息肉，增生型者不发生癌，但广基腺瘤型息肉＞2cm者易癌变。③残胃炎，特别是行BillrothⅡ式胃切除者，癌变常在术后15年以上才发生。④恶性贫血，胃体有显著萎缩者。⑤少数胃溃疡患者。

## 二、临床表现与诊断

### （一）临床表现

早期胃癌无症状，也无体征。有些轻度非特异性消化不良者，很难归咎于癌肿。

1.症状

没有特异性表现。癌症早期几乎不会有症状，以消瘦为最多，其次为胃区疼痛、食欲缺乏、呕吐等。初诊时患者多已属晚期。早期胃癌的首发症状，可为上腹不适（包括上腹痛，多偶发），或饱食后剑突下胀满、烧灼或轻度痉挛性疼痛，可自行缓解；或食欲缺乏，稍食即饱。发生于贲门者有进食哽噎感，位于幽门部者食后有饱胀痛，偶因癌破溃出血而有呕血或柏油便，或因胃酸低、胃排空快而腹泻，或患者原有长期消化不良病史，致发生胃癌时虽亦出现某些症状，但易被忽略。少数患者因上腹部肿物或因消瘦、乏力、胃穿孔或转移灶而就诊。

2.体征

（1）早期胃癌可无任何体征。

（2）中晚期胃癌以上腹压痛最常见。1/3 患者可扪及结节状肿块，坚实而可移动，多位于腹部偏右相当于胃窦处，有压痛。胃体肿瘤有时可触及，但位于贲门者则不能扪及。

（3）转移性体征：转移到肝者可使之肿大并可扪及实性结节，腹膜有转移时可发生腹水，出现移动性浊音。有远处淋巴结转移时可摸到 Virchow 淋巴结，质硬而不能移动。直肠指检在直肠膀胱间凹陷处可摸到肿块。在脐孔处也可扪及坚硬结节，并发 Krukenberg 瘤时阴道指检可扪及两侧卵巢肿大。

（4）伴癌综合征：包括反复发作性血栓静脉炎（Trousseau 征）、黑棘皮病（皮肤皱褶处有色素沉着，尤其在两腋）、皮肌炎、膜性肾病、微血管病性溶血性贫血等。

3.并发症

有出血、梗阻、穿孔、胃肠瘘管、胃周围粘连或脓肿等。

### （二）诊断

1.实验室检查

（1）血液检查：约 50％有缺铁性贫血，是长期失血所致，如有恶性贫血，则见巨幼细胞贫血；红细胞沉降率增快。

（2）大便隐血试验：常持续阳性监测方便，有辅助诊断的意义。

（3）肿瘤标志物：目前临床所用胃癌标志物主要有 CEA、CA19-9 等，但特异性均不强，联合检测可增加其灵敏性及特异性。

2.影像学检查

（1）上消化道造影检查：作为胃癌诊断首选常规检查。行气钡双重对比造影有助于观察肿瘤在胃腔内浸润范围、肿块部位及胃腔狭窄程度、有无幽门梗阻等，并可通过观察胃黏膜的形态、胃壁的柔软程度等，与胃炎性病变及胃淋巴瘤等相鉴别。

(2)CT 检查：已广泛应用于临床，有助于观察胃部肿瘤对胃壁的浸润深度、与周围脏器的关系、有无淋巴结转移和远处(如肝、卵巢、腹膜、网膜等)转移。

(3)MRI 检查：受设备、扫描技术及检查费用等因素影响，MRI 检查目前尚不能作为胃癌患者的常规检查，但对于超声或 CT 检查怀疑肝转移的患者，MRI 检查有助于明确诊断。

3.腔镜检查

(1)内镜检查：是胃癌诊断中最重要的手段之一，对于胃癌的定性定位诊断和手术方案的选择具有重要作用。对拟行手术治疗的患者此为必需的常规检查项目。镜下仔细观察各部位，采集图片，对可疑部位应用染色和放大技术进一步观察，进行指示性活检，这是提高早期胃癌检出率的关键。提高胃癌的发现率，是现阶段降低胃癌死亡率的重要手段之一。

(2)超声内镜：可直接观察病变本身，还可通过超声探头探测肿瘤浸润深度及胃周肿大淋巴结，是一种较为可靠的胃癌术前分期方法，有助于胃癌的诊断、临床分期及制订手术方案。

4.细胞学检查

(1)内镜细胞学检查：在纤维镜直视下，用冲洗、擦刷及印片三种方法取细胞，其阳性率较高；或插入胃管用缓冲液反复冲洗胃壁，再收集缓冲液，沉渣后做涂片进行细胞学检查，两种细胞学检查阳性率均可达 90%以上。

(2)腹水细胞学或术中腹腔冲洗或灌洗细胞学检查：可明确是否存在腹腔游离癌细胞(FCC)，对指导临床分期具有重要意义。

(3)穿刺细胞学检查：明确诊断锁骨上淋巴结有无转移。

## 三、治疗原则

### (一)手术治疗

手术效果取决于胃癌的病期、癌肿侵袭深度和扩散范围。对早期胃癌，胃部分切除术属首选，如已有局部淋巴结转移，亦应同时加以清扫，仍有良好效果。对进展期患者，如未发现有远处转移，应尽可能手术切除，有些需做扩大根治术。对已有远处转移者，一般不做胃切除，仅做姑息手术(如胃造瘘术、胃-空肠吻合术)以保证消化道通畅和改善营养。

### (二)内镜治疗

以往认为手术是胃癌根治的唯一手段，现随着内镜技术的迅速发展，在内镜下对早期胃癌进行根治已成为现实。

1.内镜下黏膜切除术(EMR)

根据 2001 年日本胃癌协会制订的胃癌治疗原则，EMR 的绝对适应证为隆起型病变直径<2cm；平坦型或凹陷型病变直径<1cm；无溃疡或溃疡瘢痕；局限于黏膜内直径<3cm 的肠型腺癌，无淋巴结转移。随着内镜技术的不断成熟，目前早期胃癌无淋巴结转移者内镜治疗后 5 年生存率可达 95%，有 1～3 组淋巴结转移者 5 年生存率<90%，3 组以上淋巴结转移者 5 年

生存率则<80%，与手术切除效果相似。

2.内镜下黏膜切割术(ESD)

内镜下黏膜切割术是在EMR基础上发展的新技术，这使得直径≥2cm的早期胃癌在内镜下一次性完整切除成为可能。

3.腹腔镜下楔形切除(LWR)

腹腔镜下楔形切除是治疗早期胃癌的另一种方法。对胃镜下行EMR或ESD困难的病例，如病变位于胃体小弯和体后壁处，或者应用EMR或ESD无法完整切除者可以选择在腹腔镜下完成。LWR不仅可以进行全腹探查，而且操作灵便，切除充分，病理组织检查全面，同时可对胃前哨淋巴结进行切除或活检，基本上可以保证手术的根治性。

## (三)化学治疗

胃癌确诊时大部分病例已属进展期，单纯手术治疗疗效较差。作为综合治疗的重要组成，化疗是当今胃癌治疗的重要手段之一，其在胃癌综合治疗中的应用受到越来越多的重视。2007年，美国国家综合癌症网络(NCCN)《胃癌治疗指南》建议，接受根治性手术病理分期为$T_1N_0$的胃癌患者应定期随访，无须辅助治疗；$T_2N_0$中无不良预后因素者(肿瘤细胞分化差、病理分级高、血管神经有侵犯、年龄<50岁)需接受辅助治疗；$T_{3\sim4}$或任意T，淋巴结阳性的患者均需接受术后辅助治疗；对临床分期>$T_2$或淋巴结阳性的患者接受术前辅助治疗，术后根据病理分期继续辅助治疗。对无远处转移、不能手术的进展期患者，可以接受局部放疗并同期接受氟尿嘧啶、亚叶酸钙(5-FU/LV)治疗，以后继续应用全身化疗。而一般状况不佳或已有远处转移的晚期胃癌者应予以挽救治疗。挽救治疗包括：①最佳支持治疗。②挽救化疗，以5-FU或顺铂(DDP)或奥沙利铂或紫杉类(PCTIDCT)或伊立替康(CPT-11)为基础的联合化疗。③鼓励参加临床试验。

1.姑息性化疗

姑息性化疗的目的是控制原发或转移病灶，缓解症状，提高生活质量，延长生存期。晚期胃癌是不能治愈的，但对于有症状的，体能状况评分(PS)0～2分，化疗有改善症状的姑息治疗作用。有4项随机研究比较了联合化疗与单纯支持治疗的疗效，结果显示接受化疗的患者生存时间延长，中位生存期7.5～12个月，而单纯支持治疗组仅3～5个月。其中，3项研究的中位生存期差别有统计学意义，2项研究评估了生存质量，化疗组的生存质量也较单纯支持治疗组有提高。

2.辅助化疗

辅助化疗是胃癌综合治疗的一部分，其目的是防止根治性手术后残余肿瘤的复发转移，或减少肿瘤的负荷，提高手术切除率，延长生存时间。

(1)术前化疗：术前化疗也称新辅助化疗，主要适用于ⅢB和Ⅳ期胃癌患者。有研究显示，术前化疗能起到降低肿瘤分期，提高根治性切除率，延长生存期的目的。

(2)术后辅助化疗：胃癌的预后很大程度上取决于疾病的分期。早期胃癌($T_{is}$、$T_1N_0M_0$、$T_2N_0M_0$)预后好，单纯手术治疗治愈率达70%～80%。但局部晚期无淋巴结转移($T_3N_0M_0$)

即使施行根治性手术后，5年生存率仅为50%。淋巴结有转移及淋巴管、血管有侵犯的患者预后更差，Ⅲ期患者5年生存率仅为8%～20%。对于局部晚期的胃癌患者术后辅助化疗可以降低复发率和死亡率，已被多个临床研究所证实。

### （四）放射治疗

胃癌根治术后局部复发、区域淋巴结转移是导致治疗失败的常见原因之一。局部复发或区域淋巴结转移多见于肿瘤床、吻合口和淋巴引流区。作为手术的局部补充治疗，术中或术后的局部放疗有可能控制或消除术中残留的癌灶，降低局部复发率，并有可能改善患者的预后。对于局部晚期估计难以切除的胃癌，术前放疗可以使部分肿瘤降期，提高手术切除率，减少瘤床部位的复发。此外，放疗亦可作为胃癌的姑息治疗手段，用于不可切除或姑息性切除的胃癌患者，以控制局部病变、缓解疼痛等临床症状。

放疗的并发症：胃癌的放疗常与化疗同步进行，放化疗的并发症常混杂在一起，难以区分，且化疗可以加重放疗的不良反应和提高并发症的发生率。常见的并发症包括放射性胃肠炎、造血功能抑制、肝肾功能损害和一过性胰腺炎等。并发症较轻时可在停止放化疗后数周内自愈，严重时可导致消化道出血、穿孔、吻合口瘘和重要脏器功能衰竭。

### （五）免疫治疗

免疫治疗是指通过调整机体对肿瘤的免疫反应而产生抗肿瘤效果的治疗方法。目前，用于胃癌临床的免疫治疗主要有非特异性生物反应调节治疗和过继免疫治疗两大类。

1.非特异性生物反应调节治疗

非特异性生物反应调节治疗的药物也称为免疫增强剂，是一类通过调动机体内在的防御机制，提高体内免疫活性分子的浓度和（或）增强免疫活性细胞的功能，从而增加对肿瘤的非特异免疫能力的物质。免疫增强剂多与放、化疗联合应用，在胃癌治疗中疗效较为肯定的有OK-432、香菇多糖、PS-K、卡介苗、IL-2、干扰素、胸腺素、肿瘤坏死因子等。

2.过继免疫治疗

过继免疫治疗包括淋巴因子激活的杀伤细胞（LAK）、肿瘤浸润淋巴细胞（TIL）和细胞毒性T细胞（CTL）。LAK细胞具有广谱杀伤肿瘤活性，在IL-2诱导下能显著杀伤人体多种肿瘤细胞。TIL细胞是从肿瘤组织中分离的淋巴细胞，具有较强的肿瘤特异性和肿瘤部位靶向性，其抗肿瘤效应是LAK细胞的50～100倍。CTL细胞是由淋巴细胞与肿瘤细胞混合培养产生，能自动寻找并特异性杀伤自身肿瘤细胞，因而具有更强的抗肿瘤活性。

### （六）中医治疗

中医治疗的主要作用是扶正补虚、活血化瘀、清热解毒、疏肝理气等，在延长患者的生存期、改善生活质量方面有很大的优势，在综合治疗中占有一定的地位。

### （七）支持治疗

肠内外营养支持治疗对于改善胃癌患者营养状况，提高手术耐受力，降低术后并发症的发生，提高生存质量，均起到重要的积极作用。

## 四、护理指导

### (一)基础护理

1.休息

保持安静并处于整洁和舒适的环境中,有利于睡眠和休息。早期胃癌患者经过治疗后可从事一些轻工作和锻炼,应注意劳逸结合。中晚期胃癌患者需卧床休息,以减少体力消耗。恶病质患者做好皮肤护理,定时翻身并按摩受压部位。做好生活护理和基础护理,使患者能心情舒畅地休息治疗。

2.饮食

以合乎患者口味,又能达到身体基本热量的需求为主要目标。给予高热量、高蛋白、丰富维生素与易消化的食物,宜少量多餐。化疗患者往往食欲减退,应多鼓励患者进食。如有并发症需禁食或进行胃肠减压者,予以静脉输液以维持营养需要。恶心、呕吐的患者,进行口腔护理。

3.心理护理

患者情绪上常表现出否认、悲伤、退缩和愤怒,甚至拒绝接受治疗,而家属也常出现焦虑、无助,有的甚至挑剔医护活动。护理人员应给予患者及家属心理上的支持。根据患者的性格、人生观及心理承受能力来决定是否告知事实真相。耐心做好解释工作,了解患者各方面的要求并予以满足,调动患者的主观能动性,使之能积极配合治疗。对晚期患者,应予以临终关怀,使患者能愉快地度过最后时光。

### (二)疾病护理

1.疼痛护理

疼痛是晚期胃癌患者的主要痛苦,可采用转移注意力或松弛疗法,如听音乐、洗澡等,以减轻患者对疼痛的敏感性,增强其对疼痛的耐受力。疼痛剧烈时,可按医嘱予以止痛药,观察患者反应,防止药物成瘾。如果患者要求止痛药的次数过于频繁,除了要考虑止痛药的剂量不足外,也要注意患者的情绪状态,多给他一些倾诉的时间。在治疗性会谈的同时,可给予背部按摩或与医师商量酌情给予安慰药,以满足患者心理上的需要。

2.化疗的护理

化疗中严密观察药物引起的局部及全身反应,如恶心、呕吐、白细胞降低及肝、肾功能异常等,及时与医师联系,及早采取处理措施。化疗期间保护好血管,避免药液外漏引起的血管及局部皮肤损害。一旦发生静脉炎,立即予以2%利多卡因局部封闭或50%硫酸镁湿敷,局部还可行热敷、理疗等。如有脱发,可让患者戴帽或用假发,以满足其对自我形象的要求。

3.加强病情观察,预防并发症发生

观察患者生命体征的变化,观察腹痛、腹胀及呕血、黑便的情况,观察化疗前后症状及体征改善情况。晚期胃癌患者免疫力下降,身体各部分易发生感染,应加强护理与观察,保持口腔、皮肤的清洁。长期卧床患者,要定期翻身、按摩,指导并协助进行肢体活动,以预防压疮及血栓性静脉炎的发生。

### (三)健康指导

(1)指导患者注意饮食卫生,多食含有维生素 C 的新鲜蔬菜、水果。食物加工要得当,粮食和食物贮存适当,少食腌制品及熏制食物、油煎及含盐高的食物,不食霉变食物。避免刺激性食物,防止暴饮暴食。

(2)告知患者及家属与发生胃癌有关的因素。患有与胃癌相关的疾病者(如胃息肉、萎缩性胃炎、胃溃疡等)应积极治疗原发病。

(3)嘱患者定期随访进行胃镜及 X 线检查,以及时发现癌变。

# 第三节 原发性肝癌的护理

原发性肝癌(简称肝癌)是我国和某些亚非地区常见恶性肿瘤,病死率很高。据 2002 年全球最新统计,肝癌发病率和病死率在常见恶性肿瘤中分别排第 6 位和第 3 位;每年发病在 60 万例左右;其中,82%病例在发展中国家,我国占 55%;近年来,发病率有增高趋势。我国肝癌高发于东南沿海地区。肝癌可发生于任何年龄,我国中位年龄为 40~50 岁;男性多于女性,一般男女比例为 2∶3。

## 一、病因与发病机制

原发性肝癌的病因尚未明确,目前认为可能与以下因素有关。

### (一)肝硬化

肝癌合并肝硬化的比率很高,我国占 53.9%~90%,日本约 70%,非洲 60%以上;欧美占 10%~20%。肝癌中以肝细胞癌合并肝硬化最多,占 64.1%~94%;而胆管细胞癌很少合并肝硬化。

### (二)病毒性肝炎

临床上肝癌患者常有急性肝炎→慢性肝炎→肝硬化→肝癌的病史,研究发现肝癌与乙型(HBV)、丙型(HCV)和丁型(HDV)3 种肝炎有较肯定的关系;HBsAg 阳性者其肝癌的相对危险性为 HBsAg 阴性者的 10~50 倍。我国 90%的肝癌患者 HBV 阳性。

### (三)黄曲霉毒素

主要是黄曲霉毒素 $B_1$,主要来源于霉变的玉米和花生等。调查发现,肝癌相对高发区的粮食被黄曲霉及其毒素污染的程度较高,而且是温湿地带。黄曲霉毒素能诱发动物肝癌已被证实。

### (四)饮水污染

各种饮水类型与肝癌发病关系依次为:宅沟水(塘水)>泯沟水(灌溉水)>河水>井水。

污水中已发现如水藻毒素等很多种致癌或促癌物质。

### (五)其他

亚硝胺、烟酒和肥胖等可能与肝癌发病有关;肝癌还有明显的家族聚集性。

## 二、临床表现

原发性肝癌临床表现极不典型,早期缺乏特异性表现,晚期可有局部和全身症状。

### (一)症状

1.肝区疼痛

肝区疼痛是最常见和最主要的症状,约半数以上患者以此为首发症状。患者多呈间歇性或持续性钝痛、胀痛或刺痛,夜间或劳累后加重。疼痛部位与病变位置有密切关系,如位于肝右叶顶部的癌肿累及膈肌时,疼痛可牵涉至右肩背部;病变位于左肝常表现为胃痛。当肝癌结节发生坏死、破裂,引起腹腔内出血时,则表现为突发右上腹剧痛和压痛,腹膜刺激征和内出血等。

2.消化道症状

消化道症状表现为食欲减退、腹胀、恶心、呕吐或腹泻等,易被忽视,且早期不明显。

3.全身症状

(1)消瘦、乏力:早期不明显,随病情发展而逐渐加重,晚期体重进行性下降,可伴有贫血、出血、腹水和水肿等恶病质表现。

(2)发热:多为不明原因的持续性低热或不规则发热,37.5~38℃,个别患者可达39℃。其特点是抗生素治疗无效,而吲哚美辛栓常可退热。

4.伴癌综合征

伴癌综合征即肝癌组织本身代谢异常或癌肿引起的内分泌或代谢紊乱的综合征,较少见。主要有低血糖、红细胞增多症、高胆固醇血症及高钙血症。

### (二)体征

1.肝大与肿块

肝大与肿块为中晚期肝癌最主要体征。肝呈进行性肿大、质地较硬、表面高低不平、有明显结节或肿块。癌肿位于肝右叶顶部者,肝浊音界上移,膈肌抬高或活动受限,甚至出现胸腔积液。巨大的肝肿块可使右季肋部明显隆起。

2.黄疸和腹水

黄疸和腹水见于晚期患者。

### (三)其他

1.肝外转移

肝外转移如发生肺、骨和脑等肝外转移,可呈现相应部位的临床症状。

2.合并肝硬化者

常有肝掌、蜘蛛痣、脾大、腹水和腹壁静脉曲张等肝硬化门静脉高压症表现。

3.并发症

肝性脑病、上消化道出血、癌肿破裂出血、肝肾综合征及继发性感染(肺炎、败血症和真菌感染)等。

## 三、辅助检查

### (一)实验室检查

1.肝癌血清标志物检测

(1)甲胎蛋白(AFP)测定:是诊断原发性肝细胞癌最常用的方法和最有价值的肿瘤标志物。正常值$<20\mu g/L$;目前AFP诊断标准为AFP$\geq 400\mu g/L$且持续4周或AFP$\geq 200\mu g/L$且持续8周,并排除妊娠、活动性肝炎、肝硬化、生殖胚胎源性肿瘤及肝样腺癌,应考虑为肝细胞癌。

(2)其他肝癌血清标志物:异常凝血酶原(DCP)和岩藻糖苷酶(AFU)对AFP阴性的HCC诊断有一定价值;γ-谷氨酰转酞酶同工酶Ⅱ(GGT-Ⅱ)有助于AFP阳性的HCC诊断。

2.血清酶学

各种血清酶检查对原发性肝癌的诊断缺乏专一性和特异性,只能作为辅助指标。常用的有血清碱性磷酸酶(AKP)、γ-谷氨酰转酞酶(γ-GT)等。

3.肝功能及病毒性肝炎检查

肝功能异常、乙肝标志或HCV-RNA阳性,常提示有原发性肝癌的肝病基础,有助于HCC的定性诊断。

4.肝功能储备测定

目前较常用的有动脉血酮体比测定(AKBR)和吲哚青绿清除试验,有助于判断手术耐受性。

### (二)影像学检查

1.B超

B超是诊断肝癌最常用的方法,可作为高发人群首选的普查工具或用于术中病灶定位。可显示肿瘤的大小、形态、所在部位及肝静脉或门静脉内有无癌栓等,其诊断准确率可达90%左右,能发现直径1～3cm的病变。

2.CT和MRI

CT和MRI能显示肿瘤的位置、大小、数目及其与周围器官和重要血管的关系,有助于制定手术方案。可检出直径1.0cm左右的微小肝癌,准确率达90%以上。

3.肝动脉造影

此方法肝癌诊断准确率最高,可达95%左右,可发现1～2cm大小的肝癌及其血供情况。

因属侵入性检查手段,仅在无法确诊或定位时才考虑采用。

4.正电子发射计算机断层扫描(PET-CT)

局部扫描可精确定位病灶解剖部位及反映病灶生化代谢信息;全身扫描可了解整体状况和评估转移情况,达到早期发现病灶的目的;治疗前后扫描可了解肿瘤治疗前后的大小和代谢变化。

5.发射单光子计算机断层扫描(ECT)

ECT 全身骨显像有助于肝癌骨转移的诊断,可较 X 射线和 CT 检查提前 3～6 个月发现骨转移癌。

6.X 射线检查

一般,X 射线检查不作为肝癌诊断依据。腹部 X 射线摄片可见肝阴影扩大;如肝右叶顶部癌肿,可见右侧横膈抬高。

### (三)肝穿刺活组织检查及腹腔镜探查

B 超引导下细针穿刺活检(FNA)可以获得肝癌的病理学确诊依据(金标准),具有确诊的意义,但有出血、肿瘤破裂和肿瘤沿针道转移的危险。经各种检查未能确诊而临床又高度怀疑肝癌者,可行腹腔镜探查以明确诊断。

## 四、治疗

早期手术切除是目前治疗肝癌最有效的方法,小肝癌的手术切除率高达 80%以上,术后 5 年生存率可达 60%～70%。大肝癌目前主张应先行综合治疗,争取二期手术。

### (一)手术治疗

1.肝切除术

遵循彻底性和安全性两个基本原则。癌肿局限于一个肝叶内,可做肝叶切除;已累及一叶或刚及邻近肝叶者,可做半肝切除;若已累及半肝但无肝硬化者,可考虑做三叶切除;位于肝边缘的肿瘤,亦可做肝段或次肝段切除或局部切除;对伴有肝硬化的小肝癌,可采用距肿瘤 2cm 以外切肝的根治性局部肝切除术。肝切除手术一般至少保留 30%的正常肝组织,对有肝硬化者,肝切除量不应超过 50%。

(1)适应证:①全身状况良好,心、肺和肾等重要内脏器官功能无严重障碍,肝功能代偿良好,转氨酶和凝血酶原时间基本正常。②肿瘤局限于肝的一叶或半肝以内而无严重肝硬化;③第一、第二肝门及下腔静脉未受侵犯。

(2)禁忌证:有明显黄疸、腹水、下肢水肿、远处转移及全身衰竭等晚期表现和不能耐受手术者。

2.手术探查不能切除肝癌的手术

手术探查不能切除肝癌的手术可做液氯冷冻、激光气化、微波或做肝动脉结扎插管,以备术后做局部化疗。也可做皮下植入输液泵、术后连续灌注化疗。

3.根治性手术后复发肝癌的手术

肝癌根治性切除术后 5 年复发率在 50%以上。在病灶局限、患者尚能耐受手术的情况下,可再次施行手术治疗。复发性肝癌再切除是提高 5 年生存率的重要途径。

4.肝移植

原发性肝癌是肝移植的指征之一,疗效高于肝切除术,但术后较易复发。目前,在我国,肝癌肝移植仅作为补充治疗,用于无法手术切除、不能进行射频或微波治疗和肝动脉栓塞化疗(TACE)、肝功能不能耐受的患者。

## (二)非手术治疗

1.局部消融治疗

局部消融治疗主要包括射频消融(RFA)、微波消融(MWA)、冷冻治疗、高功率超声聚焦消融(HIFU)及无水乙醇注射治疗(PEI);具有微创、安全、简便和易于多次施行的特点。适合于瘤体较小而又无法或不宜手术切除者,特别是肝切除术后早期肿瘤复发者。

2.肝动脉栓塞化疗(TACE)

TACE 是一种介入治疗,即经股动脉达肝动脉做超选择性肝动脉插管,经导管注入栓塞剂和抗癌药物。对于不能手术切除的中晚期肝癌患者,能手术切除,但因高龄或严重肝硬化等不能或不愿手术的肝癌患者,TACE 可以作为非手术治疗中的首选方法。经剖腹探查发现癌肿不能切除或作为肿瘤姑息切除的后续治疗者,可采用肝动脉和(或)门静脉置泵(皮下埋藏式灌注装置)做区域化疗栓塞。常用的栓塞剂为碘油和吸收性明胶海绵。抗癌药物常选用氟尿嘧啶、丝裂霉素、多柔比星等。经栓塞化疗后,部分中晚期肝癌肿瘤缩小,为二期手术创造了条件。但对有顽固性腹水、黄疸及门静脉主干瘤栓的患者则不适用。

3.放射治疗

肿瘤较局限、无远处广泛转移而又不适宜手术切除者或手术切除后复发者,可采用放射为主的综合治疗。

4.生物治疗

生物治疗主要是免疫治疗,可与化疗等联合应用。常用有胸腺素、干扰素、免疫核糖核酸和白介素-2 等。此外,还可用细胞毒性 T 细胞(CTL)和肿瘤浸润淋巴细胞(TIL)等免疫活性细胞行过继性免疫治疗。

5.中医中药治疗

常与其他治疗配合应用,以改善患者全身情况,提高机体免疫力。

6.系统治疗

(1)分子靶向药物治疗:索拉非尼是一种口服的多靶点、多激酶抑制剂,能够延缓 HCC 进展,明显延长晚期患者生存期,且安全性较好。

(2)系统化疗:指通过口服或静脉途径给药进行化疗的方式。近年来,亚砷酸注射液、奥沙利铂(OXA)被证实对晚期肝癌有一定疗效。

## 五、护理诊断

(1)恐惧与担忧疾病预后和生存期有关。

(2)疼痛与肿瘤生长导致肝包膜张力增加或放疗、化疗后不适,手术有关。

(3)营养失调:低于机体需要量与食欲减退、腹泻及肿瘤导致的代谢异常和消耗有关。

(4)潜在并发症:肝性脑病、上消化道出血、肿瘤破裂出血和感染等。

## 六、护理目标

(1)患者恐惧缓解或减轻,能正确面对疾病、手术和预后,积极配合治疗和护理。

(2)患者疼痛减轻或缓解。

(3)患者能主动进食富含蛋白质、能量和膳食纤维等营养均衡的食物或接受营养支持治疗。

(4)患者未出现并发症或得到及时发现和处理。

## 七、护理措施

### (一)术前护理

#### 1.改善营养状况

改善营养状况以富含蛋白质、热量、维生素和纤维膳食为原则,鼓励家属按患者饮食习惯,提供其喜爱的色、香、味俱全的食物,以刺激食欲。创造舒适的进餐环境,避免呕吐物及大小便的不良刺激。必要时,提供肠内、外营养支持或补充蛋白质等。

#### 2.疼痛护理

半数肝癌患者出现疼痛,遵医嘱给予止痛剂或采用镇痛治疗。

#### 3.预防肿瘤破裂出血

预防肿瘤破裂出血包括:①尽量避免导致肿瘤破裂的诱因,如剧烈咳嗽、用力排便等导致腹内压骤然增高的因素。②改善凝血功能:肝硬化患者肝脏合成的凝血因子减少,且脾功能亢进导致血小板减少,因此需了解患者的出凝血时间、凝血酶原时间和血小板等,术前 3d 补充维生素 K,以改善凝血功能。③密切观察腹部情况,若患者突发腹痛加重,伴腹膜刺激征,应高度怀疑肿瘤破裂出血,应及时通知医师,积极配合抢救。④少数患者出血可自行停止,多数患者需手术治疗,应积极做好术前准备,对不能手术的晚期患者,可采用补液、输血和应用止血剂等综合治疗处理。

#### 4.心理护理

通过交流和沟通,了解患者及其家属情绪和心理变化,采取诱导方法逐渐使其接受并正视现实;医护人员应热情、耐心和周到的服务,使其增强应对能力,树立战胜疾病的信心,积极接受和配合治疗;实施治疗前向患者及其家属介绍其必要性、方法和注意事项或请治疗成功患者现身说法,消除不良情绪。对晚期患者应给予情感上的支持,鼓励家属与患者共同面对疾病,使患者尽可能平静舒适地度过生命的最后历程。

### (二)术后护理

1.一般护理

为防止术后肝断面出血,一般不鼓励患者早期活动。术后 24h 内应平卧休息,避免剧烈咳嗽。接受半肝以上切除者,间歇给氧 3～4d。

2.病情观察

密切观察患者的心、肺和肾和肝等重要脏器的功能变化,生命体征和血清学指标的变化。

3.维持体液平衡

静脉输液,补充水、电解质,维持体液平衡;对肝功能不良伴腹水者,积极保肝治疗。严格控制水和钠的摄入量,准确记录 24h 出入液量,每日测量体重及腹围并记录。检测电解质,保持内环境稳定。

4.引流管的护理

肝叶和肝脏局部切除术后常放置双腔引流管。应妥善固定,避免受压、扭曲和折叠,保持引流通畅;严格遵守无菌原则,每日更换引流瓶;准确记录引流液的量、色和质。若引流液为血性且持续性增加,应警惕腹腔内出血,及时通知医师,必要时完善术前准备行手术探查止血;若引流液含有胆汁,应考虑胆瘘。

5.预防感染

遵医嘱合理应用抗生素。

6.肝性脑病的预防和护理

常发生于肝功能失代偿或濒临失代偿的原发性肝癌患者,术后应加强生命体征和意识状态的观察,若出现性格行为变化,如欣快感、表情淡漠等前驱症状时,应及时通知医师。预防措施:①避免肝性脑病的诱因,如上消化道出血、高蛋白质饮食、感染、便秘、应用麻醉剂、镇静催眠药及手术等。②禁用肥皂水灌肠,可用生理盐水或弱酸性溶液(如食醋 1～2mL 加入生理盐水 10mL),使肠道 pH 保持为酸性。③口服新霉素或卡那霉素,以抑制肠道细菌繁殖,有效减少氨的产生。④使用降血氨药物,如谷氨酸钾或谷氨酸钠静脉滴注。⑤给予患者富含支链氨基酸的制剂或溶液,以纠正支链/芳香族氨基酸比例失调。⑥肝性脑病者限制蛋白质摄入,以减少血氨的来源。⑦便秘者可口服乳果糖,促使肠道内氨的排出。

7.心理护理

说明术后恢复过程,安放各种引流管的意义,以及积极配合治疗和护理对康复的意义。

## 八、健康指导

避免进食霉变食物,特别是豆类;积极治疗肝炎、肝硬化。原有肝硬化病史的患者应定期行 AFP 监测、B 超,发现异常早期诊断、早期治疗。肝切除术后的患者应加强肝脏保护,定期复查 AFP、B 超,发现异常及时就诊。

# 第四节 上消化道出血的护理

上消化道出血(UGIH)是指屈氏韧带以上的消化道(食管、胃、十二指肠、胰、胆及胃空肠吻合术后的空肠)病变引起的出血。如有呕血、黑便而无周围循环衰竭者称为显性失血;仅表现为大便隐血试验阳性,而无其他表现者,称为隐性出血。上消化道大量出血是指在数小时内的失血量超出 1000mL 或循环血容量丢失 20%以上者,主要表现为黑便和(或)呕血,常引起急性周围循环衰竭。上消化道大出血是临床常见急症,目前的死亡率与病因误诊率仍较高,分别为 10%与 20%以上,应引起重视。

## 一、病因与发病机制

导致上消化道出血的原因很多,可为上消化道疾患或门静脉高压所致食管、胃底静脉曲张破裂,还可因上消化道邻近器官(胆道、胰腺等)病变累及食管、胃、十二指肠或全身性疾病(如血液及造血系统疾病、尿毒症和结缔组织疾病等)引起。一般来说,临床上常见病因有消化性溃疡、食管胃底静脉曲张破裂、急性胃黏膜损伤和胃癌四种。分述如下。

### (一)消化性溃疡

此类原因引起的上消化道出血最常见,占 50%～60%,其中 2/3 是因十二指肠溃疡所致出血,多为十二指肠壶腹部后壁或胃小弯穿透溃疡腐蚀黏膜下小动脉或静脉所致。出血量与侵蚀血管大小和范围有关,少量出血仅表现为粪隐血阳性,严重大出血可见呕吐鲜血伴黑便,导致失血性休克。患者出血前溃疡疼痛加重,出血后疼痛减轻或缓解。内镜检查可确定溃疡部位形态、大小及数目,有无活动性出血,组织活检可鉴别恶性溃疡。

### (二)食管胃底静脉曲张破裂

为肝硬化门静脉高压的严重并发症之一,占上消化道出血的 25%。该部位曲张静脉缺乏周围组织的支持与保护,易被粗糙的食物损伤或被反流胃液腐蚀破裂而出血,也可因腹内压突然增加的因素导致出血,如用力排便,剧烈咳嗽等。多数骤然发病,以大量呕血伴黑便为典型症状,出血量大而迅猛,易导致失血性休克和诱发肝性脑病,死亡率、再出血率高。患者有各种原因引起的肝硬化病史,检查有肝脾肿大、腹水等门静脉高压表现。内镜检查、食管钡餐造影是确诊的主要方法。

### (三)急性胃黏膜损伤

急性胃黏膜损伤占上消化道出血的 15%～30%。各种严重疾病,如创伤、烧伤或大手术后、休克、肾上腺皮质激素治疗后、脑血管意外或其他颅脑病变等,引起的应激状态可导致应激性溃疡,与由某些药物、乙醇引起的急性糜烂性出血性胃炎统称为急性胃黏膜损伤。其特点是:发病时多有上述诱因;起病急骤,常以出血为首要症状;病变部位多见于胃体的高位后壁及小弯侧,呈多发性糜烂或浅表性溃疡;出血者可在短期内反复发生。

### (四)胃癌

胃癌很少引起大量胃肠出血,多为少量出血,但溃疡型癌可引起大出血。由于癌组织缺血坏死,其表面发生糜烂或溃疡,开始可伴慢性少量出血。当癌组织溃疡侵蚀血管时便可发生大出血。多见于中老年人,过去可无胃病史或虽有胃痛病史但其疼痛规律发生改变,临床常见症状为反复上消化道出血,伴食欲减退、体重下降等消耗症状。内镜检查可确诊。

## 二、临床表现

上消化道大出血的临床表现取决于出血病变的性质、部位、失血量与速度、患者年龄和心肾功能等情况。

### (一)呕血与黑便

呕血与黑便为上消化道大出血的特征性表现。呕血可伴黑便,而黑便不一定有呕血。一般情况下幽门以上出血者以呕血为主,幽门以下出血者可只表现为黑便。呕血为鲜红色血液表明出血量大而且出血速度快,在胃内停留时间短;咖啡色样表明出血量少而速度慢,血液在胃内停留时间长,为血液经胃酸作用变成酸性血红蛋白所致。大便的色泽也取决于血液在胃肠道内停留时间的长短。柏油样糊状便是血红蛋白中的铁经肠道内硫化物作用形成硫化铁所致,常提示上消化道出血。如出血量大且速度快,肠道蠕动加快,血液在肠道停留时间短,粪便往往呈紫红色。空回肠及右半结肠病变引起小量渗血时,也可有黑便,应与上消化道出血区别。

### (二)失血性周围循环衰竭

失血量过大、失血速度过快、出血不止或治疗不及时可致急性周围循环衰竭,引起机体的组织血液灌注减少和细胞缺氧,进而可因缺氧、代谢性酸中毒和代谢产物的蓄积,造成外周血管扩张,毛细血管广泛受损,以致大量体液淤积于腹腔内脏与周围组织,使有效血容量锐减,严重影响心、脑、肾的血液供应,最终形成不可逆休克,导致死亡。在出血性周围循环衰竭发展过程中,临床上可出现头晕、心悸、恶心、口渴、黑矇或晕厥,皮肤灰白或湿冷,按压甲床呈苍白且不易恢复;静脉充盈差,体表静脉塌陷;患者感到疲乏无力,进一步出现精神萎靡、烦躁不安,甚至反应迟钝、意识模糊、脉搏细数(每分钟 120 次以上)、收缩压低于 80mmHg,呈休克状态。老年人器官储备功能低下,加之老年人常有脑动脉硬化、原发性高血压病、冠心病、慢支等,虽出血量不大,也可引起多器官功能衰竭,增加死亡危险因素。

### (三)氮质血症

可分为以下 3 种。

1.肠源性氮质血症

肠源性氮质血症指在上消化道大量出血后,数小时内大量血液蛋白的分解产物在肠道被吸收,以致血中氮质升高。大多在出血后数小时尿素氮开始上升,24～48h 达高峰。大多不超过 14.3mmol/L，随出血停止 3～4 日后降至正常。

2.肾前性氮质血症

肾前性氮质血症是由于失血性周围循环衰竭造成肾血流暂时性减少，肾小球滤过率和肾排泄功能降低，以致氮质潴留。在纠正低血压、休克后，血中尿素氮可迅速降至正常。

3.肾性氮质血症

肾性氮质血症是由于严重而持久的休克造成肾小管坏死或因失血更加重了原有肾病的肾脏损害，临床上可出现尿少或无尿。

### （四）发热

大量出血后，多数患者在 24h 内出现低热，可持续数日降至正常。发热的原因可能是由于血容量减少、贫血、周围循环衰竭、血分解蛋白的吸收等因素导致体温调节中枢功能障碍。分析发热原因时要考虑寻找其他因素，如继发感染等。

### （五）血象变化

急性大出血后早期因为有外周血管收缩与红细胞重新分布等生理调节，血象可暂无变化。此后，大量组织液渗入血管以弥补血容量不足，血红蛋白和红细胞数值因血液稀释而降低。一般在出血后 3～4h，才出现失血性贫血的血象改变。失血刺激造血系统，血细胞增殖活跃，外周血网织红细胞增多。一般出血 24h 内网织红细胞即见增高，4～7d 可达 5%～15%，出血停止后逐渐降至正常，如出血不止可持续升高。白细胞计数在出血后 2～5h 升高，可达(10～20)×$10^9$/L，血止后 2～3d 恢复正常。但肝硬化食管胃底静脉曲张破裂出血的患者，如同时有脾功能亢进，则白细胞计数可不增高。

### （六）对消化性溃疡疼痛及肝功能的影响

消化性溃疡患者出血后疼痛往往减轻或消失。在肝硬化的病例中，在原有肝功能不良的基础上并发大出血，使肠道内积血，血红蛋白代谢产生氨类，加上贫血和缺氧，加重肝细胞损害，从而可诱发或加重肝功能衰竭。

## 三、辅助检查

### （一）实验室检查

检测血、尿常规、呕吐物及大便隐血试验、肝肾功能，有助于估计失血量及有无活动性出血，可判断治疗效果及协助病因诊断。

### （二）胃镜检查

上消化道出血病因确诊的首选方法。上消化道出血后 24～48h 内进行紧急内镜检查，可以不失时机地直接观察到出血部位，获得病因诊断，精确性大于 90%，同时可经内镜对出血灶进行紧急的止血治疗。一般认为，患者收缩压＞90mmHg，心率＜110 次/分钟，血红蛋白浓度＞70g/L 时，进行胃镜检查较为安全。

### (三)X射线钡剂检查

对明确病因亦有价值。仅适用于出血停止且病情基本稳定数天的患者。

### (四)其他

选择性动脉造影、放射性核素显像、胶囊内镜及小肠镜检查等主要适用于不明原因的消化道出血。

## 四、诊断要点

根据引起上消化道出血疾病的病史,有呕血与黑便、周围循环衰竭的表现、大便隐血阳性、红细胞、血红蛋白低于正常的实验室证据可做出上消化道出血的诊断。纤维胃镜检查可明确出血原因。

## 五、治疗

上消化道大出血抢救原则为:迅速补充血容量,纠正水、电解质失衡,预防和治疗失血性休克,给予止血治疗,同时积极进行病因诊断和治疗。

### (一)一般治疗

患者卧床休息,保持呼吸道通畅,吸氧,大出血者暂禁食。严密监测心率、血压、呼吸、尿量及神志变化,观察呕血及黑便情况,定期复查血红蛋白浓度、红细胞计数、血细胞比容与血尿素氮。必要时进行心电监护。

### (二)补充血容量

尽快建立有效的静脉输液通道,立即配血。在配血过程中,可先输葡萄糖盐水或平衡盐溶液,开始输液宜快。紧急情况下遇血源缺乏,可用右旋糖酐或其他血浆代用品暂时代替输血。但24h内右旋糖酐不宜超过1000mL,以免抑制网状内皮系统,加重出血的倾向。

### (三)止血治疗

1.食管胃底静脉曲张破裂大出血的止血措施

(1)药物止血:

①血管升压素:通过收缩内脏血管,减少内脏血流,从而降低门静脉压。常用垂体后叶素10~20U静脉注射,然后0.2~0.4U/min持续静脉滴注;止血后逐渐减量至0.1U/min,维持12~14h。主要不良反应有腹痛、血压升高、心肌缺血,心绞痛甚至心肌梗死。为防止血管升压素造成的全身反应,需加用硝苯地平、硝酸甘油等。有冠心病、原发性高血压患者或妊娠妇女忌用。

②生长抑素及其类似物:这类药物可以通过收缩内脏血管,显著减少内脏血流,降低门静脉压力,降低侧支循环的血流和压力,减少肝脏血流量,但又不引起体循环动脉血压的显著变化,已成为近年来治疗食管胃底静脉曲张破裂出血最常用的药物。施他宁,首次剂量给予250μg静脉注射,继以250μg/h速度静脉注射,持续24~48h。该药半衰期极短,应注意滴注过程不能中断,若中断超过5min,应重新注射首剂。奥曲肽,半衰期较长,首次100~200μg静

脉滴注，继以 25～50μg/h 速度静脉滴注，连续 36～48h。

(2)气囊压迫止血：经鼻腔或口插入三腔二囊管，进入胃腔后先抽出胃内积血，再先后向胃囊和食道囊注入气体，压迫胃底食管曲张静脉。此法止血效果肯定，但患者痛苦大，并发症较多，可引发呼吸道阻塞和窒息；食管壁缺血、坏死、破裂；吸入性肺炎；心律失常等，故仅适用于药物治疗失败或无手术指征者暂时止血用。

(3)内镜治疗：内镜直视下注射硬化剂或组织黏合剂至曲张的静脉或食管静脉曲张套扎术(EVL)是当前控制食管静脉曲张破裂出血的重要手段，但要严格掌握适应证及禁忌证。

(4)经皮经颈静脉肝穿刺肝内门体分流术(TIPS)：是在 B 超或 CT 的监视下的介入治疗技术。近年来国内外已逐步开展此项技术，但费用昂贵，尚难以普及。

(5)手术治疗：在大出血期间采用各种非手术治疗不能止血者，可考虑进行外科手术治疗。

2.非静脉曲张破裂大出血的止血措施

最常见于消化性溃疡。

(1)药物止血：

①抑酸剂：主要是静脉内使用抑制胃酸分泌的药物，以提高胃内 pH 值，促使血小板聚集及血浆凝血功能的有效发挥。目前常用的有 $H_2$ 受体拮抗剂、质子泵抑制剂，可静脉推注或静脉滴注。

②局部止血措施：a.冰盐水洗胃，通过胃管用 4～14℃冰水反复灌洗胃腔而使胃降温，从而使血管收缩、血流量减少，并可使胃分泌和消化受到抑制而达到止血目的；b.胃内注入去甲肾上腺素溶液。在生理盐水灌洗后，通过胃管注入 150mL 含去甲肾上腺素 8～12mg 的生理盐水溶液，停留 30min 后抽出，每 1～2h 重复 1 次，可使出血的小动脉强烈收缩而止血，但对老人不利。

(2)内镜下止血：在出血部位附近注射高渗盐水、无水乙醇、1∶10000 肾上腺素溶液或凝血酶溶液等，也可选择在内镜下用激光、高频电灼、热探头或微波等热凝固方法进行止血。

(3)手术治疗：经积极内科治疗仍有活动性出血者，应掌握时机进行手术治疗，指征是：①年龄 50 岁以上并伴动脉硬化、经治疗 24h 后出血不止。②严重出血经内科积极治疗后仍不止血。③近期曾有多次反复出血。④合并幽门梗阻、胃穿孔或疑有癌变者。

## 六、护理诊断

(1)体液不足与大量失血、血容量不足有关。

(2)恐惧与突然大量出血有关。

(3)有窒息的危险与血块吸入有关。

(4)潜在并发症：休克。

## 七、护理措施

### (一)促进止血

1.卧床休息

呕血时指导患者采取半卧位或侧卧位，有意识障碍的患者应去枕平卧位，头偏向一侧。安慰患者，对其说明情绪安定有助于止血，而精神紧张可导致反射性血管扩张和血流加速，加重出血。保持环境安静，避免噪音和强光刺激。注意保暖，保持衣被和床单整洁舒适。

2.饮食

严重呕血或呕血伴有剧烈呕吐者，应暂时禁食 8～24h；伴小量出血者，一般不需禁食，可摄少量温凉的流质食物如牛奶，然后过渡到软食。对于消化性溃疡，进食可减少胃收缩运动并可中和胃酸，促进溃疡愈合，因此待病情稳定可逐步过渡到软食。

3.按医嘱迅速配合采取各种止血措施

消化性溃疡出血可用去甲肾上腺素加生理盐水分次口服、凝血酶溶液口服、冰盐水洗胃等方法止血；对食管胃底静脉出血者，需应用双气囊三腔管压迫止血；对急性胃出血者，需协助进行纤维胃镜直视下止血；通过静脉给予止血药物，如生长抑素、垂体后叶素等。

4.一般护理

呕血停止后帮助患者漱口，清洁口腔。呕血时因混有胃液，所以呕出物看起来较实际出血多，应尽快予以清理，污染衣被褥及时撤换，以免加重患者的不安情绪及忧虑。密切观察呕血、黑便的量及性状、次数、伴随症状、意识状态、诱发因素等，及时做好记录。

5.安全护理

轻症患者可起身稍事活动，可上厕所大小便。但应注意有活动性出血时，患者常有便意而至厕所，在排便时或便后起立时晕厥。指导患者坐起、站起时动作缓慢。患者出现头晕、心慌、出汗时立即卧床休息并告知护士，必要时由护士陪同如厕或暂时改为在床上排泄。对重症患者应多巡视，用床栏加以保护。

## （二）维持有效血容量，预防或纠正失血性休克

迅速建立静脉通道，出血量较大时应同时建立两条静脉通道，以保证输液通畅和药物的给予。失血量多时应以较粗的针头开通静脉、快速输液。先用生理盐水或林格氏液，然后输中分子右旋糖酐或其他血浆代用品，必要时配合输给全血。在快速输液时，应密切观察患者的心功能状态，避免因输血或输液过多过快而引起急性肺水肿，对老年人和心血管疾病的患者尤需注意。一次大量快速的呕血和便血可导致失血性休克，应指导患者如何早期发现呕血和便血的先兆，以便能得到早期处理。

## （三）病情观察要点

1.周围循环状况

呕血、黑便的量、性质、次数及肠鸣音是否亢进，神志，生命体征，每小时尿量，肢体温湿度、皮肤与甲床色泽，周围静脉尤其是颈静脉充盈情况。

2.出血严重程度的估计

据研究，成人每日消化道出血＞5～10mL 时，粪便隐血试验出现阳性，每日出血 50～100mL 时可出现黑粪。胃内储积血量在 250～300mL 可引起呕血。一次出血量不超过 400mL 时，因轻度血容量减少可由组织液及脾脏贮血所补充，一般不引起全身症状。出血量

超过 400～500mL，可出现全身症状，如头昏、心慌、乏力等。短时间内出血量超过 1000mL，可出现周围循环衰竭表现。如果患者由平卧位改为坐位时出现血压下降（下降幅度大于 15～20mmHg）、心率加快（上升幅度大于 10 次/分钟），已提示血容量明显不足，是紧急输血的指征。如收缩压低于 90mmHg、心率大于 120 次/分钟，伴有面色苍白、四肢湿冷、烦躁不安或神志不清，则提示患者已进入休克状态，属严重大量出血，需积极抢救。

3.再出血迹象

反复呕血或黑便次数增加、粪质稀薄，甚至呕血转为鲜红色，黑便变成暗红色，伴有肠鸣音亢进；周围循环衰竭表现经补液、输血而未见明显改善或虽暂时好转而又恶化，经快速补液、输血，中心静脉压仍有波动，稍稳定后又再下降；血红蛋白浓度、红细胞计数与血细胞比容继续下降，网织红细胞计数持续升高；在补液与尿量足够的情况下，血尿素氮持续或再次升高；胃管抽出物有较多新鲜血。以上迹象提示上消化道继续出血或再出血。

### （四）双气囊三腔管压迫止血期的护理

（1）经常抽吸胃内容物，如为新鲜血，说明压迫止血失败，应适当调整。

（2）患者感胸骨下不适，出现恶心或频繁期前收缩，应考虑是否有胃气囊进入食管下端，挤压心脏，应适当调整。

（3）如提拉不慎，将胃气囊拉出而阻塞咽喉部引起窒息，此时应立即将气囊口放开或剪除三腔管放出气体。

（4）注意口鼻清洁，嘱患者不要将唾液、痰液咽下，以免误入气管而引起吸入性肺炎，每日 2 次向鼻腔滴少许液状石蜡，以免三腔管黏附于鼻黏膜。

（5）一般三腔管放置 24h 后，先放松牵引，再放食管囊气，最后放胃囊气，每次 15～30min，以暂时解除胃底贲门压力，然后再充气牵引，以免局部黏膜受压过久而糜烂坏死。

（6）出血停止后，按医嘱定时从胃管内注入流质饮食，但必须确认胃管在胃内后再注入，以免误入气囊，发生意外。

## 八、健康指导

### （一）疾病知识指导

教育患者和家属掌握本病的病因与诱因以及预防、治疗和护理知识，以减少再度出血的危险。指导患者合理饮食，少量多餐，进食营养丰富、易消化的食物，避免过冷、过热、过硬、过粗糙及辛辣食物。避免大量饮酒，劳逸适度，患者应避免大量服用非甾体类抗炎药。

### （二）指导家属和患者学会识别出血征象及应急措施

如呕血、黑便伴有头晕、心悸时，应立即卧床休息，保持安静，及时送医院就诊。

# 第二章　呼吸内科疾病护理

## 第一节　支气管哮喘的护理

支气管哮喘，简称哮喘，是由嗜酸性粒细胞、肥大细胞和T淋巴细胞等多种炎性细胞及细胞组分参与的气道慢性炎症性疾患。

这种慢性炎症导致气道反应性增加，通常出现广泛多变的可逆性气流受限，并引起反复发作的喘息、气急、胸闷或咳嗽等症状，常在夜间或清晨发作、加剧，可经治疗缓解或自行缓解。

### 一、病因

病因还不十分清楚，多数认为哮喘是与多基因遗传有关的疾病，同时受遗传因素和环境因素的双重影响。

资料显示，哮喘的亲属患病率高于群体患病率，并且亲缘关系越近，患病率越高。哮喘患儿双亲大多存在不同程度气道高反应性。而研究显示与气道高反应性、IgE调节和特异性反应相关的基因，在哮喘的发病中起着重要的作用。

环境因素中引起哮喘的激发因素，包括吸入物，如尘螨、花粉、动物毛屑等各种特异和非特异吸入物；感染，如细菌、病毒、原虫、寄生虫等；食物，如鱼、虾蟹、蛋类、牛奶等；药物，如阿司匹林等；气候变化、运动、妊娠等。

### 二、发病机制

发病机制尚不完全清楚，大多认为哮喘与变态反应、气道炎症、气道高反应及神经机制等因素相互作用有关。

1.变态反应

当变应原进入具有特应性体质的机体后，可刺激机体通过T淋巴细胞的传递，由B淋巴细胞合成特异性IgE，并结合于肥大细胞和嗜碱性粒细胞表面的高亲和性的IgE受体。当变应原再次进入机体内，可与结合在这些受体上的IgE交联，使该细胞合成并释放多种活性介质导致平滑肌收缩、黏液分泌增加、血管通透性增高和炎症细胞浸润等，产生哮喘的临床症状。

根据变应原吸入后哮喘发生的时间，可分为速发型哮喘反应(IAR)、迟发型哮喘反应(LAR)和双相型哮喘反应(OAR)。IAR 几乎在吸入变应原的同时立即发生反应，15～30 分钟达到高峰，2 小时后逐渐恢复正常。LAR 6 小时左右发病，持续时间长，可达数天，而且临床症状重，常呈持续性哮喘发作状态。

2.气道炎症

气道慢性炎症被认为是哮喘的本质。表现为多种炎症细胞特别是肥大细胞、嗜酸性粒细胞等在气道聚集和浸润，这些细胞相互作用可以分泌出多种炎症介质和细胞因子，使气道反应性增高，气道收缩，黏液分泌增加，血管渗出增多。

3.气道高反应性

表现为气道对各种刺激因子出现过强或过早的收缩反应，是哮喘患者发生和发展的另外一个重要因素。普遍认为气道炎症是导致气道高反应性的重要机制之一。

4.神经机制

支气管受复杂的自主神经支配，与某些神经功能低下和亢进有关。

## 三、病理

显微镜下可见气道黏膜下组织水肿，微血管通透性增加，杯状细胞增殖及支气管分泌物增加，支气管平滑肌痉挛等病理改变。若哮喘长期反复发作，表现为支气管平滑肌肌层增厚，气道上皮细胞下纤维化、黏液腺增生和新生血管形成等，导致气道重构。

## 四、治疗原则

治疗原则为消除病因、控制发作及预防复发，同时应加强对患者的教育和管理。对于危重哮喘，应给予氧疗、补液、糖皮质激素、沙丁胺醇(舒喘灵)雾化吸入或注射、异丙托溴铵溶液雾化吸入、氨茶碱静脉滴注或静脉注射，同时应注意电解质平衡、纠正酸中毒和二氧化碳潴留。

### (一)脱离过敏原

脱离过敏原是哮喘治疗最有效的方法。如能找出引起哮喘发作的过敏原或其他非特异性刺激因素，应立即使患者脱离过敏原的接触。

### (二)药物治疗

1.缓解哮喘发作

此类药物的主要作用是舒张支气管，故又称为支气管舒张药。

(1)$β_2$ 肾上腺素受体激动药：主要通过舒张支气管平滑肌，改善呼吸道阻塞，是控制哮喘急性发作的首选药物。常用短效 $β_2$ 肾上腺素受体激动药有沙丁胺醇、特布他林和非诺特罗，作用时间为 4～6 小时。长效 $β_2$ 肾上腺素受体激动药有丙卡特罗、沙美特罗和福莫特罗，作用时间为 12～24 小时，$β_2$ 肾上腺素受体激动药的缓释型和控制型制剂疗效维持时间较长，适用于防治反复发作性哮喘和夜间哮喘。

(2)茶碱类:为黄嘌呤类生物碱。可通过抑制磷酸二酯酶,提高平滑肌细胞内 cAMP 浓度,拮抗腺苷受体,刺激肾上腺素分泌,扩张支气管,增强呼吸肌收缩,增强呼吸道纤毛清除功能等。小于呼吸道扩张作用的低血浓度茶碱(5～10μg/mL)具有明显抗炎、免疫调节和降低呼吸道高反应性的作用,是目前治疗哮喘的有效药物。

(3)抗胆碱药:为 M 胆碱受体拮抗药。异丙托溴铵雾化吸入约 5 分钟起效,维持 4～6 小时。吸入后阻断节后迷走神经通路,降低迷走神经兴奋性而使支气管扩张,并有减少痰液分泌的作用。与 $β_2$ 肾上腺素受体激动药联合协同作用,尤其适用于夜间哮喘和痰多者。

2.控制哮喘发作

此类药物主要治疗哮喘的呼吸道炎症,又称为抗炎药。

(1)糖皮质激素:主要通过多环节阻止呼吸道炎症的发展及降低呼吸道高反应性,是当前防治哮喘最有效的抗炎药物。其可采用吸入、口服和静脉用药。

(2)色甘酸钠及尼多酸钠:是一种非糖皮质激素抗炎药。其主要通过抑制炎症细胞释放多种炎症介质,能预防过敏原引起速发和迟发反应,以及过度通气、运动引起的呼吸道收缩。因口服本药胃肠道不易吸收,宜采取干粉吸入或雾化吸入。妊娠妇女慎用。

(3)白三烯(LT)调节剂:通过调节 LT 的生物活性而发挥抗炎作用。同时,也具有舒张支气管平滑肌的作用。常用半胱氨酰 LT 受体拮抗药,如扎鲁司特、孟鲁司特。

### (三)急性发作期的治疗

治疗目的:①尽快缓解呼吸道阻塞。②纠正低氧血症。③恢复肺功能。④预防哮喘进一步加重或再次发作。⑤防止并发症。临床根据哮喘分度进行综合性治疗。

1.轻度

每天定时吸入糖皮质激素。出现症状时吸入短效 $β_2$ 受体激动药,可间断吸入。如症状无改善可加服 $β_2$ 受体激动药控释片或小剂量茶碱控释片,或加用抗胆碱药(如异丙托溴铵)气雾剂吸入。

2.中度

糖皮质激素吸入剂量增大,规则吸入 $β_2$ 受体激动药或口服其长效药。症状不缓解者加用抗胆碱药气雾剂吸入,或加服 LT 拮抗药,或口服糖皮质激素＜60mg/d。必要时可用氨茶碱静脉滴注。

3.重度至危重度

$β_2$ 受体激动药持续雾化吸入,或合用抗胆碱药;或沙丁胺醇或氨茶碱静脉滴注,加用口服 LT 受体拮抗药。糖皮质激素(琥珀酸氢化可的松或甲泼尼龙)静脉滴注,病情好转,逐渐减量,改为口服。适当补液,维持水、电解质、酸碱平稳。如氧疗不能纠正缺氧,可行机械通气。目前,预防下呼吸道感染等综合治疗是治疗重、危重症哮喘的有效措施。

### (四)哮喘非急性发作期的治疗

哮喘经急性发作期治疗症状好转后,其慢性炎症病理生理改变仍存在,必须制订长期的治疗方案，防止哮喘再次急性发作。注意个体差异，以最小量、最简单的联合应用，不良反应最少和最佳控制症状为原则，根据病情评价，按不同程度选择合适的治疗方案。

1.间歇至轻度

根据个体差异，采用 $\beta_2$ 受体激动药吸入或口服以控制症状。或小剂量氨茶碱口服，或定量吸入糖皮质激素。

2.中度

定量吸入糖皮质激素。按需吸入 $\beta_2$ 受体激动药，效果不佳时加用吸入型长效 $\beta_2$ 受体激动药，口服 $\beta_2$ 受体激动药控释片、小剂量茶碱控释片，或 LT 受体拮抗药等，亦可加用抗胆碱药。

3.重度

吸入糖皮质激素。规则吸入 $\beta_2$ 受体激动药，或口服 $\beta_2$ 受体激动药、茶碱控释片，或 $\beta_2$ 受体激动药合用抗胆碱药，或加用 LT 受体拮抗药口服，如症状仍存在，应规律口服泼尼松或泼尼松龙，长期服用者，尽可能使用维持剂量≤10mg/kg。

### （五）免疫疗法

1.特异性免疫疗法（又称为脱敏疗法或减敏疗法）

采用特异性过敏原（如尘螨、花粉等制剂）做定期反复皮下注射，剂量由低至高，以产生免疫耐受性，使患者脱敏。

2.非特异性免疫疗法

如注射卡介苗、转移因子等生物制品抑制过敏原的过程有一定辅助疗效。目前，采用基因工程制备的人重组抗 IgE 单克隆抗体治疗中重度过敏性哮喘已取得较好疗效。

## 五、常见护理问题

### （一）气体交换受损

1.相关因素

与支气管痉挛，气道炎症，黏液分泌增加，气道阻塞有关。

2.临床表现

可出现哮喘急性发作的典型症状和体征：呼吸费力、气短、感觉头晕、心悸、心率增快；伴有哮鸣音的呼气性呼吸困难，呼吸急促、深度变浅或加深，伴端坐呼吸、发绀、鼻翼扇动，有三凹征出现（锁骨上窝、胸骨上窝、肋间隙明显凹陷），患者不能活动，不能将一句话完整地说完。

3.护理措施

（1）环境：明确过敏原者应尽快脱离过敏原。为患者提供安静、舒适的环境，室内保持温度为 20～22℃，湿度为 50%～70%。每天通风 1～2 次，每次 15～30 分钟。

（2）休息与体位：协助患者抬高床头，使患者半坐卧位或端坐位，可借助身体的重力使膈肌下降，胸腔扩大，肺活量增加，从而减轻呼吸困难，有利呼吸。为端坐卧位者提供床旁桌椅以做支撑。

(3)氧疗:遵医嘱给予鼻导管或面罩吸氧($FiO_2$ 为 30%～40%),改善通气,从而提高吸入气体的氧浓度、动脉血氧含量及饱和度,改善呼吸功能。如有 $CO_2$ 潴留者宜持续低流量给予,吸入氧气应温暖湿润。严重发作,经一般治疗无效时,应做好机械通气的准备。

(4)心理安慰:陪伴患者,使患者平静,以免精神紧张加重呼吸困难。

(5)加强巡视与病情观察:哮喘多在夜间和凌晨发作,应加强夜间巡视(1 次/小时),做好预防,加强对急性发作患者的监护,发现哮喘发作的前驱症状,及时给予缓解支气管痉挛药物,制止哮喘发作。

(6)鼓励患者缓慢地深呼吸,患者因过度通气,出汗多、进食少致痰多、黏稠而咳嗽不畅,可因气管阻塞而发生严重缺氧。应积极配合医师,及早做气管插管或气管切开,吸出呼吸道的分泌物。

(7)定时监测动脉血气分析值的变化,维持动脉血氧分压在 60mmHg 以上。

## (二)清理呼吸道无效

1.相关因素

与气道平滑肌收缩,痰液黏稠,排痰不畅,无效咳嗽,疲乏有关。

2.临床表现

痰液黏稠、量多,反复咳嗽,伴有痰鸣音。

3.护理措施

(1)观察患者咳嗽、痰液黏稠度和量。

(2)环境整洁、舒适,减少不良刺激。

(3)采取有效的排痰措施。

(4)用药护理:按医嘱用抗生素、止咳、祛痰药,指导患者正确使用雾化吸入,掌握药物疗效和不良反应,不滥用药物。

## (三)活动无耐药

1.相关因素

与发作时缺氧、疲乏有关。

2.临床表现

患者痛苦面容,四肢肌肉无力,嘴唇、面颊发绀,查动脉血气示明显低氧血症。

3.护理措施

(1)评估患者的活动耐力程度,制订活动计划。

(2)尽量避免使患者情绪激动及紧张地活动。患者活动前后,监测其呼吸和心率情况,活动时如有气促、心率加快,可给予持续吸氧并嘱其休息。依病情逐渐增加活动量。

(3)给予氧气吸入。

(4)协助其日常生活,做好患者的生活护理。教会患者节力技巧。

(5)根据病情和活动耐力限制探视人次和时间。

### (四)知识缺乏

1.相关因素

(1)缺乏支气管哮喘治疗、预防的有关知识。

(2)缺乏正确使用雾化吸入器的有关知识。

2.护理措施

(1)评估患者对疾病知识的了解程度,帮助患者理解哮喘发病机制、本质,发作先兆、症状等。

(2)告知患者避免诱发哮喘的因素。

(3)讲解常用药物的用法、剂量、疗效、不良反应。

(4)介绍雾化吸入的器具,提供雾化吸入器相关的学习资料。

(5)指导患者雾化吸入器的正确使用方法:临床中一般使用超声雾化吸入器、氧气驱动雾化吸入器和定量雾化吸入器。有报道称氧气驱动雾化较超声雾化效果更好。①接上电源,连接雾化储液罐与雾化器。②将待吸入的药物放入储液罐。③打开雾化器上的开关,嘱患者深呼气至残气位,张开口腔,张口咬住喷嘴,缓慢深吸气到肺总量时可屏气 4～10 秒,注意吸气时用手盖住储液罐上端开口,呼气时打开。④持续雾化时间 10～15 分钟。

定量雾化吸入器在每次使用前应摇匀药液,患者深呼气至残气位,张开口腔,置雾化气喷嘴于口前 4cm 处,缓慢吸气(0～5L/s)几乎达肺总量位,于开始吸气时即以手指揿压喷药,吸气末屏气 5～10 秒,然后缓慢呼气至功能残气位。休息 30 分钟左右可重复再使用 1 次。

雾化吸入时坐位最佳,借助协和作用使雾滴深入到细支气管、肺泡。宜在进食 1 小时后进行喷雾吸入,对因不适应难以坚持的吸入者,可采用间歇吸入法,即吸入数分钟停吸片刻,而后再吸,反复进行,直到吸完所需治疗药液,以免引起疲劳。吸入期间应密切观察患者的神志、呼吸、心率、$SaO_2$ 的变化,观察患者有无憋气、发绀、烦躁、出汗等不良反应,出现上述症状需暂停吸入,休息。如呼吸、心率加快,$SaO_2$ 下降,不能以原病患解释时,即提示气流动力学或雾化药物不适宜,应立即停止吸入。对老年患者尤其是肺功能极差者,护士应守候在其身旁予以指导,防止发生意外。

## 六、危重哮喘的护理问题

### (一)体液不足

1.相关因素

与呼吸急促或大量出汗使体液丢失、疲乏、焦虑、意识障碍、液体摄入量减少有关。

2.临床表现

呼吸急促或大量出汗,口渴、脉率增加、皮肤弹性下降、黏膜干燥、疲乏、虚弱。

3.护理措施

(1)评估患者的失水量。

(2)鼓励患者多饮水或提供患者喜欢的饮料,24 小时摄入量＞2000mL,稀释痰液,防止便秘,改善呼吸功能。

(3)做好口腔护理 2 次/天(饭前、睡前),促进饮水的欲望。

(4)准确记录 24 小时出入液量,保持尿量每天 1000mL 以上,随时调整输液速度,维持液体出入量平衡。

(5)定时称体重,每天 1 次或每周 1 次,且在同一时间称。

(6)建立静脉通道,重者应给予静脉输液,纠正水、电解质紊乱,酸碱失衡。根据失水及心功能情况,遵医嘱静脉给予等渗液体,每天用量 2500～3000mL,以纠正失水。

## (二)酸碱失衡

1.相关因素

由于呼气性呼吸困难所引起的低氧血症和高碳酸血症。

2.临床表现

严重哮喘发作可有不同的低氧血症,缺氧引起反射性肺泡过度通气导致低碳酸血症,产生呼吸性碱中毒,如病情进一步加剧,气道严重阻塞,可有 $PO_2$ 下降,$PCO_2$ 升高,表现为呼吸性酸中毒,如缺氧明显,可合并代谢性酸中毒。

3.护理措施

(1)氧疗:重症哮喘应遵医嘱给予鼻导管或面罩吸氧,氧流量一般为 1～3L/min。

(2)吸氧前和吸氧中均抽取动脉血气,检测血气分析结果。

(3)遵医嘱给予抗酸药物,如碳酸氢钠静脉滴注。

(4)机械通气护理:①保持气道通畅,必须及时清除气道分泌物,合理吸痰,动作要轻、稳、准、快,避免损伤黏膜,定时翻身拍背,促进痰液引流,保持气道通畅。②气道湿化,吸入相当温度并经过湿化的气体,才有利于气道净化,防止感染。③密切观察呼吸机的参数,各种功能报警设置是否适宜,密切观察表、观察患者呼吸是否与呼吸机同步,当患者出现烦躁且与呼吸机抵抗时,查找原因给予处理。④气囊的管理按常规需要保持气囊压力为 2.45kPa,每隔 4 小时充气或放气 1 次,每次 5～10 分钟。

## (三)恐惧

1.相关因素

与呼吸困难且反复发作、哮喘持续加重有关。

2.临床表现

焦虑不安、失眠、畏食等,对治疗失去信心。

3.护理措施

(1)评估恐惧的程度及相关因素,并去除或减少相关因素。

(2)向患者解释,保持心情平静的重要意义。

(3)当哮喘发作时,陪伴患者,体贴和安慰患者,使患者产生信任和安全感。

(4)加强与患者沟通:了解患者所需所想,及时解决、消除其顾虑和担心。

(5)每项操作前简要解释操作的过程、目的及意义,使患者消除顾虑和担心。

(6)教会患者减轻恐惧的放松技术,如缓慢地深呼吸,放松全身肌肉。

## 七、健康教育

### (一)心理指导

哮喘急性发作时,患者因呼吸困难而紧张,烦躁甚至产生恐惧心理,护士应安慰患者,指导患者缓慢地深呼吸,稳定情绪,配合治疗。护士应帮助长期反复发作患者树立信心、保持平和、轻松的心态预防哮喘发作及控制哮喘。

### (二)饮食指导

(1)老年支气管哮喘患者选择食物时,要注意补充蛋白质,增加维生素 A 和维生素 C 的摄入量。

(2)适当多吃含铁的食物,如动物内脏、菠菜等。

(3)多吃新鲜蔬菜和水果,不仅可补充各种维生素和无机盐,而且还有清痰祛火之功能。果品类食物,不仅可祛痰止咳,而且能健脾补肾养肺,如百合、丝瓜、竹笋、萝卜、鲜莲子、藕、柑橘、橙子、核桃、梨等可常吃。

(4)木耳、花生、蜂蜜、奶油、黄油、海带等,对祛痰、平喘、止咳、润肺都有一定作用,可以作为辅助防治食品食用。

(5)忌食海腥肥腻及易产气食物,避免腹部胀气向上压迫原已憋气的肺而加重气急症状。鱼虾、肥肉等易助湿生痰,产气食物如韭菜、红薯等对肺气宣降不利,高糖、高脂肪和高盐分的食物及味精等,会增加哮喘病的发病率,故均应少食或不食。

(6)戒烟:香烟中的尼古丁等及吸烟时喷出的烟雾对哮喘患者都会有直接的影响,因为它们会刺激呼吸管道,患者亦要尽量避免吸入二手烟。

### (三)作息指导

(1)养成良好的生活习惯,早睡早起,避免疲劳。

(2)加强锻炼,如医疗体操、养生功、太极拳等可以增强人体抗病能力,做到循序渐进,逐步增加,持之以恒。此外,还应坚持适当的耐寒锻炼,可用冷水洗脸、洗手,增强抗寒能力;防寒保暖,注意根据气候变化随时增减衣物,做到胸常护,背常暖;外出时,为避免冷空气对呼吸道的刺激,诱发哮喘病,最好戴上口罩。

(3)要常用湿抹布擦拭容易落尘的地方,湿扫地面,禁止在室内吸烟,经常打开门窗通风换气,少用或不用家用化学清洁制剂。

### (四)用药指导

(1)$\beta_2$ 受体激动药:指导患者按需用药,不宜长期规律使用,因为长期应用可引起 $\beta_2$ 受体功能下调和气道反应性升高，出现耐受性。沙丁胺醇静脉滴注时应注意滴速（2～4μg/min），并注意观察有无心悸、骨骼肌震颤等不良反应。

（2）茶碱类：静脉注射浓度不宜过高，速度不宜过快，注射时间应在10分钟以上，以防中毒症状发生。慎用于妊娠妇女、发热患者、小儿或老年人，心、肝、肾功能障碍或甲状腺功能亢进者。观察用药后疗效和不良反应，如恶心、呕吐等胃肠道症状，心动过速、心律失常、血压下降等心血管症状，偶有兴奋呼吸中枢作用，甚至引起抽搐，直至死亡。用药中最好监测氨茶碱血浓度，安全浓度为6～15μg/mL。

（3）糖皮质激素：注意观察和预防不良反应。①部分患者吸入后可出现声音嘶哑、口咽部念珠菌感染或呼吸道不适；指导患者喷药后用清水充分漱口，使口咽部无药物残留，以减少局部反应和胃肠吸收。②如长期吸入剂量＞1mg/d可引起骨质疏松等全身不良反应，应注意观察；指导患者宜联合使用小剂量糖皮质激素和长效$\beta_2$受体激动药或控释茶碱，以减少吸入糖皮质激素的不良反应。③全身用药应注意肥胖、糖尿病、高血压、骨质疏松、消化性溃疡等不良反应；宜在饭后服用，以减少对消化道的刺激。④气雾吸入糖皮质激素可减少其口服量。当用吸入剂替代口服药时，开始时应在口服剂量的基础上加用吸入剂，在2周内逐步减少口服量。嘱患者勿自行减量或停药。⑤布地奈德（普米克令舒）不良反应为：Ⅰ型、Ⅳ型超敏反应，包括皮疹、接触性皮炎、荨麻疹、口咽部念珠菌感染等。

（4）抗胆碱受体：抗胆碱药物吸入时，少数患者可有口苦或口干感。溴化异丙托品有个别病例有口干或喉部激惹等局部反应及变态反应。闭角型青光眼患者操作不当而使药物进入眼可使眼压增高，慎用于前列腺肥大而尿道梗阻的患者。酮替芬有镇静、头晕、口干、嗜睡等不良反应，持续服药数天可自行减轻，慎用于高空作业人员、驾驶员、操作精密仪器者。

（5）常用的化痰药：①$\alpha_1$糜蛋白酶，通过分解痰液糖蛋白中的氨基酸氢基肽键而溶解痰液，可使脓性和非脓性痰液稀释，用于慢性支气管炎、肺脓肿和支气管扩张等痰液黏稠不易吸引或自行咳出的患者。②溴己新（必嗽平），作用于支气管腺体，导致黏液分泌细胞的溶酶体释放，裂解黏多糖和抵制酸性糖蛋白的合成，降低痰液的黏性。③氨溴索（沐舒坦），除了能分解痰液蛋白中的多糖纤维部分，还能促进支气管上皮修复，刺激Ⅱ型肺泡上皮细胞分泌表面活性物质，增加支气管浆液腺分泌，调节浆液与黏液的分泌，降低痰液黏稠度，改善纤毛上皮黏液层的运输功能。④乙酰半胱氨酸：直接溶解黏痰中的双硫键，降低痰黏度，对非脓性痰效果好。

### （五）出院指导

（1）改善居住环境，避免接触过敏原，在气温骤变和换季时要特别注意保暖。

（2）休息与活动：合理休息，早睡早起，避免疲劳，适当运动。

（3）饮食指导：进食富含蛋白质、维生素的清淡饮食，少量多餐。

（4）用药指导：正确服药，注意不良反应。随身携带止喘气雾剂（如$\beta_2$受体激动药），如出现哮喘先兆症状，要患者保持平静，可立即吸入气雾剂，并脱离致病环境。

（5）定期随访：定期门诊随访，如果出现睡眠不良、活动能力下降、支气管扩张剂治疗效果下降和需要量增加、PEF值下降等信号要及时到医院就医。

# 第二节 慢性阻塞性肺疾病的护理

慢性阻塞性肺疾病(COPD)简称慢阻肺,是全世界范围内发病率和死亡率最高的疾病之一,是一种常见的以持续性气流受限为特征的可以预防和治疗的疾病。这种气流受限呈进行性进展,不完全可逆,多与气道和肺对有害颗粒物或有害气体的异常炎症反应增强有关。此病与慢性支气管炎和肺气肿密切相关。当慢性支气管炎、肺气肿患者肺功能检查出现持续气流受限时,则能诊断为慢阻肺,如无气流受限,则不能诊断。

## 一、病因与发病机制

### (一)病因

COPD 有关发病因素包括个体易感因素及环境因素两个方面,这两者相互影响。

1.个体因素

(1)遗传因素:常见遗传危险因素是 $\alpha_1$ 抗胰蛋白酶的缺乏,先天性 $\alpha_1$ 抗胰蛋白酶缺乏多见于北欧血统的个体,我国尚未见正式报道。

(2)气道高反应性:哮喘、特异性以及非特异性气道高反应性可能在 COPD 中起作用。

2.环境因素

(1)吸烟:是引起 COPD 的主要危险因素,吸烟时间越长,烟量越大,患 COPD 的风险越大。烟草中含有焦油、尼古丁等,能损害支气管上皮纤毛,使纤毛运动发生障碍,降低局部抵抗力,削弱肺泡吞噬细胞的吞噬、灭菌作用,易致感染,又能引起支气管痉挛,增加呼吸道阻力。

(2)职业粉尘、烟雾和有害气体接触:接触硅和镉可引起 COPD。接触其他粉尘的工人如煤矿、棉纺、谷物、某些金属冶炼等作业工人,也可认为是 COPD 的高危人群。

(3)感染:呼吸道感染是 COPD 发病和加剧的一个重要因素。目前认为肺炎链球菌和流感嗜血杆菌是 COPD 急性发作的最主要病原菌。病毒也对 COPD 的发生和发展起重要作用,常见病毒为鼻病毒、流感病毒、腺病毒及呼吸道合胞病毒。

(4)气候:冷空气刺激、气候突然变化,使呼吸道黏膜防御能力减弱,易发生继发感染。

### (二)发病机制

尚未完全阐明,主要有炎症机制、蛋白酶-抗蛋白酶失衡机制、氧化应激机制,以及在自主神经功能失调等共同作用下产生两种重要病变:第一,小气道病变,包括小气道炎症,小气道纤维组织形成,小气道管腔黏液栓等,使肺泡对小气道的正常牵扯拉力减弱,小气道较易塌陷;第二,肺气肿使肺泡弹性回缩力明显降低,这种小气道病变与肺气肿病变共同作用,造成慢阻肺特征性的持续气流受限。

## 二、临床表现与诊断

### (一)临床表现

1.症状

轻度 COPD 患者很少有或没有症状,晨起咳嗽、反复呼吸系统感染、体力劳动时呼吸困难等应引起重视。

(1)慢性咳嗽:常为首发症状,初起咳嗽呈间歇性,早晨较重,以后早、晚或整日均有咳嗽。

(2)咳痰:一般为白色黏液或浆液性泡沫性痰,清晨排痰较多,急性发作期痰量增多,合并感染时咳脓性痰。

(3)气短或呼吸困难:是 COPD 的标志性症状。早期仅于剧烈活动时出现,后逐渐加重,以致日常活动甚至休息时也感气短。

(4)喘息和胸闷:部分患者特别是重度患者有喘息;胸部紧闷感通常于劳力后发生,与呼吸费力,肋间肌等容性收缩有关。

(5)其他症状:晚期患者常有体重下降,食欲缺乏,精神抑郁和(或)焦虑等。合并感染时可咳血痰或咯血。

2.体征

早期可无任何异常体征。随疾病进展,视诊可多见桶状胸,肋间增宽,呼吸幅度变浅,频率增快,触诊双侧语颤减弱。叩诊呈过清音,心浊音界缩小或不易叩出,肺下界和肝浊音下降;听诊心音遥远,呼吸音普遍减弱,呼气延长,并发感染时,肺部可有湿啰音。

3.辅助检查

(1)肺功能检查:这是确诊 COPD 的必备条件,也是判断持续气流受限的主要客观指标,使用支气管扩张药后,第一秒用力呼气量($FEV_1$)/用力肺活量(FVC)<70%可确定为患者存在持续气流受限,即 COPD。肺功能检查对 COPD 的诊断及估计其严重程度、疾病进展和预后有重要意义。

(2)X 线检查:早期可无异常,反复发作者可见两肺纹理增粗、紊乱等非特异性改变,以及肺气肿改变,如胸廓扩张,肋间隙增宽,肋骨平行,活动减弱,两肺野透亮度增加,横膈位置低平,心脏悬垂狭长。

(3)血液气体分析:如出现明显缺氧及二氧化碳潴留时,则动脉血氧分压降低,二氧化碳分压升高,并可出现失代偿性呼吸性酸中毒,pH 降低。

(4)胸部 CT 检查:CT 检查一般不作为常规检查,CT 检查可见慢阻肺小气道病变的表现、肺气肿的表现及并发症的表现,主要临床意义在于当诊断有疑问时,高分辨率 CT(HRCT)有助鉴别诊断。

### (二)诊断

1.诊断

主要根据临床症状、体征及肺功能检查结合有无吸烟等高危因素史,并排除其他相关疾病，综合分析确定。肺功能检查见持续气流受限是慢阻肺诊断的必备条件。

2.稳定期病情严重程度评估

COPD评估的目标是明确疾病的严重程度，疾病对患者健康状况的影响，以及某些事件的发生风险（急性加重、住院治疗和死亡），同时指导治疗。

（1）症状评估：见表2-1。

（2）肺功能评估：可使用GOLD分级，慢阻肺患者吸入支气管扩张药后 $FEV_1/FVC<70\%$；再依据其 $FEV_1$ 下降程度进行气流受限的严重程度分级，见表2-2。

表2-1 症状评估

| 改良呼吸困难指数（mMRC分级） | 呼吸困难症状 |
|---|---|
| 0级 | 剧烈活动时出现呼吸困难 |
| 1级 | 平地快步行走或爬缓坡时出现呼吸困难 |
| 2级 | 由于呼吸困难，平地行走时比同龄人慢或需要停下来休息 |
| 3级 | 平地行走100m左右或数分钟后即需要停下来喘气 |
| 4级 | 因严重呼吸困难而不能离开家，或在穿衣脱衣时即出现呼吸困难 |

表2-2 慢阻肺患者气流受限严重程度的肺功能分级

| 肺功能分级 | 患者肺功能 $FEV_1$ 占预计值的百分比（$FEV_1\%$ pred） |
|---|---|
| GOLD1级：轻度 | $FEV_1\%$ pred≥80% |
| GOLD2级：中度 | 50%≤$FEV_1\%$ pred<80% |
| GOLD3级：重度 | 30%≤$FEV_1\%$ pred<50% |
| GOLD4级：极重度 | $FEV_1\%$ pred<30% |

（3）急性加重风险评估：上一年发生2次或以上急性加重或 $FEV_1\%$ pred（第一秒用力呼气量占预计值百分比）<50%，均提示今后急性加重的风险增加。

## 三、治疗原则

### （一）急性加重期治疗

1.控制感染

住院初期给予广谱抗菌药，随后根据呼吸道分泌物培养及药敏试验结果合理调整用药，尽早选用有效抗生素控制感染。常用的有青霉、素类、头孢菌素类、大环内酯类、喹诺酮类等抗菌药物，根据病情的轻重予以口服或静脉滴注。

2.祛痰镇咳

在抗感染治疗的同时，应用祛痰、镇咳的药物，以改善患者的症状。常用药物有盐酸氨溴索、乙酰半胱氨酸等。

3.解痉平喘

可选用支气管舒张药，主要有 $\beta_2$ 受体激动药、抗胆碱药及甲基黄嘌呤类，根据药物的作用及患者治疗的反应选用，如果应用支气管舒张药后呼吸道仍持续阻塞，可使用糖皮质激素。长期规律地吸入糖皮质激素较适用 $FEV_1$＜50％预计值（Ⅲ级和Ⅳ级）并且有临床症状以及反复加重的 COPD 患者，联合吸入糖皮质激素和 $\beta_2$ 受体激动药，比各自单用效果好，目前已有布地奈德/福莫特罗、氟地卡松/沙美特罗两种联合制剂。对 COPD 患者不推荐长期口服糖皮质激素治疗，全身静脉应用糖皮质激素治疗疗程一般控制在 5 天内。

4.纠正缺氧和二氧化碳中毒

在急剧发生的严重缺氧时，给氧具有第一重要性，可通过鼻导管、面罩或机械通气给氧。给氧应从低流量开始（鼻导管氧流量为 1～2L/min）。对严重低氧血症而 $CO_2$ 潴留不严重者，可逐步增大氧浓度。血氧浓度的目标值为 88％～92％。

5.控制心力衰竭

对于 COPD 合并慢性肺源性心脏病并伴有明显心力衰竭者，在积极治疗呼吸衰竭的同时可给予适当的抗心力衰竭治疗。

6.其他治疗

注意水、电解质平衡和补充营养，督促患者戒烟，使用抗凝药预防深静脉血栓及肺栓塞的发生。

## （二）稳定期治疗

1.稳定期以预防为主，增强体质，提高机体免疫功能，避免各种诱发因素。

2.对症治疗

某些症状明显或加重时及时处理也是预防 COPD 急性发作的重要措施。呼吸困难时主要应用 $\beta_2$ 受体激动药和（或）胆碱能阻断药、茶碱制剂等。当轻度 COPD 呼吸困难症状不固定时，可在症状发生时按需使用 $\beta_2$ 受体激动药定量气雾吸入。症状较重、呼吸困难持续存在者主要应用异丙托品定量吸入治疗，必要时加用 $\beta_2$ 受体激动药以迅速缓解症状。对咳嗽、咳痰且痰液不易咳出者，可同时给予祛痰药。

3.长期家庭氧疗

COPD 稳定期进行长期家庭氧疗对具有慢性呼吸衰竭的患者可提高生存率。对血流动力学、血液学特征、运动能力、肺生理和精神状态都会产生有益的影响。

4.中医治疗

辨证施治是中医治疗的原则，对 COPD 的治疗亦应据此原则进行。实践中体验到某些中药具有祛痰、支气管舒张、免疫调节等作用，值得深入研究。

5.康复治疗

可以使进行性气流受限、严重呼吸困难而很少活动的患者改善活动能力、提高生活质量，是 COPD 患者一项重要的治疗措施。

6.外科治疗

肺大疱切除术、肺减容术、肺移植术等。

## 四、护理评估

### (一)健康史

(1)了解患者患病的年龄、发生时间、诱因,主要症状的性质、严重程度和持续时间、加剧因素等。

(2)有无接触变应原,是否长期在污染的空气、自动或被动吸烟环境或拥挤的环境中生活、工作。

(3)详细询问吸烟史和过敏史,包括吸烟的种类、年限、每天的数量,或已停止吸烟的时间。

(4)询问患者日常的活动量和活动耐力,有无运动后胸闷、气急。

(5)了解患者有关的检查和治疗经过,是否按医嘱进行治疗,是否掌握有关的治疗方法。

### (二)心理社会评估

COPD是慢性过程,病情反复发作,对日常生活、工作造成很大的影响,应了解患者的心理状态及应对方式;是否对疾病的发生发展有所认识,对吸烟的危害性和采取有效戒烟措施的态度;评估患者家庭成员对患者病情的了解和关心、支持程度。

## 五、护理问题

1.气体交换受损

与呼吸道阻塞、呼吸面积减少引起的通气换气功能障碍有关。

2.清理呼吸道无效

与呼吸道炎症、阻塞、痰液过多而黏稠有关。

3.营养失调

与呼吸困难、疲乏等引起患者食欲下降、摄入不足、能量需求增加有关。

4.活动无耐力

与日常活动时供氧不足、疲乏有关。

5.睡眠形态紊乱

与呼吸困难、不能平卧有关。

6.焦虑情绪

与呼吸困难影响生活、工作和害怕窒息有关。

## 六、计划与实施

### (一)目标

(1)患者的呼吸频率、节律和形态正常,呼吸困难得以缓解。

(2)患者能正确进行有效咳嗽、采取胸部叩击等措施,达到有效的咳嗽、咳痰。

(3)患者能认识到增加营养物质摄入的重要性。

(4)患者焦虑减轻,表现为平静、合作。

(5)患者能增加活动量,完成日常生活自理。

(6)患者能得到充足的睡眠。

## (二)实施与护理

1.生活护理

(1)急性发作期:有发热、喘息时应卧床休息取舒适坐位或半卧位,衣服要宽松,被褥要松软、暖和,以减轻对呼吸运动的限制。保持室内空气的新鲜与流通,室内禁止吸烟。

(2)饮食护理:对心、肝、肾功能正常的患者,应给予充足的水分和热量。每日饮水量应在1500mL以上。充足的水分有利于维持呼吸道黏膜的湿润,使痰的黏稠度降低,易于咳出。适当增加蛋白质、热量和维生素的摄入。COPD患者在饮食方面需采用低糖类、高蛋白、高纤维食物,同时避免产气食物。少食多餐,每餐不要吃得过饱,少食可以避免腹胀和呼吸短促。

2.心理护理

COPD患者因长期患病,影响工作和日常生活,出现焦虑、抑郁、紧张、恐惧、悲观失望等不良情绪,针对病情及心理特征及时给予精神安慰,心理疏导,做好家人及亲友工作,鼓励他们在任何情况下,都要给予患者精神安慰,调动各种社会关系给予精神及物质关怀,介绍类似疾病治疗成功的病例,强调坚持康复锻炼的重要性,以取得主动配合,树立战胜疾病的信心。

3.治疗配合

(1)病情观察:患者急性发作期常有明显咳嗽、咳痰及痰量增多,合并感染时痰的颜色由白色黏痰变为黄色脓性痰。发绀加重常为原发病加重的表现。重症发绀患者应注意观察神志、呼吸、心率、血压及心肺体征的变化,应用心电监护仪,定时监测心率、心律、血氧饱和度、呼吸频率、节律及血压变化,发现异常及时通知医师处理。

(2)对症护理:主要为咳嗽、咳痰的护理,发作期的患者呼吸道分泌物增多、黏稠,咳痰困难,严重时可因痰堵引起窒息。因此,护士应通过为患者实施胸部物理疗法,帮助患者清除积痰,控制感染、提高治疗效果。

胸部物理疗法包括:深呼吸和有效咳嗽、胸部叩击、体位引流、吸入疗法。

①深呼吸和有效咳嗽:鼓励和指导病患者行有效咳嗽,这是一项重要的护理。通过深呼吸和有效咳嗽,可及时排出呼吸道内分泌物。指导病患者2～4小时定时进行数次随意的深呼吸,在吸气末屏气片刻后暴发性咳嗽,促使分泌物从远端气道随气流移向大气道。

②胸部叩击:通过叩击震动背部,间接地使附在肺泡周围及支气管壁的痰液松动脱落。方法为五指并拢,向掌心微弯曲,呈空心掌,腕部放松,迅速而规律地叩击胸部。叩击顺序从肺底到肺尖,从肺外侧到内侧,每一肺叶叩击1～3分钟。叩击同时鼓励患者深呼吸和咳嗽,咳痰。叩击时间15～20分钟为宜,每日2～3次,餐前进行。叩击时应询问病患者感受,观察面色,呼吸,咳嗽,排痰情况,检查肺部呼吸音及啰音的变化。

③体位引流:按病灶部位,协助患者取适当体位,使病灶部位开口向下,利用重力,及有效

咳嗽或胸部叩击将分泌物排出体外。引流多在早餐前 1 小时、晚餐前及睡前进行，每次 10～15 分钟，引流间期防止头晕或意外危险，观察引流效果，注意神志、呼吸及有无发绀。

④吸入疗法：利用雾化器将祛痰平喘药加入湿化液中，使液体分散成极细的颗粒，吸入呼吸道以增强吸入气体的湿度，达到湿润气道黏膜，稀释气道痰液的作用，常用的祛痰平喘药：沐舒坦，异丙托溴铵。在湿化过程中气道内黏稠的痰液和分泌物可因湿化而膨胀，如不及时吸出，有可能导致或加重气道狭窄甚至气道阻塞。在吸入疗法过程中，应密切观察病情，协助患者翻身、拍背，以促进痰液排出。

(3)氧疗过程中的护理：COPD 急性发作期，大多伴有呼吸衰竭、低氧血症及 $CO_2$ 潴留。Ⅱ型呼吸衰竭患者按需吸氧，根据缺氧程度适当调节氧流量，呼吸衰竭患者给予低流量吸氧，以免抑制呼吸。但应避免长时间高浓度吸氧，以防氧中毒。用氧前应向患者家属做好解释工作，讲明用氧的目的、注意事项、嘱患者不要擅自调节氧流量或停止吸氧，以免加重病情。在吸氧治疗中应监测患者的心率、血压、呼吸频率及血气指标的变化，了解氧疗效果。注意勿使吸氧管打折，鼻腔干燥时可用棉签蘸水湿润鼻黏膜。

(4)呼吸功能锻炼：COPD 患者急性症状控制后应尽早进行呼吸功能锻炼，教会患者及家属呼吸功能锻炼方法，督促实施并提供有关咨询材料。可以选用下述呼吸方法。

①腹式呼吸锻炼：由于气流受限，肺过度充气，膈肌下降，活动减弱，呼吸类型改变，通过呼吸肌锻炼，使浅快呼吸变为深慢有效呼吸，利用腹肌帮助膈肌运动，调整呼吸频率，呼气时间延长，以提高潮气容积，减少无效腔，增加肺泡通气量，改变气体分布，降低呼吸功耗，缓解气促症状。方法：患者取立位，体弱者也可取坐位或仰卧位，上身肌群放松做深呼吸，一手放于腹部一手放于胸前，吸气时尽力挺腹，呼气时腹部内陷，也可用手加压腹部，尽量将气呼出，一般吸气 3～5 秒，呼气 6～10 秒。吸气与呼气时间比为 1∶2 或 1∶3。用鼻吸气，用口呼气要求缓呼深吸，不可用力，每分钟呼吸速度保持在 7～8 次，开始每日 2 次，每次 10～15 分钟，熟练后可增加次数和时间，使之成为自然的呼吸习惯。

②缩唇呼吸法：通过缩唇徐徐呼气，可延缓吸气气流压力的下降，提高气道内压，避免胸内压增加对气道的动态压迫，使等压点移向中央气道，防止小气道的过早闭合，使肺内残气更易于排出，有助于下一吸气进入更多新鲜的空气，增强肺泡换气，改善缺氧。方法为：用鼻吸气，缩唇做吹口哨样缓慢呼气，在不感到费力的情况下，自动调节呼吸频率、呼吸深度和缩唇程度，以能使距离口唇 30cm 处与唇等高点水平的蜡烛火焰随气流倾斜又不致熄灭为宜。每天3 次，每次 30 分钟。

4.用药护理

按医嘱用抗生素、止咳、祛痰药物，掌握药物的疗效和副作用，不滥用药物。

(1)祛痰止咳药物应用护理。

①祛痰药：通过促进气道黏膜纤毛上皮运动，加速痰液的排出；能增加呼吸道腺体分泌，稀释痰液，使痰液黏稠度降低，以利咳出。

②黏液溶解剂：通过降低痰液黏稠度，使痰液易于排出。

③镇咳药:直接作用于咳嗽中枢。

④其他还有中药化痰制剂。用药观察:观察用药后痰液是否变稀、容易咳出。及时协助患者排痰。注意事项:对呼吸储备功能减弱的老年人或痰量较多者,应以祛痰为主,协助排痰,不应选用强烈镇咳药物,以免抑制呼吸中枢及加重呼吸道阻塞和炎症,导致病情恶化。

(2)解痉平喘药物应用护理:解痉平喘药物可解除支气管痉挛,使通气功能有所改善,也有利于痰液排出。常用的药物有:

①M胆碱受体阻滞药。

②$\beta_2$肾上腺素能受体激活药。

③茶碱类。用药观察:用药后注意患者咳嗽是否减轻,气喘是否消失。$\beta_2$受体兴奋药常同时有心悸、心率加快、肌肉震颤等副作用,用药一段时间后症状可减轻,如症状明显应酌情减量。茶碱引起的不良反应与其血药浓度水平密切相关,个体差异较大,常有恶心、呕吐、头痛、失眠,严重者心动过速、精神失常、昏迷等,应严格掌握用药浓度及滴速。

5.健康教育

(1)告诉患者及家属应避免烟尘吸入,气候骤变时注意预防感冒,避免受凉以及与上感患者的接触。

(2)加强体育锻炼,要根据每个人的病情、体质及年龄等情况量力而行、循序渐进,天气良好时到户外活动,如散步、慢跑、打太极拳等,以不感到疲劳为宜,增加患者呼吸道对外界的抵抗能力。

(3)教会患者学会自我监测病情变化,尽早治疗呼吸道感染,可在家中配备常用药物及掌握其使用方法。

(4)重视营养的摄入,改善全身营养状况,提高机体抵抗力。

(5)严重低氧血症患者坚持长期家庭氧疗,可明显提高生活质量和劳动能力,延长生命。每天吸氧10～15小时,氧流量1～2L/min,并指导家属及患者氧疗的目的及注意事项。

## 七、预期结果与评价

(1)患者发绀减轻,呼吸频率、深度和节律趋于正常。

(2)能有效咳痰,痰液易咳出。

(3)能正确应用体位引流、胸部叩击等方法排出痰液。

(4)营养状态改善;能运用有效的方法缓解症状,减轻心理压力。

(5)参与日常活动不感到疲劳,活动耐力提高。

# 第三节　肺炎的护理

肺炎是指终末气道、肺泡和肺间质等在内的肺实质的炎症。常见症状为咳嗽、咳痰或原有呼吸道症状加重,并出现脓性痰或血痰,伴或不伴胸痛。大多数患者有发热,早期肺部体征无明显异常，重症者可有呼吸困难、呼吸窘迫。可由病原微生物、理化因素、免疫损伤、过敏及药物所致，其中以感染因素最多见，是呼吸系统多发病、常见病。肺炎可以是原发病，也可以是其他疾病的并发症。老年人、儿童、伴有基础疾病或免疫功能低下者，如COPD、心力衰竭、肿瘤、应用免疫抑制剂、器官移植、久病体衰、糖尿病、尿毒症、艾滋病等并发肺炎时病死率高。

## 一、分类

### （一）按感染来源分类

1.细菌性肺炎

占成人各类病原体肺炎的80%，其重要特点是临床表现多样化、病原谱多元化、耐药菌株不断增加。

2.真菌性肺炎

真菌引起的疾病是真菌病，肺部真菌病占内脏深部真菌感染的60%以上，大多数为条件致病性真菌，以念珠菌和曲霉最为常见，除了可由多种病原体引起外，其他如放射性因素、化学因素、过敏因素等亦能引起肺炎。

3.非典型肺炎

是指由支原体、衣原体、军团菌、立克次体、腺病毒以及其他一些不明微生物引起的肺炎。

### （二）按获病方式分类

1.医院获得性肺炎（HAP）

HAP亦称为医院内肺炎（NP），是指患者入院时不存在也不处于感染的潜伏期，入院48小时后在医院（包括老年护理院、康复院）内发生的肺炎。我国HAP发病率为1.3%～3.4%，是第一位的医院内感染（占29.5%）。

2.社区获得性肺炎（CAP）

CAP又称为院外肺炎，是指在医院外罹患的感染性肺实质炎症，包括有明确潜伏期的病原体感染而在入院后平均潜伏期内发病的肺炎。

### （三）按解剖部位分类

可分为大叶性肺炎、小叶性肺炎和间质性肺炎。

## 二、病因与发病机制

### （一）病因

(1)健康人体对病原微生物具有较强的抵抗力，当患者出现机体免疫力下降时可造成病原微生物的条件致病。

①免疫功能受损：受寒、饥饿、疲劳、醉酒、昏迷、毒气吸入等。

②患者有基础疾病：肺结核、恶性肿瘤、糖尿病、营养不良、烧伤等。

③长期大量使用广谱抗生素。

④使用肾上腺皮质激素/免疫抑制药、放射治疗或化学治疗后、器官移植、导管插管等情况。

⑤进入下呼吸道的病原菌毒力较强或数量较多时,感染发病。

(2)医院获得性肺炎的产生,其危险因素除了有宿主因素外,还包括医源性因素,如长期住院或长期住 ICU;进行机械通气;人工气道;长期经鼻咽腔留置胃管;曾接受抗生素、糖皮质激素或免疫抑制药治疗;使用 $H_2$ 受体拮抗药等。

### (二)发病机制

微生物在肺内的感染途径可分为三种类型。

#### 1.内源性感染

口咽部定植菌吸入,即正常人口腔和上呼吸道寄生的微生物进入下呼吸道导致感染,是肺炎最重要的发病机制。

#### 2.外源性感染

带菌气溶胶吸入,即患者吸入带菌的粉尘引起感染。

#### 3.继发性感染

体内其他部位已存在感染,经过血行或淋巴系统播散至肺,或者邻近气管的感染直接蔓延侵犯肺。

## 三、临床表现与诊断

### (一)临床表现

#### 1.症状和体征

肺炎因病因不同,起病急缓,痰液性质,并发症(末梢循环衰竭、胸膜炎或脓胸、菌血症等)有无等可有不同,但其有很多的共同表现(表 2-3),需要指出的是肺炎的临床表现、实验室和影像学所见对 HAP 的诊断特异性甚低,尤其应注意排除肺不张、心力衰竭和肺水肿、基础疾病肺侵犯、药物性肺损伤、肺栓塞和成人型呼吸窘迫综合征等。粒细胞缺乏、严重脱水患者并发 HAP 时 X 线检查可以阴性,卡氏肺孢子虫肺炎有 10%~20%的患者 X 线检查完全正常。当出现重症肺炎症状时,需密切观察,积极救治。

表 2-3 肺炎与重症肺炎的临床表现

| 分类 | 临床表现 |
|---|---|
| 肺炎 | (1)新近出现咳嗽、咳痰或原有呼吸道疾病症状加重,并出现脓性痰;伴或不伴胸痛 |
| | (2)发热 |
| | (3)肺实变体征和(或)湿啰音 |
| | (4)WBC>$10\times10^9$/L 或<$4\times10^9$/L,伴或不伴核左移 |

续表

| 分类 | 临床表现 |
| --- | --- |
| | (5)胸部X线检查显示片状、斑片状浸润性阴影或间质性改变,伴或不伴胸腔积液 |
| 重症肺炎 | (1)意识障碍 |
| | (2)呼吸频率≥30次/分钟 |
| | (3)$PaO_2$<60mmHg、$PaO_2/FiO_2$<300,需行机械通气 |
| | (4)血压<90/60mmHg |
| | (5)X线胸片示双侧或多肺叶受累,或发病48小时内病变扩大≥50% |
| | (6)少尿:尿量<20mL/h,或<80mL/4h,或急性肾衰竭需要透析治疗 |

2.典型的症状和体征

金黄色葡萄球菌肺炎为黄色脓性痰;肺炎链球菌肺炎为铁锈色痰常伴口唇单纯疱疹;肺炎杆菌肺炎为砖红色黏冻样痰;铜绿假单胞菌肺炎呈淡绿色痰;厌氧菌感染痰常伴臭味。

3.实验室检查

(1)血常规:白细胞总数和中性粒细胞多有升高,伴或不伴核左移,部分可见中毒颗粒。支气管肺泡灌洗液定量培养和保护性毛刷定量培养可诊断。老年体弱者白细胞计数可不升高,但中性粒细胞百分比仍高。肺部炎症显著但白细胞计数不升高常提示病情严重。

(2)痰培养:痰细菌培养结合纤维支气管镜取标本检查,诊断的敏感性和特异性较高。必要时做血液、胸腔积液细菌培养可明确诊断。真菌培养为诊断真菌感染的金标准。

(3)血清学检查:对于衣原体感染、军团菌肺炎等进行补体结合试验、免疫荧光素标记抗体检查可协助诊断。

(4)辅助检查:胸部X线可显示新出现或进展性肺部浸润性病变。肺部病变表现多样化,早期间质性肺炎,肺部显示纹理增加及网织状阴影,后发展为斑点片状或均匀的模糊阴影,近肺门较深,下叶较多。约50%为单叶或单肺段分布,有时浸润广泛、有实变。儿童可见肺门淋巴结肿大。少数病例有少量胸腔积液,肺炎常在2~3周消散,偶有延长至4~6周者。

## (二)诊断

1.病史

年龄>65岁;存在基础疾病或相关因素,如慢性阻塞性肺疾病(COPD)、糖尿病,慢性心、肾功能不全,慢性肝病、一年内住过院、疑有误吸、神志异常、脾切除术后状态、长期嗜酒或营养不良。

2.体征

呼吸频率>30次/分钟,脉搏≥120次/分钟;血压<90/60mmHg;体温≥40℃或≤35℃;意识障碍;存在肺外感染病灶如脑膜炎甚至败血症(感染中毒症)。

3.实验室和影像学异常

血白细胞计数>20×$10^9$/L;血肌酐>106μmol/L或血尿素氮>7.0mmol/L;血红蛋白<90g/L或血细胞比容<0.30;血浆白蛋白25g/L;有感染中毒症状或弥散性血管内凝血的

证据，如血培养阳性、代谢性酸中毒、凝血酶原时间和部分激活的凝血活酶时间延长、血小板减少；X线胸片病变累及一个肺叶以上、出现空洞、病灶迅速扩散或出现胸腔积液。

如果肺炎患者需要呼吸支持（急性呼吸衰竭、气体交换恶化伴高碳酸血症或持续低氧血症）、循环支持（血流动力学障碍、外周低灌注）和需要加强监护与治疗（肺叶引起的感染中毒症状或基础疾病所致的其他器官功能障碍）则可认为是重症肺炎。

## 四、治疗原则

细菌性肺炎治疗主要选择敏感抗菌药物及对症支持治疗。真菌性肺炎治疗目前尚无很理想的药物，临床所见真菌肺炎常继发于大量广谱抗生素、肾上腺皮质激素、免疫抑制药等的应用，也可因体内留置导管而诱发，因此本病的预防比治疗更为重要。

### （一）一般治疗

去除诱发因素，治疗基础疾病，调整免疫功能。

### （二）对症治疗

加强营养支持，进食高能量、富含维生素、易消化的饮食；补充液体，维持水、电解质、酸碱平衡，对病情较重、病程较长、体弱或营养不良者应输新鲜血或血浆，或应用人血清白蛋白。合并休克患者应注意保证有效血容量，应用血管活性药物及正性肌力药物。当有呼吸急促或有缺氧、发绀时给予氧疗，必要时给予机械通气治疗；高热时给予物理或药物降温，注意祛痰，采取的体位应有利于引流排痰，结合药物祛痰，必要时可经支气管镜或人工气道吸痰、冲洗，当有剧咳或有剧烈胸痛时方可考虑加用镇咳药物。

### （三）抗生素治疗

抗菌治疗是决定细菌性肺炎预后的关键，正确选择和及早使用抗菌药物可降低病死率。治疗疗程根据病情轻重、感染获得来源、病原体种类和宿主免疫功能耐药金黄色葡萄球菌（MRSA）状态等有所不同，轻、中度肺炎可在症状控制后3～7天停药，病情较重者常需1～2周，金黄色葡萄球菌肺炎、免疫抑制宿主、老年人肺炎疗程适当延长；吸入性肺炎或伴肺脓肿形成、真菌性肺炎时，总疗程则需数周至数月；抗感染治疗2～3天后，若临床表现无改善甚至恶化，应调换抗感染药物；若已有病原学检查结果，则根据病原菌体外药敏试验选用敏感的抗菌药物。

1.轻至中度肺炎常见病原菌

包括肠杆菌科细菌、流感嗜血杆菌、肺炎链球菌、甲氧西林敏感金葡菌（MSSA）。治疗抗生素可选择：①第二代及不具有抗假单胞菌活性的第三代头孢菌素（头孢噻肟、头孢曲松钠等）。②β内酰胺类和β内酰胺酶抑制药（如氨苄西林和舒巴坦）。③氟喹诺酮类（环丙沙星和诺氟沙星）或克林霉素联合大环内酯类。

2.重症肺炎常见病原菌

包括铜绿假单胞菌、耐药金黄色葡萄球菌（MRSA）、不动杆菌、肠杆菌属细菌、厌氧菌。治疗抗生素可选用喹诺酮类或氨基糖苷类联合下列药物之一：①抗假单胞菌β内酰胺类，如头孢他啶、头孢哌酮、哌拉西林、替卡西林、美洛西林等。②广谱β内酰胺类和β内酰胺酶抑制药（克拉维酸、头孢哌酮、哌拉西林和他唑巴坦）配伍。③碳青霉烯类（如亚胺培南）。④必要时联合万古霉素（针对MASA）。⑤当估计真菌感染可能性大时应选用有效抗真菌药物。

### （四）其他治疗

对休克型肺炎应及时抢救，控制感染；选择性病例应给予手术治疗。

## 五、常见护理问题

### （一）体温过高

1.相关因素

与细菌侵入肺泡所致炎症反应、抵抗力下降有关。

2.临床表现

口腔温度持续在39～40℃，1天内体温波动范围在1℃以内；颜面潮红，皮肤灼热，口唇干燥，呼吸、脉搏加快；患者主诉发热、不适。

3.护理措施

（1）每4小时监测体温1次，观察热型变化规律。

（2）观察患者的面色、脉搏、呼吸、血压、食欲、出汗等，皮肤是否干燥及弹性如何。

（3）卧床休息，降低机体耗能，注意保暖。为患者提供良好的住院环境，发热患者容易怕光，拉上窗帘以降低室内亮度，病室保持适宜的温度为18～22℃、湿度为50%～70%。

（4）进食富含优质蛋白质、维生素和足量热量的易消化、流质或半流质饮食。还可介绍发热食疗，如荷叶粥、绿豆粥、金银花茶等。

（5）做好口腔护理。高热患者唾液分泌减少，口腔黏膜干燥，极易引起口腔炎、舌炎和黏膜溃疡，在饭前、饭后协助患者漱口，加强晨、晚间口腔护理，防止口腔感染，口唇干裂者涂甘油保护，有疱疹者局部涂消炎膏。

（6）体温超过38.5℃者给予物理降温，头部放置冰袋，或乙醇擦浴、温水擦浴等，30分钟后观察体温并做记录。

（7）在解热过程中如患者大量出汗，应及时擦干汗液，更换衣裤、床单、被套。

（8）鼓励患者多饮水，每天饮水量2000mL，必要时静脉补液。

（9）按医嘱应用抗生素、解热药，观察并记录用药效果。

（10）解热后鼓励患者增加活动和呼吸运动，以促进痰液排出，防止并发症出现。

### （二）气体交换受损

1.相关因素

与肺部炎症广泛，通气/血流比例减低；气道内分泌物堆积有关。

2.临床表现

患者呼吸急促;口唇发绀;动脉血气示低氧血症。

3.护理措施

(1)监测患者生命体征,每2～4小时监测1次,特别注意观察呼吸的性质、频率、节律、形态、深度及有无呼吸困难。

(2)减少活动量,以减轻能量和氧的消耗。

(3)协助患者采取舒适的半卧位或高枕卧位,有利于呼吸。去除紧身衣物及厚重盖被,以减少胸部压迫感。

(4)鼓励患者深呼吸,协助翻身及进行胸部叩击,指导有效咳嗽,清除呼吸道分泌物,保持呼吸道通畅,有利于肺部气体交换。

(5)痰液黏稠不易咳出时,按医嘱给予祛痰、解痉药,必要时生理盐水10mL加α-糜蛋白酶5mg、地塞米松5mg及少量抗生素,超声雾化吸入2次/天。

(6)按医嘱吸氧,保持鼻导管通畅,导管固定牢固,防止脱落,给氧装置的湿化瓶每天更换,导管每周更换2次,每天乙醇消毒2次,确保氧疗安全有效。

(7)按医嘱给予抗生素治疗,观察药物疗效及不良反应。

(8)根据病情预测是否需要气管插管和呼吸机并做好准备。

## (三)疼痛

1.相关因素

与炎性渗出物刺激胸膜、高热时代谢产物在体内堆积、频繁咳嗽有关。

2.临床表现

患者主诉疼痛,表现为痛苦面容;处于强迫体位即患侧卧位。

3.护理措施

(1)仔细观察患者疼痛部位、性质和程度。

(2)嘱患者注意休息,调整情绪,转移注意力,减轻疼痛。

(3)协助患者取舒适的体位:患侧卧位,以降低患侧胸廓活动度来缓解疼痛。

(4)指导患者在深呼吸和咳嗽时用手按压患侧胸部以降低呼吸幅度,可减轻疼痛。

(5)因胸部剧烈活动引起剧烈疼痛时,可在呼气状态下用宽胶布固定患侧胸部,减轻因胸廓大幅度运动而引起的胸痛。

## (四)焦虑

1.相关因素

与担心预后及治疗费用、环境改变有关。

2.临床表现

呼吸、心率增快,血压升高;面色潮红或苍白、失眠、疲劳和虚弱;患者自诉不安,预感不幸,表现为易怒、没有耐心、自责或责备他人。

3.护理措施

(1)评估患者的焦虑程度(使用焦虑自评量表SAS)。

(2)建立良好的护患关系,得到患者的信任。

(3)消除对患者产生干扰的因素,鼓励患者积极配合治疗,早日康复。

(4)了解患者家属情况及其家庭作用,住院后家庭存在的主要问题。与家庭的关键人物取得联系,帮助解决有关问题,让家庭成员与患者联系,给予心理支持。

(5)帮助患者正确评估目前的病情,消除患者存在的不愿接受的事实。耐心倾听,理解、同情患者的感受。

(6)协助患者进行适当的活动,分散患者的注意力,解除肌紧张,帮助患者应用松弛疗法,如听音乐等。

## (五)潜在并发症:感染性休克

1.相关因素

与年老体弱、抵抗力差或严重的败血症、毒血症有关。

2.临床表现

患者表情淡漠、面色苍白;高热或体温不升、脉搏细速、脉压变小、呼吸浅快;四肢厥冷、多汗;尿量减少。

3.护理措施

(1)严格按照医嘱使用抗菌药物,注意药物浓度、配伍禁忌、滴速和用药间隔时间。用药前详细询问过敏史,用药期间应注意观察疗效和药物的不良反应。

(2)密切观察患者的生命体征,定时测量体温、脉搏、呼吸。

(3)观察患者的面色、神志、肢体末端温度等,发现休克先兆,立即与医师联系,并配合医师进行抢救。

(4)安置患者于去枕平卧位,尽量减少搬动,适当保暖。

(5)给予高流量吸氧,迅速建立两条静脉通道,妥善安排输液顺序,输液速度不宜过快,以防诱发肺水肿。

(6)监测动脉血气分析、电解质等,时刻注意病情的动态变化。

(7)嘱患者绝对卧床休息,做好生活护理。

## (六)潜在并发症:胸膜炎

1.相关因素

胸部炎症累及胸膜。

2.临床表现

胸痛、呼吸困难;肺炎的治疗过程中,体温下降后再度上升;X线胸片显示有胸腔积液。

3.护理措施

(1)严密观察患者体温、呼吸变化,若在治疗过程中发生体温下降后再度上升或呼吸困难,需警惕胸膜炎的发生。

(2)密切观察患者胸痛的性质、程度及呼吸困难的关系。并发胸膜炎者往往随着渗出液的增多，胸痛有所减轻，但呼吸困难反而加重。

(3)按医嘱使用抗生素，观察药物疗效及不良反应。

(4)若患者出现胸膜炎，积极配合医师进行治疗，做好胸腔穿刺及闭式引流的护理。

## 六、健康教育

### (一)疾病简介

肺炎是指肺实质的炎症。常见病因有感染、毒气、化学物质、药物、放射线，以及食物呕吐物的吸入，过敏、风湿性疾病等。受凉、劳累可诱发。其主要表现为发病急骤、突发的寒战、发热、胸痛、咳嗽、咳痰。儿童、年老体弱、身体抵抗力下降者易患本病。

### (二)心理指导

肺炎患者往往发病时出现发热、胸痛、咳嗽、咳痰等不适感，导致因疼痛而害怕咳嗽，从而影响预后，因而应积极鼓励并给予帮助，并告诉患者肺炎经积极治疗后一般可彻底治愈，以减轻患者的焦虑，取得配合。

### (三)饮食指导

患者宜进食高热量、高蛋白质、富含维生素 A、维生素 E 和维生素 $B_2$，易消化的半流质饮食，如牛奶、蛋羹类、细软面条、鱼粥、肉末、糙米饭、胡萝卜、莴苣等，多饮水。忌食温热生痰食物，如蛇肉、白果、柑橘、胡椒、龙眼肉，以保护呼吸道黏膜，增强抗病能力。

### (四)用药指导

常见药物有抗生素(如青霉素)、祛痰药(如氨溴索)，应在医师或护士指导下遵医嘱服用药物。用药过程中如出现皮肤瘙痒或皮疹、腹泻、胃部不适、血痰，应立即告知医护人员。

### (五)休息与活动指导

患者高热时应卧床休息，保证充足睡眠，解热后可在室内活动，注意初起床时防受凉。

### (六)特殊指导

(1)配合痰培养标本的留取。

(2)若痰多，难以咳出，可每 1～2 小时进行 1 次有效咳痰，即先数次随意深呼吸(腹式)，吸气终了屏气片刻，然后进行咳嗽。也可使用胸部叩击法，两手指并拢拱成杯状，腕部放松，迅速而又规律地叩击胸部各肺叶，每一肺叶反复叩击 1～3 分钟，以使痰液松动，易于咳出。

(3)高热时，可行头部、腋窝、腹股沟处冰敷、温水擦浴、乙醇擦浴，退热时注意保暖，及时更换湿衣服。必要时可遵医嘱服用解热药，同时要密切观察有无出汗、发热或虚脱症状出现。

### (七)病情观察

配合监测生命体征，注意有无寒战、胸痛及咳嗽、咳痰情况。

### （八）出院指导

(1)肺炎虽可治愈，但若不注意身体，易复发。

(2)出院后应戒烟，避免淋雨、受寒、尽量避免到人多的公共场所。室内经常开窗通风，防止感冒，及时治疗上呼吸道感染，1个月以后回院复查X线胸片。

(3)合理饮食，保持心情愉快，增强机体抵抗力。

(4)积极参加力所能及的体育锻炼，如打太极拳、练养生功等，以调节呼吸，增加肺活量，使支气管肌肉松弛，提高呼吸道纤毛清除能力，以免细菌生长繁殖。

(5)如有高热、寒战、胸痛、咳嗽、咳痰立即就诊。必要时可接受流感疫苗、肺炎球菌疫苗注射。

## 第四节　肺血栓栓塞症的护理

肺栓塞(PE)是以各种栓子阻塞肺动脉系统为其发病原因的一组疾病或临床综合征的总称，常见的栓子为血栓，少数为脂肪、羊水、空气等。肺血栓栓塞症(PTE)为来自静脉系统或右心的血栓阻塞肺动脉或其分支所致的疾病，主要临床特征为肺循环和呼吸功能障碍。PTE为PE最常见的类型，通常所称的PE即指PTE。

引起PTE的血栓主要来源于深静脉血栓形成(DVT)。

国外PTE发病率较高，病死率亦高，未经治疗的PTE的病死率为25%～30%，大面积PTE 1小时内死亡率高达95%，是仅次于肿瘤和心血管病，威胁人类生命的第三大杀手。PTE-DVT发病和临床表现隐匿、复杂，对PTE-DVT的漏诊率和误诊率普遍较高。虽然我国目前尚无准确的流行病学资料，但随着诊断意识和检查技术的提高，诊断例数已有显著增加。

### 一、病因与发病机制

1.深静脉血栓形成引起肺栓塞

引起PTE的血栓可以来源于下腔静脉径路、上腔静脉径路或右心腔，其中大部分来源于下肢近端的深静脉，即腘静脉、股静脉、髂静脉。腓静脉血栓一般较细小，即使脱落也较少引起PTE。只有当血栓发展到近端血管并脱落后，才易引起肺栓塞。任何可以导致静脉血液淤滞、静脉系统内皮损伤和血液高凝状态的因素均可引起深静脉血栓形成。深静脉血栓形成的高危因素有：①获得性高危因素：高龄，肥胖，大于4天的长期卧床、制动，心脏疾病，如房颤合并心力衰竭、动脉硬化等，手术，特别是膝关节、髋关节、恶性肿瘤手术，妊娠和分娩。②遗传性高危因素：凝血因子V因子突变引起的蛋白C缺乏、蛋白S缺乏和抗凝血酶缺乏等造成血液的高凝状态。患者年龄一般在40岁以下，常以无明显诱因反复发生DVT和PTE为主要临床表现。

2.非深静脉血栓形成引起肺栓塞

全身静脉血回流至肺，故肺血管床极易暴露于各种阻塞和有害因素中，除上述深静脉血栓形成外，其他栓子也可引起肺栓塞，包括：脂肪栓塞，如下肢长骨骨折、羊水栓塞、空气栓塞、寄生虫栓塞、感染病灶、肿瘤的癌栓、毒品引起血管炎或继发血栓形成。

## 二、病理生理

肺动脉的血栓栓塞既可以是单一部位的，也可以是多部位的。病理检查发现多部位或双侧性的血栓栓塞更为常见。一般认为栓塞更易发生于右侧和下肺叶。发生栓塞后有可能在栓塞局部继发血栓形成，参与发病过程。PTE 所致病情的严重程度取决于栓子的性质及受累血管的大小和肺血管床阻塞的范围；栓子阻塞肺血管后释放的5-羟色胺、组胺等介质引起的反应及患者原来的心肺功能状态。栓塞部位的肺血流减少，肺泡无效腔量增大，故 PTE 对呼吸的即刻影响是通气/血流比值增大。右心房压升高可引起功能性闭合的卵圆孔开放，产生心内右向左分流；神经体液因素可引起支气管痉挛；毛细血管通透性增高，间质和肺泡内液体增多或出血；栓塞部位肺泡表面活性物质分泌减少，肺泡萎陷，呼吸面积减小；肺顺应性下降，肺体积缩小并可出现肺不张；如累及胸膜，则可出现胸腔积液。以上因素导致通气/血流比例失调，出现低氧血症。

急性 PTE 造成肺动脉较广泛阻塞时，可引起肺动脉高压，出现急性肺源性心脏病，致右心功能不全，回心血量减少，静脉系统淤血；右心扩大致室间隔左移，使左心室功能受损，导致心排出量下降，进而可引起体循环低血压或休克；主动脉内低血压和右心房压升高，使冠状动脉灌注压下降，心肌血流减少，特别是心室内膜下心肌处于低灌注状态，加之 PTE 时心肌耗氧增加，可致心肌缺血，诱发心绞痛。

肺动脉发生栓塞后，若其支配区的肺组织因血流受阻或中断而发生坏死，称为肺梗死(PI)。由于肺组织接受肺动脉、支气管动脉和肺泡内气体弥散等多重氧供，PTE 中仅有不足15％发生 PI。

若急性 PTE 后肺动脉内血栓未完全溶解，或反复发生 PTE，则可能形成慢性血栓栓塞性肺动脉高压，继而出现慢性肺源性心脏病，右心代偿性肥厚和右心衰竭。

## 三、临床表现

### (一)PTE 表现

1.症状

常见症状有：①不明原因的呼吸困难及气促，尤以活动后明显，为 PTE 最多见的症状；②胸痛，包括胸膜炎性胸痛或心绞痛样疼痛。③晕厥，可为 PTE 的唯一或首发症状。④烦躁不安、惊恐甚至濒死感。⑤咯血，常为小量咯血，大咯血少见。⑥咳嗽、心悸等。各病例可出现以上症状的不同组合，具有多样性和非特异性。临床上若同时出现呼吸困难、胸痛及咯血，称为 PTE“三联征”，但仅见于约 20％的患者。大面积肺栓塞时可发生休克甚至猝死。

2.体征

(1)呼吸系统：呼吸急促最常见、发绀、肺部有时可闻及哮鸣音和(或)细湿啰音，肺野偶可闻及血管杂音；合并肺不张和胸腔积液时出现相应的体征。

(2)循环系统体征：心率快，肺动脉瓣区第二心音($P_2$)亢进及收缩期杂音；三尖瓣反流性杂音；心包摩擦音或胸膜心包摩擦音；可有右心衰竭体征如颈静脉充盈、搏动、肝大伴压痛、肝颈反流征(＋)等。血压变化，严重时可出现血压下降甚至休克。

(3)其他可伴发热：多为低热，少数患者有38℃以上的发热。

### (二)DVT表现

主要表现为患肢肿胀、周径增粗、疼痛或压痛、皮肤色素沉着，行走后患肢易疲劳或肿胀加重。但需注意，半数以上的下肢DVT患者无自觉症状和明显体征。应测量双侧下肢的周径来评价其差别。进行大、小腿周径的测量点分别为髌骨上缘以上15cm处，髌骨下缘以下10cm处。双侧相差＞1cm即考虑有临床意义。

最有意义的体征是反映右心负荷增加的颈静脉充盈、搏动及DVT所致的肿胀、压痛、僵硬、色素沉着及浅静脉曲张等，一侧大腿或小腿周径较对侧大1cm即有诊断价值。

## 四、治疗要点

### (一)急救措施

1.一般处理

对高度疑诊或确诊PTE的患者，应进行重症监护，绝对卧床1～2周。剧烈胸痛者给予适当镇静、止痛对症治疗。

2.呼吸循环支持，防治休克

(1)氧疗：采用经鼻导管或面罩吸氧，必要时气管插管机械通气，以纠正低氧血症。避免做气管切开，以免溶栓或抗凝治疗引发局部大出血。

(2)循环支持：对于出现右心功能不全但血压正常者，可使用多巴酚丁胺和多巴胺；若出现血压下降，可增大剂量或使用其他血管加压药物，如去甲肾上腺素等。扩容治疗会加重右室扩大，减低心排出量，不建议使用。液体负荷量控制在500mL以内。

### (二)溶栓治疗

1.溶栓指征

大面积PTE有明显呼吸困难、胸痛、低氧血症等。对于次大面积PTE，若无禁忌证可考虑溶栓，但存在争议。对于血压和右心室运动功能均正常的病例，不宜溶栓。溶栓的时间窗一般定为急性肺栓塞发病或复发14天以内。症状出现48小时内溶栓获益最大，溶栓治疗开始越早，治疗效果越好。

2.绝对禁忌证

有活动性内出血和近期自发性颅内出血。

3.相对禁忌证

2周内的大手术、分娩、器官活检或不能压迫止血部位的血管穿刺；2个月内的缺血性脑卒中;10天内的胃肠道出血;15天内的严重创伤;1个月内的神经外科或眼科手术;难以控制的重度高血压(收缩压>180mmHg,舒张压>110mmHg);近期曾行心肺复苏;血小板计数<$100\times10^9$/L;妊娠;细菌性心内膜炎;严重肝、肾功能不全;糖尿病出血性视网膜病变等。对于致命性大面积PTE,上述绝对禁忌证亦应被视为相对禁忌证,文献提示低血压和缺氧是PTE立即溶栓的指征。

4.常用的溶栓药物

尿激酶(UK)、链激酶(SK)和重组组织型纤溶酶原激活剂(rtPA)。三者溶栓效果相仿,临床可根据条件选用。

溶栓方案与剂量:

(1)尿激酶:负荷量4400IU/kg,静注10分钟,随后以2200IU/(kg·h)持续静滴12小时;快速给药:按2万IU/kg剂量,持续静滴2小时。

(2)链激酶:负荷量25万IU,静注30分钟,随后以10万IU/h持续静滴24小时。快速给药:150万IU,持续静滴2小时。链激酶具有抗原性,用药前需肌注苯海拉明或地塞米松,以防止过敏反应。链激酶6个月内不宜再次使用。

(3)rt-PA:推荐rt-PA50mg持续静注2小时为国人标准治疗方案。

使用尿激酶、链激酶溶栓时无须同时使用肝素治疗;但以rt-PA溶栓,当rt-PA注射结束后,应继续使用肝素。

## (三)抗凝治疗

抗凝为PTE和DVT的基本治疗方法,可以有效防止血栓再形成和复发,为机体发挥自身的纤溶机制溶解血栓创造条件。抗凝药物主要有非口服抗凝剂普通肝素(UFH)、低分子量肝素(LMWH)、口服抗凝剂华法林。抗血小板药物阿司匹林或氯吡格雷的抗凝作用不能满足PTE或DVT的抗凝要求,不推荐使用。

临床疑诊PTE时,即可开始使用UFH或LMWH进行有效的抗凝治疗。用尿激酶或链激酶溶栓治疗后,应每2～4小时测定一次凝血酶原时间(PT)或活化部分凝血活酶时间(APTT),当其水平降至正常值的2倍时,即给予抗凝治疗。

UFH给药时需根据APTT调整剂量,尽快使APTT达到并维持于正常值的1.5～2.5倍。LMWH具有与UFH相同的抗凝效果。可根据体重给药,且无须监测APTT和调整剂量。UFH或LMWH一般连用5～10天,直到临床情况平稳。使用肝素1～3天后加用口服抗凝剂华法林,初始剂量为3.0～5.0mg。当连续两天测定的国际标准化比率(INR)达到2.5(2.0～3.0)时,或P延长至正常值的1.5～2.5倍时,停止使用肝素,单独口服华法林治疗。根据INR或PT调节华法林的剂量。一般口服华法林的疗程至少为3～6个月。对复发性VTE、并发肺心病或危险因素长期存在者,抗凝治疗的时间应延长至12个月或以上,甚至终身抗凝。

## (四)其他治疗

如肺动脉血栓摘除术、肺动脉导管碎解和抽吸血栓,仅适用于经积极的内科治疗无效的紧急情况或存在溶栓和抗凝治疗绝对禁忌证。为防止下肢深静脉大块血栓再次脱落阻塞肺动脉,可考虑放置下腔静脉滤器。若阻塞部位处于手术可及的肺动脉近端,可考虑行肺动脉血栓内膜剥脱术。

## 五、护理评估

### (一)健康史

(1)了解患者的一般情况,如高龄、肥胖、吸烟史、活动情况及近期长时间坐位旅行史。

(2)既往有无 VTE 发病史或血栓性静脉炎、静脉曲张,晕厥病史、间断发作或进行性加重的呼吸困难和胸痛病史;有无肺栓塞家族史(家族中至少两位成员证实有肺栓塞或一级亲属中有遗传性血栓形成倾向)。

(3)近期创伤、手术、脑卒中、人工假体置入术或下肢制动病史。

(4)已明确诊断或需要进一步检查的特殊疾病如恶性肿瘤、肾病综合征、骨髓异常增生综合征等。

(5)了解妊娠及口服避孕药史,妊娠及产后、含雌激素的避孕药或激素替代、选择性雌激素受体调节药。

(6)近期经静脉操作史,如深静脉留置导管、经静脉使用抗肿瘤药物、漂浮导管和射频消融治疗等。

### (二)临床表现

PTE 的临床症状多种多样,不同病例常有不同的症状组合,但均缺乏特异性。各病例所表现症状的严重程度亦有很大差别,可以从无症状到血流动力学不稳定,甚至发生猝死。

1.呼吸困难及气促

是最常见的症状,多于栓塞后立即出现,尤以活动后明显。

2.胸痛

包括胸膜炎性胸痛或心绞痛样疼痛,胸膜炎性胸痛是 PTE 最常见的胸痛类型;心绞痛样疼痛与体循环低血压、冠状动脉痉挛、右心室室壁张力增高等因素引起冠脉血流减少、心肌耗氧量增加有关。

3.晕厥

可为 PTE 的唯一或首发症状,其中有约 30%的患者表现为反复晕厥发作。PTE 所致晕厥的主要表现是突然发作的一过性意识丧失,多合并有呼吸困难和气促表现。可伴有晕厥前症状,如头晕、黑矇、视物旋转等。

4.烦躁不安、惊恐甚至濒死感

是 PTE 的常见症状,主要由严重的呼吸困难和(或)剧烈胸痛引起;因病情的严重程度不同,症状的轻重程度变异很大。

5.咯血

常为小量咯血,大咯血少见。

6.咳嗽

多为干咳或伴有少量白痰，当继发感染时，也可伴有喘息症状。

7.心悸

多于栓塞后即刻出现，主要由快速性心律失常引起。

8.腹痛

可能与膈肌受刺激或肠缺血有关。

9.猝死

PTE猝死率不足10%，但其后果严重，及时经积极而合理的治疗，抢救成功率仍很低，是PTE最危重的临床类型。

## (三)辅助检查

1.动脉血气分析

常表现为低氧血症、低碳酸血症。

2.D-二聚体

酶联免疫吸附法(ELISA)是较为可靠的检测方法，但并无确诊价值。

3.心电图

心电图异常非特异性。较为多见的表现包括$V_1$～$V_4$的T波改变和ST段异常；部分病例可出现SⅠQⅢTⅢ征(即Ⅰ导S波加深，Ⅲ导出现Q波及T波倒置)；心电图改变多在发病后即刻开始出现，以后随病程的发展演变呈动态变化。

4.X线胸片

X线胸片可显示：①肺动脉阻塞征：区域性肺纹理变细、稀疏或消失，肺野透亮度增加。②肺动脉高压征及右心扩大征：右下肺动脉干增宽或伴截断征，肺动脉段膨隆以及右心室扩大。③肺组织继发改变：肺野局部片状阴影，尖端指向肺门的楔形阴影，肺不张或膨胀不全，肺不张侧可见横膈抬高，有时合并少至中量胸腔积液。X线胸片对鉴别其他胸部疾病有重要帮助。

5.超声心动图

超声心动图在提示诊断和除外其他心血管疾患方面有重要价值。对于严重的PTE病例，可以发现右心室壁局部运动幅度降低；右心室和(或)右心房扩大；室间隔左移和运动异常；近端肺动脉扩张；三尖瓣反流速度增快；下腔静脉扩张，吸气时不萎陷。若在右心房或右心室发现血栓，同时患者的临床表现符合PTE，可做出诊断。

6.核素肺通气/灌注扫描

核素肺通气/灌注扫描是PTE重要的诊断方法。典型征象是呈肺段分布的肺灌注缺损，并与通气显像不匹配。一般可将扫描结果分为三类。①高度可能：其征象为至少一个或更多叶段的局部灌注缺损而该部位通气良好或X线胸片无异常。②正常或接近正常。③非诊断性异常：其征象介于高度可能与正常之间。

7.CT肺动脉造影

PTE的直接征象为各种形态的充盈缺损；间接征象包括病变部位肺组织有“马赛克”征、

肺出血、肺梗死继发的肺部改变。

8.磁共振成像

磁共振成像可以显示栓塞血管的近端扩张,血栓栓子表现为异常信号。

9.肺动脉造影

肺动脉造影其敏感性和特异性在95%以上,为PTE诊断的“金标准”。表现为栓塞血管内充盈缺损或完全阻塞,外周血管截断或枯枝现象。

### (四)心理社会评估

患者突然出现呼吸困难和(或)剧烈胸痛时,容易出现恐惧、焦虑和濒死感,护士要同情理解患者,并给予心理支持。通过亲切热情的交流、娴熟的护理技巧、精确完善的各项床旁监护取得患者信任,使患者在安静舒适的环境中,以积极态度接受治疗和护理。

## 六、护理问题

1.低效型呼吸形态

与通气血流比例失调、低氧血症有关。

2.有窒息的危险

突发咯血有关。

3.自理能力缺陷

与心、肺功能不全、活动耐力下降及制动有关。

4.知识缺乏

缺乏肺栓塞的预防、治疗及抗凝药物使用的知识。

5.睡眠形态紊乱

与呼吸困难、恐惧有关。

6.恐惧、焦虑

与呼吸困难、剧烈胸痛及疾病预后有关。

7.潜在并发症

休克、心力衰竭、出血。

## 七、计划与实施

### (一)目标

(1)患者呼吸平稳、血气正常。

(2)护士及时发现咯血征象,避免患者窒息。

(3)尽快使患者胸痛得到缓解,增加舒适感,心理护理缓解焦虑恐惧情绪。

(4)患者能理解卧床休息对疾病恢复的重要性并积极配合。

(5)患者及家属能掌握疾病的预防治疗知识及抗凝药物使用的知识。

(6)患者能恢复正常睡眠。

(7)护士严密监测和管理患者,及时发现并发症并配合医师抢救。

## (二)实施与护理

1.急性 PTE 的治疗

(1)一般处理:对高度疑诊或确诊 PTE 的患者,应进行严密监护,监测呼吸、心率、血压、静脉压、心电图及血气的变化,对大面积 PTE 可收入重症监护(ICU);观察患者发绀,胸闷,憋气,胸部疼痛有无改善,有无咳嗽及尿量等情况;及时准确记录 24 小时出入量;为防止栓子再次脱落,要求绝对卧床,保持大便通畅,避免用力,注意保持患肢的功能,抬高患肢,以利静脉血的回流,密切观察患肢皮肤颜色,温度,水肿程度,严禁挤压,按摩患肢,防止血栓脱落,造成再次肺栓塞;对于有焦虑和惊恐症状的患者应予安慰并可适当使用镇静药给予患者心理安慰,缓解紧张焦虑情绪;胸痛者可予止痛药;对于发热、咳嗽等症状可给予相应的对症治疗。

(2)呼吸循环支持治疗:保持病室清洁及有效的温湿度,室温 20℃左右,相对湿度 70%,对有低氧血症的患者,采用经鼻导管或面罩吸氧。当合并严重的呼吸衰竭时,可使用经鼻/面罩无创性机械通气或经气管插管行机械通气。呼吸平稳后指导患者深呼吸运动,使肺早日膨胀。

对于出现右心功能不全,心排血量下降,但血压尚正常的病例,可给予具有一定肺血管扩张作用和正性肌力作用的多巴酚丁胺和多巴胺;若出现血压下降,可增大剂量或使用其他血管加压药物,如间羟胺、肾上腺素等。应用升压药物应监测血压变化。

(3)溶栓治疗:溶栓治疗主要适用于大面积 PTE 病例。绝对禁忌证有活动性内出血;近期自发性颅内出血。

相对禁忌证有:2 周内的大手术、分娩、器官活检或不能以压迫止血部位的血管穿刺;2 个月内的缺血性中风;10 天内的胃肠道出血;15 天内的严重创伤;1 个月内的神经外科或眼科手术;难于控制的重度高血压(收缩压＞180mmHg,舒张压＞110mmHg);近期曾行心肺复苏;血小板计数低于 $100000/mm^3$;妊娠;细菌性心内膜炎;严重肝肾功能不全;糖尿病出血性视网膜病变;出血性疾病等。

对于大面积 PTE,因其对生命的威胁极大,上述绝对禁忌证亦应被视为相对禁忌证。溶栓前宜选择两条粗大静脉,留置外周静脉套管针,以方便溶栓及溶栓中取血监测,避免反复穿刺血管,如有短期内穿刺的动静脉伤口应进行加压包扎,避免溶栓后出血和血肿,并应用生理盐水进行封管。

目前临床上用于 PTE 溶栓治疗的药物主要有链激酶(SK)、尿激酶(UK)和重组组织型纤溶酶原激活剂(rt-PA)。溶栓药物治疗结束后每 2～4 小时测一次 APTT,待其降至正常值的 1/2 倍以下时,开始使用肝素或低分子量肝素抗凝治疗。

溶栓前应查血常规、血小板、出凝血时间和血型,配血备用;溶栓后观察患者有无寒战、发热、皮疹等过敏反应,是否发生皮肤、黏膜及内脏出血等不良反应,一旦出血应立即中止治疗,紧急处理。

(4)抗凝治疗:是 PTE 和 DVT 的基本治疗方法,可以有效地防止血栓再形成和复发。目前临床上应用的抗凝药物主要有普通肝素(以下简称肝素)、低分子量肝素和华法林。一般认为,抗血小板药物的抗凝作用尚不能满足 PTE 或 DVT 的抗凝要求。

临床疑诊 PTE 时,即可安排使用肝素或低分子量肝素进行有效的抗凝治疗。应用肝素/低分子量肝素前应测定基础 APTT、PT 及血常规(含血小板计数,血红蛋白);注意是否存在抗凝的禁忌证,如活动性出血,凝血功能障碍,血小板减少,未予控制的严重高血压等。对于确诊的 PTE 病例,大部分禁忌证属相对禁忌证。

①普通肝素:用药原则是快速、足量和个体化。根据 APTT 调整剂量,使 APTT 达到并维持于正常值的 1.5～2.5 倍。因肝素可能会引起血小板减少症(HIT),在使用肝素的第 3～5 天必须复查血小板计数。若较长时间使用肝素,尚应在第 7～10 天和 14 天复查。若出现血小板迅速或持续降低达 30%以上,或血小板计数<100000/$mm^3$,应停用肝素。

②低分子量肝素:按千克体重皮下注射。不需监测 APTT。此药由肾清除,对于肾功能不全,特别是肌酐清除率低于 30mL/min 的病例须慎用。若应用,需减量并监测血浆抗Ⅹa 因子活性。

③华法林:长期抗凝应首选华法林,其抗凝作用主要来自血浆凝血酶原的降低和凝血因子Ⅹ活性的降低,初始通常与低分子量肝素重叠使用,3～4 天后开始测定 INR 值,使 INR 稳定在 2.0～3.0 后停用肝素或低分子量肝素。

(5)肺动脉血栓摘除术:适用于经积极保守治疗无效的紧急情况,要求医疗单位有施行手术的条件与经验。

(6)经静脉导管碎解和抽吸血栓:用导管碎解和抽吸肺动脉内巨大血栓或行球囊血管成形,同时还可进行局部小剂量溶栓。

2.预防

存在发生 DVT-PTE 危险因素的病例,宜根据临床情况采用相应预防措施。采用的主要方法:机械预防措施,包括加压弹力袜、间歇序贯充气泵;药物预防措施,包括小剂量肝素皮下注射、低分子量肝素和华法林。

3.健康教育

(1)指导患者要定期随访,按时服药,特别是抗凝药的服用,一定要按医嘱服用,并告知患者影响抗凝药物使用的食物,如韭菜、菠菜、油菜等,嘱其尽量避免食用。

(2)教会患者观察出血现象,如有牙龈出血、皮肤破口流血不止等症状及时就医。

(3)按照医嘱定期复查抗凝指标,了解并学会看抗凝指标化验单。

(4)教会患者平时生活中注意下肢的活动,有下肢静脉曲张者可穿弹力袜等,避免下肢深静脉血液滞留,血栓复发。

(5)指导患者病情变化时及时就医。

# 第三章 心血管内科疾病护理

## 第一节 原发性高血压的护理

原发性高血压是以体循环动脉血压升高为主要临床表现的综合征，患者在未服抗高血压药的情况下，收缩压≥140mmHg 和(或)舒张压≥90mmHg 时，将被认定为高血压。高血压是导致充血性心力衰竭、卒中、冠心病、肾衰竭、夹层动脉瘤的发病率和病死率升高的主要危险因素之一，严重影响人们的健康和生活质量，是最常见的疾病，防治高血压非常必要。

原发性高血压是以血压升高为主要临床表现伴或不伴有多种血管危险因素的综合征，通常简称为高血压病。原发性高血压是临床最常见的心血管疾病之一，也是多种心、脑血管疾病的重要危险因素，长期高血压状态可影响重要脏器如心、脑、肾的结构与功能，最终导致这些器官的功能衰竭。原发性高血压应与继发性高血压相区别，后者约占 5%，其血压升高只是某些疾病的临床表现之一，如能及时治疗原发病，血压可恢复正常。

### 一、流行病学

高血压患病率有地域、年龄、种族的差别，发病率总体上发达国家高于发展中国家。我国流行病学调查显示，高血压患病率呈明显上升趋势，估计我国每年新增高血压病患者约 1000 万。城市高于农村，北方高于南方。男、女患病率差别不大，女性更年期以前略低于男性，更年期以后高于男性，两性原发性高血压患病率均与年龄成正比。近年来，我国高血压人群的知晓率、治疗率、控制率虽略有提高，但整体上仍处于较低水平，尤其是城市与农村存在较大差别。

### 二、病因与发病机制

原发性高血压为多因素疾病，是在一定的遗传易感性基础上，多种后天环境因素综合作用的结果。一般认为遗传因素占 40%，环境因素约占 60%。

#### (一)病因

1.遗传因素

本病有较明显的家族聚集性，约 60%高血压患者可询问到有高血压家族史。双亲均有高血压的正常血压子女，成年后发生高血压的比例增高。这些均提示本病是一种多基因遗传病，有遗传学基础或伴有遗传生化异常。

2.环境因素

(1)饮食:人群中钠盐(氯化钠)摄入量与血压水平和高血压患病率呈正相关,而钾盐摄入量与血压水平呈负相关。高钠、低钾膳食是我国大多数高血压患者发病的主要危险因素。但改变钠盐摄入并不能影响所有患者的血压水平,摄盐过多导致血压升高主要见于对盐敏感的人群中。低钙、高蛋白质摄入、饮食中饱和脂肪酸或饱和脂肪酸与不饱和脂肪酸比值较高也属于升压饮食。吸烟、过量饮酒或长期少量饮酒也与血压水平线性相关。

(2)超重与肥胖:超重与肥胖是血压升高的另一重要危险因素。身体脂肪含量、体重指数(BMI)与血压水平呈正相关。BMI≥24kg/m² 者发生高血压的风险是正常体质指数者的3~4倍。身体脂肪的分布与高血压发生也相关,腹部脂肪聚集越多,血压水平就越高。腰围男性≥90cm,女性≥85cm,发生高血压的危险比正常腰围者大4倍以上。

(3)精神应激:人在长期精神紧张、压力、焦虑或长期环境噪声、视觉刺激下也可引起高血压,因此,城市脑力劳动者高血压患病率超过体力劳动者,从事精神紧张度高的职业和长期噪声环境中工作者患高血压较多。

3.其他因素

服用避孕药、阻塞性睡眠呼吸暂停综合征(SAHS)也与高血压的发生有关。口服避孕药引起的高血压一般为轻度,并且停药后可逆转。SAHS患者50%有高血压。

## (二)发病机制

高血压的发病机制,即遗传与环境通过什么途径和环节升高血压,至今还没有一个完整统一的认识。高血压的血流动力学特征主要是总外周阻力相对或绝对增高。从总外周血管阻力增高出发,目前高血压的发病机制较集中在以下几个环节。

1.交感神经系统亢进

长期反复的精神应激使大脑皮质兴奋、抑制平衡的功能失调,导致交感神经系统活性亢进,血浆儿茶酚胺浓度升高,从而使小动脉收缩,外周血管阻力增强,血压上升。

2.肾性水钠潴留

各种原因引起肾性水钠潴留,机体为避免心排血量增高使器官组织过度灌注,则通过血流自身调节机制使全身阻力小动脉收缩增强,而致总外周血管阻力和血压升高。也可能通过排钠激素分泌释放增加,例如,内源性类洋地黄物质,在排泄水钠同时使外周血管阻力增高。

3.肾素-血管紧张素-醛固酮系统(RAAS)激活

肾脏球旁细胞分泌的肾素可激活肝脏合成的血管紧张素原(AGT)转变为血管紧张素Ⅰ(ATⅠ),后者经过肺、肾等组织时在血管紧张素转换酶(ACE,又称激肽酶Ⅱ)的活化作用下转化成血管紧张素Ⅱ(ATⅡ)。后者还可在酶的作用下转化成ATⅢ。此外,脑、心脏、肾、肾上腺、动脉等多种器官组织可局部合成ATⅡ、醛固酮,成为组织RAAS系统。ATⅡ是RAAS的主要效应物质,它作用于血管紧张素Ⅱ受体($AT_1$),使小动脉平滑肌收缩;可刺激肾上腺皮质球状带分泌醛固酮,引起水钠潴留;通过交感神经末梢突触前膜的正反馈使去甲肾上腺素分泌增加而升高血压。总之,RAAS过度激活将导致高血压的产生。

4.细胞膜离子转运异常

血管平滑肌细胞有许多特异性的离子通道、载体和酶,组成细胞膜离子转运系统,维持细胞内外钠、钾、钙离子浓度的动态平衡。遗传性或获得性细胞离子转运异常,可导致细胞内钠、钙离子浓度升高,膜电位降低,激活平滑肌细胞兴奋-收缩耦联,使血管收缩反应性增强和平滑肌细胞增生与肥大,血管阻力增高。

5.胰岛素免疫

大多数高血压患者空腹胰岛素水平增高,而糖耐量有不同程度降低,提示有胰岛素免疫现象。胰岛素免疫致血压升高的机制可能是胰岛素水平增高:①肾小管对钠的重吸收增加;②增强交感神经活动。③使细胞内钠、钙浓度增加。④刺激血管壁增生肥厚。

## 三、病理

小动脉病变是本病最重要的病理改变,早期是全身小动脉痉挛,长期反复的痉挛最终导致血管壁的重构,即管壁纤维化,变硬,管腔狭窄,导致重要靶器官如心、脑、肾、视网膜组织缺血损伤。高血压后期可促进动脉粥样硬化的形成及发展,该病变主要累及体循环大、中动脉而致主动脉夹层或冠心病。全身小动脉管腔狭窄导致外周血管阻力持续上升引起的心脏结构改变主要是左心室肥厚和扩大。

## 四、临床表现

根据起病和病情进展的缓急及病程的长短,原发性高血压可分为两型:缓进型和急进性。前者又称良性高血压,绝大部分患者属于此型,后者又称恶性高血压,仅占患病率的1%～5%。

### (一)缓进型(或良性)高血压

1.临床特点

缓进型高血压多在中年以后起病,有家族史者发病可较早。起病多数隐匿,病情发展慢,病程长。早期患者血压波动,血压时高时正常,在劳累、精神紧张、情绪波动时易有血压升高。休息、去除上述因素后,血压常可降至正常。随着病情的发展,血压可趋向持续性升高或波动幅度变小。患者的主观症状和血压升高的程度可不一致,约半数患者无明显症状,只是在体检或因其他疾病就医时才发现有高血压,少数患者则在发生心、脑、肾等器官的并发症时才明确高血压的诊断。

2.症状

早期患者由于血压波动幅度大,可有较多症状。而在长期高血压后即使在血压水平较高时也可无明显症状。因此,无论有无症状,都应定期检测患者的血压。

(1)神经精神系统表现:头痛、头晕和头胀是高血压常见的神经系统症状,也可有头枕部或颈项扳紧感。高血压直接引起的头痛多发生在早晨,位于前额、枕部或颞部。经降压药物治疗后头痛可减轻。高血压引起的头晕可为暂时性或持续性,伴有眩晕者较少,与内耳迷路血管障碍有关，经降压药物治疗后症状可减轻。但要注意有时血压下降得过快过多也可引起头晕。部分患者有乏力、失眠、工作能力下降等。

(2)靶器官受损的并发症

①脑血管病：包括缺血性脑梗死、脑出血。

②心脏：出现高血压性心脏病(左心室肥厚、扩张)、冠心病、心力衰竭。

③肾脏：长期高血压致肾小动脉硬化，肾功能减退，称为高血压肾病，晚期出现肾衰竭。

④其他：主动脉夹层、眼底损害。

3.体征

听诊可闻及主动脉瓣区第二心音亢进、主动脉瓣区收缩期杂音(主动脉扩张致相对主动脉瓣狭窄)。长期高血压可有左心室肥厚，体检心界向左下扩大。左心室扩大致相对二尖瓣关闭不全时心尖区可闻及杂音及第四心音。

### (二)急进型(或恶性)高血压

此型多见于年轻人，起病急骤，进展迅速，典型表现为血压显著升高，舒张压持续≥130mmHg。头痛且较剧烈、头晕、视力模糊、心悸、气促等。肾损害最为突出，有持续蛋白尿、血尿与管型尿。眼底检查有出血、渗出和乳头水肿。如不及时有效降压治疗，预后很差，常死于肾衰竭，少数因脑卒中或心力衰竭死亡。

### (三)高血压危象

因紧张、疲劳、寒冷、嗜铬细胞瘤发作、突然停服降压药等诱因下，全身小动脉发生暂时性强烈痉挛，外周血管阻力明显增加，血压急剧上升，累及靶器官缺血而产生一系列急诊临床症状，称为高血压危象。在高血压早期与晚期均可发生。临床表现血压显著升高，以收缩压突然升高为主，舒张压也可升高。心率增快，可＞110次/分钟。患者出现头痛、烦躁、多汗、尿频、眩晕、耳鸣、恶心、呕吐、心悸、气急及视力模糊等症状。每次发作历时短暂，持续几分钟至数小时，偶可达数日，祛除诱因或及时降压，症状可逆转，但易复发。

### (四)高血压脑病

产生的机制可能是由于过高的血压突破了脑血流自动调节范围，导致脑部小动脉由收缩转为被动性扩张，脑组织血流灌注过多引起脑水肿。临床表现除血压升高外，有脑水肿和颅内高压表现，表现为弥漫性剧烈头痛、呕吐、继而烦躁不安、视力模糊、黑矇、心动过缓、嗜睡甚至昏迷。如发生局限性脑实质损害，可出现定位体征，如失语、偏瘫和病理反射等。眼底检查视盘水肿、渗出和出血。颅部CT检查无出血灶或梗死灶。经积极降压治疗后临床症状和体征消失，一般不会遗留脑损害的后遗症。

## 五、辅助检查

1.实验室检查

检查血常规、尿常规、肾功能、血糖、血脂分析、血尿酸等，可发现高血压对靶器官损害情况。

2.心电图

可见左心室肥大、劳损。

3.X 线检查

可见主动脉弓迂曲延长,左室增大,出现心力衰竭时肺野可有相应的变化。

4.超声心动图

了解心室壁厚度、心腔大小、心脏收缩和舒张功能、瓣膜情况等。

5.眼底检查

有助于对高血压严重程度的了解,目前采用 Keith-Wagener 分级法,其分级标准如下:Ⅰ级:视网膜动脉变细,反光增强;Ⅱ级:视网膜动脉狭窄,动静脉交叉压迫;Ⅲ级:眼底出血或棉絮状渗出;Ⅳ级:视神经盘水肿。

6.24 小时动态血压监测

有助于判断高血压的严重程度,了解其血压变异性和血压昼夜节律;指导降压治疗和评价降压药物疗效。

## 六、诊断要点

1.高血压诊断

主要依据诊室血压,采用经核准的水银柱或电子血压计,测量安静休息坐位时上臂肱动脉部位血压。在未使用降压药的情况下,非同日(一般间隔 2 周)3 次测量血压,收缩压≥140mmHg和(或)舒张压≥90mmHg 即诊断为高血压。收缩压≥140mmHg 和舒张压<90mmHg为单纯收缩期高血压。患者既往有高血压病史,目前正在使用降压药,血压虽然低于 140/90mmHg,也诊断为高血压。根据血压升高的水平,可进一步分为高血压 1、2、3 级。排除继发性高血压。

2.高血压的危险分层

高血压病的严重程度并不单纯与血压的高度成正比,必须结合患者所具有的心血管疾病危险因素、靶器官的损害及并存的临床情况做出全面的评价。

(1)心血管疾病危险因素:①高血压 1～3 级。②吸烟。③男性>55 岁,女性>65 岁。④糖耐量异常和(或)空腹血糖升高。⑤血脂异常。⑥早发心血管疾病家族史(一级亲属发病年龄女性<50 岁)。⑦腹型肥胖(腰围:男性≥90cm,女性≥85cm)或肥胖(BMI≥28kg/$m^2$)。

(2)靶器官损害:①左心室肥厚(心电图或超声心动图)。②蛋白尿和(或)血肌酐轻度升高(106～177μmol/L)。③超声或 X 线证实有动脉粥样硬化斑块(颈、髂、股或主动脉)。④视网膜动脉局灶或广泛狭窄。⑤颈-股动脉脉搏波速度>12m/s(选择使用)。⑥踝/臂血压指数<0.9(选择使用)。

(3)并存临床情况:①心脏疾病:心肌梗死、心绞痛、冠状动脉血运重建术后、心力衰竭。②脑血管疾病:脑出血、缺血性脑卒中、短暂性脑缺血发作。③肾脏疾病:糖尿病肾病、肾功能受损(血肌酐:男性＞133$\mu$mol/L,女性＞124$\mu$mol/L);蛋白尿＞300mg/24 小时。④血管疾病:主动脉夹层、外周血管病。⑤视网膜病变:出血或渗出、视盘水肿。⑥糖尿病:空腹血糖≥7.0mmol/L,餐后血糖≥11.1mmol/L。

## 七、治疗要点

### (一)治疗目的

高血压治疗的最终目的是降低高血压水平,减少高血压患者心、脑血管病的发病率和死亡率。

### (二)血压控制目标

采取综合治疗措施(干预患者存在的危险因素或并存的临床情况),将血压降到患者能耐受的水平,目前主张一般高血压患者血压控制目标值至 140/90mmHg 以下,血压达标时间 4～12周。65 岁或以上的老年人单纯收缩期高血压的降压目标水平是收缩压(SBP)140～150mmHg,舒张压(DBP)＜90mmHg 但不低于 65～70mmHg。老年人对药物耐受性差,血压达标时间可适当延长。伴有糖尿病、慢性肾脏病、病情稳定的冠心病或脑血管疾病的高血压患者,治疗更应个体化,一般血压控制目标值＜130/80mmHg。

### (三)治疗内容

包括非药物治疗和药物治疗两大类。

1.非药物治疗

即改变不良的生活方式,是治疗高血压的首要措施,对全部高血压病患者均适用。

2.药物治疗

凡高血压 2 级或以上患者;高血压合并糖尿病,或者已有心、脑、肾靶器官损害和并发症的患者;血压持续升高 6 个月以上,非药物治疗手段仍不能有效控制血压者,必须使用降压药物治疗。

(1)常用降压药:目前常用降压药物可归纳为 5 类,即利尿剂、β 受体阻滞剂、钙通道阻滞剂、血管紧张素转换酶抑制剂及血管紧张素Ⅱ受体拮抗剂。α 受体阻滞剂或其他中枢性降压药有时亦可用于某些高血压患者。

(2)用药原则:概括为“小剂量开始,联合用药,优先选用长效降压药,个体化降压,降压达标,长期维持”。

①小剂量:选用的降压药应从小剂量开始,逐步递增剂量,达到满意血压水平所需药物的种类与剂量后进行长期维持降压治疗。

②推荐应用长效制剂:可以有效控制夜间血压和晨峰血压,减少血压的波动,降低主要心血管事件的发生危险和防治靶器官损害,并提高用药的依从性。

③联合用药:以增强降压疗效又减少不良反应,在低剂量单药降压效果不理想时,可以采用两种或多种药物联合治疗。

④个体化：根据患者具体情况和耐受性及个人意愿或长期经济承受能力，选择适合患者的降压药。

(3)常见药物组合：目前优先推荐的2种降压药物联合治疗方案是二氢吡啶类钙通道阻滞剂(D-CCB)与ARB/ACEI；ARB/ACEI/D-CCB与噻嗪类利尿剂；D-CCB与β受体阻滞剂。3种降压药物合理的联合治疗方案除有禁忌证外必须包含利尿剂。

(4)有合并症和并发症的降压治疗。

3.高血压急症的治疗

高血压急症是指短时期内(数小时或数天)血压急骤升高，收缩压＞200mmHg和(或)舒张压＞130mmHg，同时伴有心、脑、肾、视网膜等重要的靶器官功能损害的一种严重危及生命的临床综合征，其发生率占高血压患者的5%左右。

(1)一般处理：通过间断的病史询问、体格检查及必要的实验室检查，寻找引起血压急性升高的临床情况或诱因，同时初步评估是否有靶器官的急性损伤。

(2)迅速降压：静脉给予适宜有效的降压药物，并加强血压监测。

(3)控制性降压：短时间血压骤降，可能造成重要器官的血流灌注明显减少，应采取逐步控制性降压的方式，即开始的24小时内血压降低20%～25%，再将血压逐步降到适宜水平，48小时内血压不低于160/100mmHg。

(4)降压药物选择：①硝普钠：首选药物，适用于大多数高血压急症。为动脉和静脉扩张剂，可即刻起效，静滴停止后作用持续时间1～2分钟，剂量0.25～10μg/(kg·min)。②其他：硝酸甘油、尼卡地平、地尔硫䓬、拉贝洛尔、乌拉地尔、肼屈嗪、酚妥拉明可根据病情选择使用。

(5)降低颅内压：有高血压脑病时宜给予脱水剂，如甘露醇；或选择快速利尿剂如呋塞米静脉注射。

(6)镇静止痉：伴烦躁、抽搐者应用地西泮、巴比妥类药物肌内注射或水合氯醛灌肠。

## 八、主要护理诊断/问题

(1)疼痛：头痛与血压升高有关。

(2)有受伤的危险：与头晕、视力模糊、意识改变或发生直立性低血压有关。

(3)潜在并发症：高血压急症。

(4)营养失调：高于机体需要量与摄入过多、缺少运动有关。

(5)焦虑：与血压控制不满意、已发生并发症有关。

(6)知识缺乏：缺乏疾病预防、保健知识和高血压用药知识。

## 九、护理措施

1.休息与活动

高血压初期可不限制一般的体力活动，但应避免重体力劳动，保证充足的睡眠。血压较高、症状频繁或有并发症的患者应多卧床休息，避免体力或脑力过度兴奋。

2.病情观察

观察患者头痛情况，如疼痛程度、持续时间，是否伴有头晕、耳鸣、恶心、呕吐等症状。一旦发现患者血压急剧升高、剧烈头痛、呕吐、大汗、视力模糊、面色及神志改变、肢体运动障碍等症状，立即通知医生。

3.饮食护理

参见健康教育内容。

4.对症护理

(1)头痛：及时进行头痛原因解释，指导患者使用放松方法，如听柔和音乐法、缓慢呼吸等。协助患者卧床休息，抬高床头，改变体位的动作应缓慢。保持病室安静，减少声光刺激，限制探视人员。遵医嘱使用降压药，并半小时后监测血压。症状缓解后告知患者平时避免劳累、情绪激动、精神紧张、环境嘈杂等不良因素；教会患者及家属采取肩颈部按摩及放松等技巧，以改善头痛。

(2)视力模糊：保证患者安全，应清除活动范围内的障碍物，保持地面干燥、室内光线良好。外出时有人陪伴。

(3)体位性低血压：又称直立性低血压，是由于体位的改变，如从平卧位突然转为直立，或长时间站立发生的脑供血不足引起的低血压。通常认为，在改变体位为直立位的 3 分钟内，收缩压下降＞20mmHg 或舒张压下降＞10mmHg，同时伴有肢软乏力、头晕目眩、站立不稳、视物模糊、心悸、出汗、恶心、呕吐等，即为体位性低血压。措施：①告知患者直立性低血压的表现。应特别注意在联合用药、服首剂药物或加量时容易发生体位性低血压，服药后不要突然站起，最好静卧 1～2 小时再缓慢起床活动。②指导患者预防体位性低血压的方法：避免长时间站立，尤其在服药后最初几个小时；改变姿势，特别是从卧、坐位起立时，动作宜缓慢；服药时间可选在平静休息时，服药后继续休息片刻再活动；如有睡前服药，夜间起床排尿时应注意体位性低血压的发生；大量出汗、热水浴或蒸汽浴、饮酒等都是发生体位性低血压的诱因，应该注意避免。③发生体位性低血压时可平卧并抬高下肢，以促进下肢血液回流。

(4)高血压急症：①患者绝对卧床休息，抬高床头，避免一切不良刺激和不必要的活动，协助生活护理。②保持呼吸道通畅：有抽搐者用牙垫置于上下磨牙间防止舌咬伤；呕吐时头偏向一侧，以防止误吸；呼吸道分泌物较多但患者无法自行排出时，应及时用吸引器吸出。③吸氧 4～5L/min，连接床边心电监护仪，实时监测心电、血压、呼吸。④安定患者情绪，必要时用镇静剂。⑤迅速建立静脉通路，遵医嘱应用降压药物，尽早将血压降至安全范围。⑥严密观察病情：定时观察并记录生命体征、神志、瞳孔、尿量，特别注意避免出现血压骤降；观察患者头痛、烦躁等症状有无减轻，有无肢体麻木、活动不灵、语言不清、嗜睡等情况。⑦硝普钠使用注意事项：本药对光敏感，溶液稳定性较差，滴注溶液应现配现用并注意避光。新配溶液为淡棕色，如变为暗棕色、橙色或蓝色应弃去重新配制。溶液内不宜加入其他药品，应单独使用一条静脉通路，以微量泵控制注入滴速，若静脉滴注已达 10μg/(kg · min)，经 10 分钟降压仍不满意，应通知医生考虑停用本药,更换降压药。持续静脉滴注一般不超过 72 小时,以免发生氰化物中毒。

5.用药护理

遵医嘱应用降压药物,测量血压的变化以判断疗效,观察药物不良反应。

## 十、健康教育

原发性高血压病病程很长,发展也不平衡,为了使患者血压控制在适当水平,应教育患者严格遵循自我护理计划,从而延缓或逆转高血压所造成的靶器官损害。具体如下:

1.改变生活方式

包括:合理膳食、限盐少脂、戒烟限酒;适量运动、控制体重;心理平衡。

(1)食物的选择建议:以控制总热量为原则。①主食:提倡三餐中有两餐吃未精制的全谷类,如糙米饭、全麦面包、全麦馒头等。豆类和根茎淀粉类食物可搭配食用,如红豆粥、绿豆粥、地瓜、马铃薯等。少吃葡萄糖、果糖及蔗糖,这类糖属于单糖,易引起血脂升高。②钠盐:尽量减少烹调用盐,建议使用可定量的盐勺,每日食盐量以不超过 6g 为宜。减少味精、酱油等含钠盐的调味品。少食或不食含钠盐较高的加工食品,如各种腌制品或各类炒货。肾功能良好者可使用含钾的烹饪盐。③蔬菜水果、奶类:可保证充足的钾、钙摄入。每天吃新鲜蔬菜、水果可预防便秘,以免用力排便使血压上升,诱发脑血管破裂。奶类以低脂或脱脂奶及乳制品为好,可单独饮用或搭配其他食物,如蔬菜、果汁食用。油菜、芹菜、蘑菇、木耳、虾皮、紫菜等食物含钙量较高,可适度选食。④脂肪:烹调时选用植物油,如橄榄油、麻油、花生油、茶油等,动物油、奶油尽量不用。尽量不吃油炸食物,有条件者可吃深海鱼油,其含有较多的亚油酸,对增加微血管的弹性,防止血管破裂,防止高血压并发症有一定的作用。⑤蛋白质:以豆制品、鱼、不带皮的家禽为主,少吃红肉(即家畜类)。鱼以外的海产品、动物内脏、蛋类胆固醇含量高,尽量避免食用或少食。

(2)控制体重:适当降低升高的体重,减少体内脂肪含量,可显著降低血压。最有效的减重措施是控制能量摄入和增加体力活动。减重的速度因人而异,体重以每周减重 0.5～1.0kg 为宜。重度肥胖者还可在医生指导下选用减肥药降低体重。

(3)合理运动:根据年龄和血压水平选择适宜的运动方式,对中老年人应包括有氧、伸展及增强肌力 3 类运动,具体项目可选择步行、慢跑、太极拳、气功等。运动强度因人而异,常用的运动强度指标为运动时最大心率＝170－年龄,如 50 岁的人运动心率为 120 次/分钟,运动频率一般每周 3～5 次,每次持续 30～60 分钟。注意劳逸结合,运动强度、时间和频度以不出现不适反应为度,避免竞技性和力量型运动。

(4)心理平衡:情绪激动、精神紧张、精神创伤等可使交感神经兴奋,血压上升,故应指导患者减轻精神压力,保持心态平和。工作时保持轻松愉快的情绪,避免过度紧张,在工作 1 小时后最好能休息 5～10 分钟,可做操、散步等调节自己的神经。心情郁怒时,要学会转移注意力,通过轻松愉快的方式来松弛自己的情绪。忌情绪激动、暴怒,防止发生脑出血。生活环境应安静,避免噪声刺激和引起精神过度兴奋的活动。

2.自我病情监测

(1)定时测量血压：家庭测量血压多用上臂式全自动或半自动电子血压计，应教会患者和家属正确地测量血压方法及测压时注意事项。家庭血压值一般低于诊室血压值，高血压的诊断标准为≥135/85mmHg，与诊室血压的 140/90mmHg 相对应。建议每天早晨和晚上测量血压，每次 2～3 遍，取平均值。血压控制平稳者，可每周测量 1 次。详细记录每次测量的日期、时间及血压读数，每次就诊携带记录，作为医生调整药量或选择用药的依据。对于精神高度焦虑的患者，不建议自测血压。

(2)测量血压时的注意事项：①血压计要定期检查，以保持其准确性，并应放置平稳，切勿倒置或震荡。②应尽量做到四定：定时间、定部位、定体位、定血压计。③对偏瘫患者，应在健侧手臂上测量。④选择合适的测压环境，应在安静、温度适当的环境里休息 5～10 分钟后进行血压测量，避免在应激状态下如膀胱充盈或吸烟、受寒、喝咖啡后测压。

3.用药指导

(1)合理降压：尽量将血压降至目标血压水平，但应注意温和降压，并非越快越好。

(2)坚持服药：强调长期药物治疗的重要性，用降压药物使血压降至理想水平后，应继续服用维持量，以保持血压相对稳定，对无症状者更应强调。告知患者相关降压药物的名称、剂量、用法、作用及不良反应，并提供书面材料。

(3)遵医嘱服药：指导患者必须遵医嘱按时按量服药，不要随意增减药物、漏服或频繁更换降压药，更不能擅自突然停药，以免引起血压波动，诱发高血压危象。高血压伴有冠心病的患者若突然停用β受体阻滞剂还可诱发心绞痛、心肌梗死。

(4)长期用药要注意药物不良反应的观察。

4.定期复诊

根据患者的总危险分层及血压水平决定复诊时间。危险分层属低危或中危者，可安排患者每 1～3 个月随诊 1 次；若为高危者，则应至少每 1 个月随诊 1 次。

5.避免诱因

(1)避免情绪激动、精神紧张、劳累、精神创伤等可使交感神经兴奋，血压上升，故指导患者自己控制情绪调整生活节奏。

(2)寒冷可使血管收缩，血压升高，冬天外出时注意保暖，室温不宜过低。

(3)保持大便通畅，避免剧烈运动和用力咳嗽，以防回心血量骤增而发生脑血管意外。

(4)生活环境应安静，避免噪声刺激和引起精神过度兴奋的活动。

6.行为安全

需要注意的安全事项有：①避免突然改变体位。②不用过热的水洗澡和蒸汽浴。③禁止长时间站立。

7.指导患者学会观察技能

自测血压，每日定时、定位测量血压，定期随诊复查，病情变化如胸痛、水肿、鼻出血、血压突然升高、心悸、剧烈头痛、视物模糊、恶心呕吐、肢体麻木、偏瘫、嗜睡、昏迷等症状立即就医。

# 第二节　心力衰竭的护理

## 一、概述

心力衰竭是由于各种心脏疾病导致心功能不全的临床综合征。心力衰竭通常伴有肺循环和(或)体循环的充血,故又称之为充血性心力衰竭。

心功能不全分为无症状和有症状两个阶段,无症状阶段是有心室功能障碍的客观指标如射血分数降低,但无充血性心力衰竭的临床症状,如果不积极治疗,将会发展成有症状心功能不全。

### (一)临床类型

1.发展速度分类

按其发展速度可分为急性和慢性两种,以慢性居多。急性心力衰竭常因急性的严重心肌损害或突然心脏负荷加重,使心排血量在短时间内急剧下降,甚至丧失排血功能。临床以急性左心衰竭为常见,表现为急性肺水肿、心源性休克。

慢性心力衰竭病程中常有代偿性心脏扩大、心肌肥厚和其他代偿机制参与的缓慢的发展过程。

2.发生部位分类

按其发生的部位可分为左心衰竭、右心衰竭和全心衰竭。左心衰竭临床上较常见,是指左心室代偿功能不全而发生的,以肺循环瘀血为特征的心力衰竭。

右心衰竭是以体循环瘀血为主要特征的心力衰竭,临床上多见于肺源性心脏病、先天性心脏病、高血压、冠心病等。

全心衰竭常是左心衰竭使肺动脉压力增高,加重右心负荷,长此以往,右心功能下降、衰竭,即表现出全心功能衰竭症状。

3.功能障碍分类

按有无舒缩功能障碍又可分为收缩性和舒张性心力衰竭。收缩性心力衰竭是指心肌收缩力下降,心排出量不能满足机体代谢的需要,器官、组织血液灌注不足,同时出现肺循环和(或)体循环瘀血表现。

舒张性心力衰竭见于心肌收缩力没有明显降低,可使心排血量正常维持,心室舒张功能障碍以致左心室充盈压增高,使肺静脉回流受阻,而导致肺循环瘀血。

### (二)心力衰竭分期

心力衰竭的分期可以从临床上分清心力衰竭的不同时期,从预防着手,在疾病源头上给予干预,减少和延缓心力衰竭的发生,减少心力衰竭的发展和死亡。

心力衰竭分期分为四期。

A 期：心力衰竭高危期，无器质性心脏、心肌病变或心力衰竭症状，如患者有高血压、代谢综合征、心绞痛，服用心肌毒性药物等，均可发展为心力衰竭的高危因素。

B 期：有器质性心脏病如心脏扩大、心肌肥厚、射血分数降低，但无心力衰竭症状。

C 期：有器质性心脏，病程中有过心力衰竭的症状。

D 期：需要特殊干预治疗的难治性心力衰竭。

心力衰竭的分期在病程中是不能逆转的，只能停留在某一期或向前发展，只有在 A 期对高危因素进行有效治疗，才能减少发生心力衰竭，在 B 期进行有效干预，可以延缓发展到有临床症状心力衰竭。

### （三）心脏功能分级

(1)根据患者主观症状和活动能力，心功能分为四级。

Ⅰ级：患者表现为体力活动不受限制，一般活动不出现疲乏、心悸、心绞痛或呼吸困难等症状。

Ⅱ级：患者表现为体力活动轻度受限制，休息时无自觉症状，但日常活动可引起气急、心悸、心绞痛或呼吸困难等症状。

Ⅲ级：患者表现为体力活动明显受限制，稍事活动可气急、心悸等症状，有脏器轻度瘀血体征。

Ⅳ级：患者表现为体力活动重度受限制，休息状态也气急、心悸等症状，体力活动后加重，有脏器重度瘀血体征。

此分级方法多年来在临床应用，优点是简便易行，缺点是仅凭患者主观感觉，常有患者症状与客观检查有差距，患者个体之间差异比较大。

(2)根据客观评价指标，心功能分为 A、B、C、D 级。

A 级：无心血管疾病的客观依据。

B 级：有轻度心血管疾病的客观依据。

C 级：有中度心血管疾病的客观依据。

D 级：有重度心血管疾病的客观依据。

此分级方法对于轻、中、重度的标准没有具体的规定，需要临床医师主观判断。但结合第一个根据患者主观症状和活动能力进行分级的方案，是能弥补第一分级方案的主观症状与客观指标分离情况的。如患者心脏超声检查提示轻度主动脉瓣狭窄，但没有体力活动受限制的情况，联合分级定为Ⅰ级 B。又如患者体力活动时有心悸、气急症状，但休息症状缓解，心脏超声检查提示左心室射血分数(LVEF)为<35%，联合分级定为Ⅱ级 C。

(3)6 分钟步行试验：要求患者 6 分钟之内在平直走廊尽可能地快走，测定其所步行的距离，若 6 分钟步行距离<150m，表明为重度心功能不全，150～425m 为中度，426～550m 为轻度心功能不全。

此试验简单易行、安全、方便，用于评定慢性心力衰竭患者的运动耐力，评价心脏储备能力，也常用于评价心力衰竭治疗的效果。

## 二、慢性心力衰竭

慢性心力衰竭是多数心血管疾病的终末阶段,也是主要的死亡原因。心力衰竭是一种复杂的临床综合征,特定的症状是呼吸困难和乏力,特定的体征是水肿,这些情况可造成器官功能障碍,影响生活质量。主要表现为心脏收缩功能障碍的主要指标是 LVEF 下降,一般 $<40\%$;而心脏舒张功能障碍的患者 LVEF 相对正常,通常心脏无明显扩大,但有心室充盈指标受损。

我国引起慢性心力衰竭的基础心脏病的构成比与过去有所不同,过去我国以风湿性心脏病为主,近十年来其所占比例趋于下降,而冠心病、高血压的所占比例明显上升。

### (一)病因及发病机制

1.病因

各种原因引起的心肌、心瓣膜、心包或冠脉、大血管的结构损害,导致心脏容量负荷或压力负荷过重均可造成慢性心力衰竭。

冠心病、高血压,瓣膜病和扩张型心肌病是主要的病因;心肌炎、肾炎、先天性心脏病是较常见的病因;而心包疾病、贫血、甲状腺功能亢进与减退、脚气病、心房黏液瘤、动静脉瘘、心脏肿瘤和结缔组织病、高原病及少见的内分泌病等,是比较少见易被忽视的病因。

2.诱因

(1)感染:是最主要的诱因,最常见的呼吸道感染,其次是风湿热,在幼儿中风湿热则占首位。女性患者泌尿系统感染的诱发亦常见,感染性心内膜炎、全身感染均是诱发因素。

(2)心律失常:特别是快速心律失常如房颤等。

(3)生理、心理压力过大:如劳累过度、情绪激动、精神紧张。

(4)血容量增加:液体摄入过多过快、高钠饮食。

(5)妊娠与分娩。

(6)其他:大量失血、贫血;各种原因引起的水、电解质及酸碱平衡紊乱;某些药物应用不当等。

3.发病机制

慢性心力衰竭的发病机制是个复杂过程,心脏功能大致经过代偿期和失代偿期。

(1)心力衰竭代偿期:心脏受损初始引起机体短期的适应性和代偿性反应,启动了 Frank-Starling 机制,增加心脏的前负荷,使回心血量增加,心室舒张末容积增加,心室扩大,心肌收缩力增强,而维持心排血量的基本正常或相对正常。

机体的适应性和代偿性的反应,激活交感神经体液系统,交感神经兴奋性增强,增强心肌收缩力并提高心率,以增加心脏排血量,但同时机体外周血管收缩,增加了心脏后负荷,心肌增厚,心率加快,心肌耗氧量加大。

心脏功能下降,心排血量降低、肾素-血管紧张素-醛固酮系统也被激活,代偿性增加血管阻力和潴留水、钠，以维持灌注压；交感神经兴奋性增加，同时激活神经内分泌细胞因子如心钠素、血管升压素、缓激肽等，参与调节血管舒缩，排钠利尿，对抗由于交感神经兴奋和肾素-血管紧张素-醛固酮系统激活造成的水钠潴留效应。在多因素作用下共同维持机体血压稳定，保证了重要脏器的灌注。

(2)心力衰竭失代偿期：长期、持续的交感神经和肾素-血管紧张素-醛固酮系统高兴奋性，多种内源性的神经激素和细胞因子的激活与失衡，又造成继发心肌损害，持续性心脏扩大、心肌肥厚，使心肌耗氧量增加，加重心肌的损伤。神经内分泌系统活性增加不断，加重血流动力学紊乱，损伤心肌细胞，导致心排血量不足，出现心力衰竭症状。

(3)心室重构：所谓的心室重构，就是在心脏扩大、心肌肥厚的过程中，心肌细胞、胞外基质、胶原纤维网等均有相应变化，左心室结构、形态、容积和功能发生一系列变化。研究表明，心力衰竭的发生发展的基本机制就是心室重构。由于基础病的不同，进展情况不同和各种代偿机制的复杂作用，有些患者心脏扩大、肥厚已很明显，但临床可无心力衰竭表现。

从代偿到不代偿，除了因为代偿能力限度、代偿机制中的负面作用外，心肌细胞的能量供应和利用障碍，导致心肌细胞坏死、纤维化也是重要因素。

心肌细胞的减少使心肌收缩力下降，又因纤维化的增加使心室的顺应性下降，心室重构更趋明显，最终导致不可逆的心肌损害，心力衰竭终末阶段。

### (二)临床表现

慢性心力衰竭早期可以无症状或仅出现心动过速、面色苍白、出汗、疲乏和活动耐力减低症状等。

*1.左心衰竭*

(1)症状

①呼吸困难：劳力性呼吸困难是最早出现的呼吸困难症状，因为体力活动会使回心血量增加，左心房压力升高，肺瘀血加重。患者开始仅剧烈活动或体力劳动后出现症状，休息后缓解，随肺瘀血加重，逐渐发展到更轻活动后，甚至在休息时也出现呼吸困难。

夜间阵发性呼吸困难是左心衰竭早期最典型的表现，又称为“心源性哮喘”。是由于平卧血液重新分布使肺血量增加，夜间迷走神经张力增加，小支气管收缩，横膈位高，肺活量减少所致。典型表现是患者熟睡1～2小时后，突然憋气而惊醒，被迫坐起，同时伴有咳嗽、咳泡沫痰和(或)哮鸣性呼吸音。多数患者端坐休息后可自行缓解，次日白天无异常感觉。严重者可持续发作，甚至发生急性肺水肿。

端坐呼吸多在病程晚期出现，是肺瘀血达到一定程度，平卧回心血量增多、膈肌上抬，呼吸更困难，必须采用高枕卧位、半卧位，甚至坐位，才可减轻呼吸困难。最严重的患者即使端坐床边，下肢下垂，上身前倾，仍不能缓解呼吸困难。

②咳嗽、咳痰、咯血：咳嗽、咳痰早期即可出现，是肺泡和支气管黏膜瘀血所致，多发生在夜间，直立或坐位症状减轻。咳白色浆液性泡沫样痰为其特点，偶见痰中带有血丝。如发生急性肺水肿，则咳大量粉红色泡沫痰。

③其他症状：倦怠、乏力、心悸、头晕、失眠、嗜睡、烦躁等症状，重者可有少尿，是与心排血量低下，组织、器官灌注不足有关。

(2)体征

①慢性左心衰竭可有心脏扩大，心尖搏动向左下移位。心率加快、第一心音减弱、心尖区舒张期奔马律，最有诊断价值。部分患者可出现交替脉，是左心衰竭的特征性体征。

②肺部可闻湿啰音，急性肺水肿时可出现哮鸣音。

2.右心衰竭

(1)症状：主要表现为体循环静脉瘀血。消化道症状如食欲缺乏、恶心呕吐、水肿、腹胀、肝区胀痛等为右心衰竭的最常见症状。劳力性呼吸困难也是右心衰竭常见症状。

(2)体征

①水肿：早期在身体的下垂部位和组织疏松部位，出现凹陷性水肿，为对称性。重者可出现全身水肿，并伴有胸腔积液、腹水和阴囊水肿。胸腔积液是因体静脉压力增高所致，胸腔静脉有一部分回流到肺静脉，所以胸腔积液更多见于全心衰竭时，以双侧为多见。

②颈静脉征：颈静脉怒张是右心衰竭的主要体征，其程度与静脉压升高的程度正相关；压迫患者的腹部或肝脏，回心血量增加而使颈静脉怒张更明显，称为肝颈静脉回流征阳性，肝颈静脉回流征阳性则更是具有特征性。

③肝大和压痛：可出现肝大和压痛；持续慢性右心衰竭可发展为心源性肝硬化，晚期肝脏压痛不明显，但伴有黄疸、肝功能损害和腹水。

④发绀：发绀是由于供血不足，组织摄取血氧相对增加，静脉血氧降低所致。表现为面部毛细血管扩张、青紫、色素沉着。

3.全心衰竭

右心衰竭继发于左心衰竭而形成全心衰竭，但当右心衰竭后，肺瘀血的临床表现减轻。扩张型心肌病等表现左、右心同时衰竭者，肺淤血症状都不严重，左心衰竭的表现主要是心排血量减少的相关症状和体征。

## (三)实验室检查

1.X线检查

(1)心影的大小、形态可为病因诊断提供重要依据，根据心脏扩大的程度和动态改变，间接反映心功能状态。

(2)肺门血管影增强是早期肺静脉压增高的主要表现；肺动脉压力增高可见右下肺动脉增宽；肺间质水肿可使肺野模糊；KerleyB线是在肺野外侧清晰可见的水平线状影，是肺小叶间隔内积液的表现，是慢性肺瘀血的特征性表现。

2.超声心动图

超声心动图比X线检查更能准确地提供各心腔大小变化及心瓣膜结构情况。左心室射血分数(LVEF值)可反映心脏收缩功能，正常LVEF值＞50%，LVEF值≤40%为收缩期心力衰竭诊断标准。

应用多普勒超声是临床上最实用的判断心室舒张功能的方法，E 峰是心动周期的心室舒张早期心室充盈速度的最大值，A 峰是心室舒张末期心室充盈的最大值，正常人 E/A 的比值不小于 1.2，中、青年应更大。

3.有创性血流动力学检查

此检查常用于重症心力衰竭患者，可直接反映左心功能。

4.放射性核素检查

帮助判断心室腔大小，反映 LVEF 值和左心室最大充盈速率。

## （四）治疗要点

1.病因治疗

（1）基本病因治疗：对有损心肌的疾病应早期进行有效治疗如高血压、冠心病、糖尿病、代谢综合征等；心血管畸形、心瓣膜病力争在发生心脏衰竭之前进行介入或外科手术治疗；对于一些病因不明的疾病亦应早期干预如原发性扩张型心肌病，以延缓心室重构。

（2）诱因治疗：积极消除诱因，最常见的诱因是感染，特别是呼吸道感染，积极应用有针对性的抗生素控制感染。心律失常特别是房颤都是引起心脏衰竭常见诱因，对于快速房颤要积极控制心室率，及时复律。纠正贫血、控制高血压等均可防止心力衰竭发生或（和）加重。

2.一般治疗

减轻心脏负担，限制体力活动，避免劳累和精神紧张。低钠饮食，少食多餐，限制饮水量。给予持续氧气吸入，流量为 2～4L/min。

3.利尿药

利尿药是治疗心力衰竭的常用药物，通过排钠排水减轻水肿、减轻心脏负荷、缓解瘀血症状。原则上应长期应用，但在水肿消失后应以最小剂量维持，如氢氯噻嗪 25mg 隔日 1 次。常用利尿药有排钾利尿药如氢氯噻嗪等；襻利尿药如呋塞米、丁脲胺等；保钾利尿药如螺内酯、氨苯蝶啶等。排钾利尿药主要不良反应是可引起低血钾，应补充氯化钾或与保钾利尿药同用。噻嗪类利尿药可抑制尿酸排泄，引起高尿酸血症，大剂量长期应用可影响胆固醇及糖的代谢，应严密监测。

4.肾素-血管紧张素-醛固酮系统抑制药

（1）血管紧张素转换酶（ACE）抑制药应用：ACE 抑制药扩张血管，改善瘀血症状，更重要的是降低心力衰竭患者代偿性神经-体液的不利影响，限制心肌、血管重构，维护心肌功能，推迟心力衰竭的进展，降低远期死亡率。

①用法：常用 ACE 抑制药如卡托普利 12.5～25mg，培哚普利 2～4mg，贝那普利对有早期肾功能损害患者较适用，使用量是 5～10mg。临床应用一定要从小剂量开始，逐渐加量。

②ACE 抑制药的不良反应：有低血压、肾功能一过性恶化、高血钾、干咳等。

③ACE 抑制药的禁忌证：无尿性肾衰竭、肾动脉狭窄、血肌酐升高≥225μmol/L、高血压、低血压、妊娠、哺乳期妇女及对此药过敏者。

（2）血管紧张素受体阻滞药（ARBB）应用：ARBB 在阻断肾素血管紧张素系统作用与 ACE

抑制药作用相同，但缺少对缓激肽降解抑制作用。当患者应用ACE抑制药出现干咳不能耐受，可应用ARBB类药，常用ARBB如坎地沙坦、氯沙坦、缬沙坦等。

ARBB类药的用药注意事项、不良反应除干咳以外，其他均与ACE抑制药相同。

(3)醛固酮拮抗药应用：研究证明螺内酯20mg，1～2/h小剂量应用，可以阻断醛固酮效应，延缓心肌、血管的重构，改善慢性心力衰竭的远期效果。

注意事项：中重度心力衰竭患者应用时，需注意血钾的检测；肾功能不全、血肌酐异常、高血钾及应用胰岛素的糖尿病患者不宜使用。

5.β受体阻滞药应用

β受体阻滞药可对抗交感神经激活，阻断交感神经激活后各种有害影响。临床应用其疗效常在用药后2～3个月才出现，但明显提高运动耐力，改善心力衰竭预后，降低死亡率。

受体阻滞药具有负性肌力作用，临床中应慎重应用，应用药物应从小剂量开始，如美托洛尔12.5mg，1/h；比索洛尔1.25mg，1/h；卡维地洛6.25mg，1/h，逐渐加量，适量维持。

注意事项：用药应在心力衰竭稳定、无体液潴留情况下、小剂量开始应用。

患有支气管痉挛性疾病、心动过缓、二度以上包括二度的房室传导阻滞的患者禁用。

6.正性肌力药物应用

是治疗心力衰竭的主要药物，适于治疗以收缩功能异常为特征的心力衰竭，尤其对心腔扩大引起的低心排血量心力衰竭，伴快速心律失常的患者作用最佳。

(1)洋地黄类药物：是临床最常用的强心药物，具有正性肌力和减慢心率作用，在增加心肌收缩力的同时，不增加心肌耗氧量。

①适应证：充血性心力衰竭，尤其伴有房颤和心室率增快的心力衰竭是最好指征，对房颤、心房扑动和室上性心动过速均有效。

②禁忌证：严重房室传导阻滞、肥厚性梗阻型心肌病、急性心肌梗死24小时内不宜使用。洋地黄中毒或过量者为绝对禁忌证。

③用法：地高辛为口服制剂，维持量法，0.25mg，1/h。此药口服后2～3小时血浓度达高峰，4～8小时获最大效应，半衰期为1.6天，连续口服7天后血浆浓度可达稳态。适用于中度心力衰竭的维持治疗。

毛花苷C为静脉注射制剂，注射后10分钟起效，1～2小时达高峰，每次0.2～0.4mg，稀释后静脉注射，24小时总量0.8～1.2mg。适用于急性心力衰竭或慢性心力衰竭加重时，尤其适用于心力衰竭伴快速房颤者。

④毒性反应：药物的治疗剂量和中毒剂量接近，易发生中毒。易导致洋地黄中毒的情况主要有：急性心肌梗死、急性心肌炎引起的心肌损害、低血钾、严重缺氧、肾衰竭等情况。

常见不良反应有：胃肠道表现如恶心、呕吐；神经系统表现如视物模糊、黄视、绿视；心血管系统表现，多为各种心律失常，也是洋地黄中毒最重要的表现，最常见的心律失常是室性期前收缩，多呈二联律。快速房性心律失常伴有传导阻滞是洋地黄中毒特征性的表现。

(2)β受体兴奋药：临床常是短期应用治疗重症心力衰竭，常用的有多巴酚丁胺、多巴胺静脉滴注。适用于急性心肌梗死伴心力衰竭的患者；小剂量多巴胺2～5μg/(kg·min)能扩张肾动脉，增加肾血流量和排钠利尿，从而用于充血性心力衰竭的治疗。

## (五)护理措施

### 1.一般护理

(1)休息与活动：保证患者体位的舒适性，有明显呼吸困难者给予高枕卧位或半卧位；端坐呼吸者可使用床上小桌，必要时双腿下垂；伴胸腔积液、腹腔积液者宜采取半卧位；下肢水肿者可抬高下肢，促进下肢静脉回流。协助卧床患者定时改变体位，以防止发生压疮；卧床期间可给予气压式血液循环驱动泵或指导患者进行踝泵运动，以促进下肢血液循环；必要时加床档防止坠床、跌倒的发生。长期卧床者易发生静脉血栓形成甚至发生肺栓塞，因此应根据其心功能分级制订活动计划，可按照半卧位、坐位、床边摆动肢体、床边站立、室内活动、短距离步行等方式逐步进行。

(2)吸氧：遵医嘱给予氧气吸入，指导患者及家属安全用氧，嘱其不可自行调节氧流量。

(3)皮肤护理：保持床单位清洁、干燥、平整，可使用气垫床。指导并告知患者变换体位的方法、间隔时间及其重要性。膝部及踝部、足跟、背部等骨隆突处可垫软枕以减轻局部压力，必要时可用减压敷料保护局部皮肤。翻身及床上使用便器时动作轻巧，避免拉、拽等动作，防止损伤皮肤。严重水肿患者可给予芒硝湿敷并及时更换。

(4)饮食：遵医嘱给予低盐、清淡、易消化饮食，少食多餐，伴低蛋白血症者可给予高蛋白饮食。

### 2.病情观察

密切观察并记录患者体温、心率、心律、血压、呼吸、血氧饱和度等，发现异常及时通知医生。水肿患者每日观察水肿变化，下肢水肿患者测量腿围并记录，腹腔积液患者测量腹围并记录，胸腔积液及心包积液患者观察呼吸困难的程度，准确记录24小时出入量，每日测量体重，以便早期发现液体潴留，协助做好相应检查及抽液的配合。

### 3.用药护理

静脉输液速度不宜过快，输液量不宜过多，可遵医嘱使用输液泵控制输液速度。

(1)利尿剂：包括呋塞米、托拉塞米、螺内酯、氢氯噻嗪等。不良反应主要有电解质紊乱、直立性低血压、头晕、疲乏、胃肠道反应。嘱患者用药后应缓慢改变体位，并遵医嘱监测电解质、体重、血压及尿量的变化。

(2)洋地黄制剂：包括地高辛、毛花苷C等。洋地黄中毒的临床表现主要有心脏毒性反应、神经毒性反应、胃肠道症状等。用药期间，注意定期监测地高辛浓度，按时给药，口服给药前若患者心率低于60次/分钟或节律不规则时应暂停给药，并通知医生处理；静脉使用洋地黄制剂时，应缓慢给药，同时监测心率、心律变化。若出现洋地黄中毒症状应立即停药，遵医嘱根据电解质结果给予补钾及使用抗心律失常药物处理。

(3)正性肌力药物：包括多巴酚丁胺，多巴胺等。使用时注意观察患者的心率和血压变化，定时观察输液及穿刺部位血管的情况，及时发现血管活性药物对穿刺部位血管的刺激情况，必要时重新更换穿刺部位，防止发生静脉炎或药物渗出，保证患者的用药安全。

(4)血管扩张剂：常选用硝酸酯类药物，其不良反应包括搏动性头痛、头晕、疲乏、胃肠道反应、晕厥、低血压、面部潮红等，使用时注意观察患者用药的反应及血压变化。

(5)ACEI：包括贝那普利、福辛普利钠等。其不良反应主要有皮疹、直立性低血压、干咳、头晕、疲乏、胃肠道反应，与保钾利尿剂合用时易致血钾升高。服药时若出现不明原因的干咳应通知医生，遵医嘱减量或更换药物，并每天监测患者的血压、体重，记录出入量。

(6)β受体拮抗剂：常用药物为美托洛尔，必须从小剂量开始逐渐加大剂量，不良反应有直立性低血压、头晕、疲乏、水肿、心力衰竭、心率减慢等。应用期间每天要注意监测患者的心率、血压，防止出现传导阻滞使心力衰竭加重，告知患者变换体位时宜缓慢。

(7)抗凝和抗血小板药物：如阿司匹林、华法林等，服药期间观察患者有无牙龈、鼻黏膜、皮下出血等表现，遵医嘱监测出凝血时间。

4.心理护理

慢性心力衰竭患者因病程长且多次反复发作，易产生焦虑及抑郁情绪。对于此类患者，护士要热情、耐心地给予护理并加以安慰。护士通过耐心讲解疾病诱因、治疗、预后等知识，使其对所患疾病有所了解，积极地参与及配合治疗，增强战胜疾病的信心。此外家庭成员还需营造和谐的家庭气氛，给予患者心理支持。鼓励患者参加各种娱乐活动，使其增添生活情趣，转移注意力，调整心情，提高免疫力，加强身体素质，从而减少心力衰竭的发生。

5.健康宣教

(1)监测体重：每日测量体重，评估是否有体液潴留。如在3天内体重突然增加2kg以上，应考虑钠、水潴留的可能，需要及时就医，调整利尿剂的剂量。

(2)饮食指导：指导患者清淡饮食，少食多餐，适当补充蛋白质的摄入，多食新鲜水果和蔬菜，忌辛辣刺激性食品及咖啡、浓茶等刺激性饮料，戒烟、戒酒，避免钠含量高的食品如腌制、熏制食品，香肠、罐头、海产品、苏打饼干等，以限制钠盐摄入。一般钠盐(食盐、酱油、黄酱、咸菜等)可限制在每天5g以下，病情严重者在每天2g以下。液体入量以每日1.5～2L为宜，可适当根据尿量、出汗的情况进行调整。告知患者及家属治疗饮食的重要性，需要家属鼓励和督促患者执行。

(3)活动指导：在患者活动耐力许可范围内，鼓励患者尽可能做到生活自理。心功能Ⅰ级患者，不需限制一般体力活动，可适当参加体育锻炼，但应避免剧烈运动；心功能Ⅱ级患者需适当限制体力活动，增加午睡时间，可进行轻体力劳动或家务劳动；心功能Ⅲ级患者，应以卧床休息为主，严格限制一般的体力活动，鼓励患者日常生活自理；心功能Ⅳ级患者应绝对卧床休息，日常生活由他人照顾。心力衰竭症状改善后可增加活动量，应首先考虑增加活动时间和活动频率，再考虑增加活动强度。应以有氧运动作为主要形式，如走路、游泳、骑自行车、爬楼梯、打太极拳等。运动时间以30～60分钟为宜，包括运动前热身、运动及运动后整理时间。体力虚弱的慢性心力衰竭患者，建议延长热身时间，以10～15分钟为宜，正式运动时间以20～30分钟为宜。运动频率以每周3～5次为宜。运动强度据运动时的心率来确定，从最大预测心率

(HRmax)[HRmax=220-年龄(岁)]的 50%~60%开始,之后逐步递增。

(4)用药指导:告知患者及家属目前口服药物的名称、服用方法、剂量、不良反应及注意事项,嘱咐患者不能自行更改药物或停药,如有不适及时就诊。

(5)避免诱发因素:避免过度劳累、剧烈运动、情绪激动、精神过于紧张、受凉、感染。

6.延续护理

(1)进行电话及门诊随访,指导患者科学地休息活动、按时服药、定期复查、避免诱发心力衰竭加重的因素等。

(2)告知患者出现药物不良反应、呼吸困难进行性加重、尿少、体重短期内迅速增加、水肿时应到医院及时就诊。

(3)嘱咐使用抗凝、抗血小板治疗患者定期复查出凝血功能。

## 三、急性心力衰竭

急性心力衰竭(AHF)是指急性心脏病变引起心排血量显著、急骤降低,导致组织器官灌注不足和急性肺淤血的一组临床综合征。临床上以急性左心衰竭较为常见,表现为急性肺水肿或心源性休克等,为内科急危重症,需及时抢救。急性右心衰竭相对少见。

### (一)病因

心脏解剖或功能的突发异常,使心排血量急剧降低,肺静脉压骤然升高而发生急性左心衰竭。

(1)与冠心病有关的急性广泛前壁心肌梗死、乳头肌断裂、室间隔破损穿孔等。

(2)感染性心内膜炎引起瓣膜穿孔等所致急性反流。

(3)其他,如高血压心脏病血压急剧升高、在原有心脏病的基础上快速心律失常或严重缓慢性心律失常、输液过多过快等。

### (二)病理生理

心脏收缩力突然严重减弱,心输出量急剧减少;或左室瓣膜急性反流,使左室舒张末压迅速升高,肺静脉回流受阻而压力快速升高,引起肺毛细血管压升高而使血管内液体渗到肺间质和肺泡内形成急性肺水肿。急性肺水肿早期可因交感神经激活,血压可一过性升高,随着病情进展,血压常下降,严重者可出现心源性休克。

### (三)临床表现

急性肺水肿为急性左心衰竭的最常见表现。主要表现为突发严重呼吸困难,呼吸频率常达 30~40 次/分钟,频繁咳嗽,咳大量白色或粉红色泡沫状痰。常极度烦躁不安,面色灰白,取坐位,两腿下垂,大汗淋漓,皮肤湿冷,极重者可因脑缺氧而致神志模糊。听诊时两肺满布湿性啰音和哮鸣音,心尖部第一心音减弱,心率增快,同时有舒张早期奔马律,肺动脉瓣第二心音亢进。

AHF的临床严重程度常用Killip分级：

Ⅰ级：无AHF；Ⅱ级：AHF，肺部中下肺野湿性啰音，心脏奔马律，胸片见肺淤血；Ⅲ级：严重AHF，严重肺水肿，双肺布满湿啰音；Ⅳ：心源性休克。

### （四）诊断要点

根据患者典型症状与体征，如突发极度呼吸困难、咳粉红色泡沫痰，两肺满布湿性啰音和哮鸣音、心脏舒张期奔马律等一般即可诊断。

### （五）抢救配合

1.体位

立即协助患者取坐位，双腿下垂，以减少静脉回流。

2.吸氧

在保证气道通畅的前提下，高流量（6～8L/min）鼻导管或面罩给氧，应用酒精（一般可用30%～50%）湿化，使肺泡内泡沫的表面张力降低而破裂，有利于改善肺泡通气。对于病情特别严重者应给予无创呼吸机正压通气（NIPPV）加压面罩给氧。上述措施无效时采取气管插管。

3.药物治疗

迅速建立静脉通路，遵医嘱正确用药。

（1）减少肺血容量，降低肺循环压力

①吗啡：镇静，可减轻患者焦虑、躁动所带来的额外心脏负担，还可扩张小静脉和小动脉，减轻心脏前后负荷。可用3～5mg静脉注射，于3分钟内推完，必要时每间隔15分钟重复一次。年老体弱者应酌情减量或改为皮下或肌内注射。同时严密观察生命体征。

②快速利尿：呋塞米20～40mg静脉注射，于2分钟内推完，4小时可重复1次。本药除利尿作用外，还有扩张静脉作用，有利于缓解肺水肿。

③血管扩张剂：根据病情选择硝普钠、硝酸甘油或酚妥拉明静脉滴注，并监测血压。应用硝普钠或硝酸甘油血管扩张剂时，需每5～10分钟监测血压一次，根据血压逐步增加剂量至目标剂量，使收缩压维持在100mmHg左右，病情控制后采取逐步减量、停药。不可突然停药，以免引起病情反跳。硝普钠含有氰化物，连续用药时间不宜超过24小时。

（2）增加心肌收缩力

①西地兰：最适用于肺水肿伴有快速房颤，并已知有心室扩大伴左心室收缩功能不全者。首剂0.4～0.8mg，稀释后缓慢静脉注射，2小时后酌情再给0.2～0.4mg。急性心肌梗死发病24小时内患者不宜用洋地黄类药物。

②氨茶碱：具有平喘、强心、扩血管、利尿作用。常用250mg稀释后缓慢静脉注射，1～2小时可重复一次。

③多巴胺、多巴酚丁胺：肺水肿伴有低血压，组织器官灌注不足时可选用。

4.其他治疗

激素可降低肺毛细血管通透性，减少渗出，常用地塞米松。仔细寻找并消除诱因，加强基本病因治疗。对于心源性休克，尤其是急性心肌梗死合并肺水肿者，可采取主动脉内球囊反搏术增加心排血量，改善肺水肿。

## （六）护理措施

1.保证休息

立即协助患者取半卧位或坐位休息，双腿下垂，以减少回心血量，减轻心脏前负荷。注意加强皮肤护理，防止因被迫体位而发生的皮肤损伤。

2.吸氧

一般吸氧流量为6～8L/min，加入30%～50%乙醇湿化，使肺泡内的泡沫表面张力降低破裂，增加气体交换的面积，改善通气。要观察呼吸情况，随时评估呼吸困难改善的程度。

3.饮食

给予高营养、高热量、少盐、易消化清淡饮食，少量多餐，避免食用产气食物。

4.病情观察

(1)病情早期观察：注意早期心力衰竭表现，一旦出现劳力性呼吸困难或夜间阵发性呼吸困难，心率增快、失眠、烦躁、尿量减少等症状，应及时与医师联系，并加强观察。如迅速发生极度烦躁不安、大汗淋漓、口唇发绀等表现，同时胸闷、咳嗽、呼吸困难、发绀、咳大量白色或粉红色泡沫痰，应警惕急性肺水肿发生，立即配合抢救。

(2)保持呼吸道通畅：严密观察患者呼吸频率、深度，观察患者的咳嗽情况，痰液的性质和量，协助患者咳嗽、排痰，保持呼吸道通畅。

(3)防止心源性休克：观察患者意识、精神状态，观察患者血压、心率的变化及皮肤颜色、温度变化。

(4)防止病情发展：观察肺部啰音的变化，监测血气分析结果。控制静脉输液速度，一般为每分钟20～30滴。准确记录液体出入量。

(5)心理护理：患者常伴有濒死感，焦虑和恐惧，应加强床旁监护，给予安慰及心理支持，以增加战胜疾病的信心。医护人员抢救时要保持镇静，表现出忙而不乱，操作熟练，以增加患者的信任和安全感。避免在患者面前议论病情，以免引起误会，加剧患者的恐惧。必要时可留亲属陪伴患者。

(6)用药护理：应用吗啡时注意有无呼吸抑制、心动过缓；用利尿药要准确记录尿量，注意水、电解质和酸碱平衡情况；用血管扩张药要注意输液速度、监测血压变化；用硝普钠应现用现配，避光滴注，有条件者可用输液泵控制滴速；洋地黄制剂静脉使用时要稀释，推注速度宜缓慢，同时观察心电图变化。

# 第三节　心脏瓣膜病的护理

心脏瓣膜病是心脏瓣膜及其附属结构（如瓣叶、瓣环、腱索及乳头肌等）因各种原因造成的以瓣膜增厚、粘连、纤维化、缩短为主要病理改变，以单个或多个瓣膜狭窄和（或）关闭不全为主要临床表现的一组心脏病。若瓣膜互相粘连、增厚、变硬、畸形致瓣膜开放受到限制,从而阻碍血液流通,称瓣膜狭窄;若瓣膜因增厚、缩短,以致不能完全闭合,导致部分血液反流,则称瓣膜关闭不全。二尖瓣最常受累,其次为主动脉瓣;若两个或两个以上瓣膜同时累及,临床上称为多瓣膜病。

引起本病的原因有炎症、黏液瘤样变性、退行性改变、先天性畸形、缺血性坏死、结缔组织疾病及创伤等。其中风湿性心脏病(简称风心病)是我国常见的心脏瓣膜病之一,它是由反复风湿热发生所造成的心脏瓣膜损害。风湿热是一种自身免疫性结缔组织疾病,主要累及心脏和关节,也可侵犯皮下组织、脑、浆膜及小血管等,与甲族乙型溶血性链球菌感染密切相关,患者多有反复链球菌扁桃体炎或咽峡炎病史。多发于冬春季节,寒冷潮湿环境下及医疗较差的地区。主要累及 40 岁以下人群,女性居多。最常累及的瓣膜是二尖瓣。急性风湿热后,至少需 2 年始形成明显二尖瓣狭窄。目前随着风湿热的减少,其发生率有所降低,而非风湿性的瓣膜病,如瓣膜黏液样变性和老年人的瓣膜钙化,日益增多。

## 一、二尖瓣疾病

### (一)二尖瓣狭窄

1.病因、病理

二尖瓣狭窄的最常见病因是风湿热,近半数患者有反复链球菌感染病史如扁桃体炎、咽峡炎等。虽然青霉素在预防链球菌感染的应用,使风湿热、风湿性心瓣膜病的发病率下降,但是风湿性二尖瓣狭窄仍是我国主要的瓣膜病。急性风湿热后,需要两年多形成明显二尖瓣狭窄,急性风湿热多次发作较一次发作出现狭窄早。先天性畸形、结缔组织病也是二尖瓣狭窄的病因。

风湿热导致二尖瓣不同部位的粘连融合,导致二尖瓣狭窄,二尖瓣开放受限,瓣口截断面减少。二尖瓣终呈漏斗状,瓣口常为“鱼口”状。瓣叶钙化沉积常累及瓣环,使其增厚。

慢性二尖瓣狭窄可导致左心房扩大及房壁钙化,尤其在出现房颤时左心耳、左心房内易发生血栓。

2.病理生理

正常二尖瓣口的面积是 4～6cm²,当瓣口面积减小到对跨瓣血流产生影响时,即定义为狭窄。二尖瓣狭窄可分为轻、中、重度三个狭窄程度,瓣口面积 1.5cm² 以上为轻度,1～1.5cm² 为中度,<1cm² 为重度。测量跨瓣压差可以判断二尖瓣狭窄的程度。重度二尖瓣狭窄跨瓣压差显著增加,可达 20mmHg。

随着瓣口的狭窄,当心室舒张时,血液自左房进入左室受阻,使左心房不能正常排空,致左心房压力增高,当严重狭窄时,左房压可高达 25mmHg,才可使血流通过狭窄的瓣口充盈左室,维持正常的心排血量。左房压力升高,致使肺静脉压升高,肺的顺应性减少,出现劳力性呼吸困难、心率增快,左房压会更高。当有促使心率增快的诱因出现时,急性肺水肿被诱发。

左心房压力增高,肺静脉压升高,使肺小动脉收缩,最终导致肺血管的器质性闭塞性改变产生肺动脉高压、增加右室后负荷,使右心室肥大,甚至右心衰竭,出现体循环淤血的相应表现。

3.临床表现

(1)症状:最常出现的早期症状是劳力性呼吸困难,常伴有咳嗽、咯血。首次出现呼吸困难常以运动、精神紧张、性交、感染、房颤、妊娠为诱因。随着瓣膜口狭窄加重,可出现阵发性夜间呼吸困难,严重时可导致急性肺水肿,咳嗽、咳粉红色泡沫痰。常出现心律失常是房颤,可有心悸、乏力、疲劳,甚至可有食欲减退、腹胀、肝区疼痛、下肢水肿症状。

部分患者首发症状为突然大量咯鲜血,并能自行止住,往往常见于严重二尖瓣狭窄患者。

(2)体征:可出现面部两颧绀红、口唇轻度发绀,称"二尖瓣面容"。

心尖部可触及舒张期震颤;心尖部可闻及舒张期隆隆样杂音是最重要的体征;心尖部第一心音亢进及二尖瓣开放拍击音;肺动脉瓣区第二心音亢进、分裂。

(3)并发症

①房颤:是早期常见的并发症,亦是患者就诊的首发症状。房颤发生率随左房增大和年龄增长而增加。发生前常出现房性期前收缩,初始是阵发性房扑和房颤,之后转为慢性房颤。

②急性肺水肿:是重度二尖瓣狭窄的严重并发症,如不及时救治,可能致死。

③血栓栓塞:约有20%患者发生体循环栓塞,偶尔为首发症状。发生栓塞的80%患者是有房颤病史。血栓脱落引起周围动脉栓塞,以脑动脉栓塞常见。左心房带蒂球形血栓或游离漂浮球形血栓可能突然阻塞二尖瓣口,导致猝死。而肺栓塞发生常是房颤或右心衰竭时,在右房有附壁血栓形成脱落所致。

发生血栓栓塞的危险因素有房颤、直径>55mm的大左心房、栓塞史、心排血量明显降低。

④右心衰竭:是晚期常见并发症,也是二尖瓣狭窄主要死亡原因。

⑤感染:因本病患者常有肺淤血,极易出现肺部感染。

4.实验室检查

(1)X线:左房增大,后前位见左缘变直,右缘双心房影。左前斜位可见左主支气管上抬,右前斜位可见食管下端后移等。

(2)心电图:二尖瓣狭窄重者可有"二尖瓣型P波",P波宽度>0.12秒,并伴有切迹。

(3)超声心动图:是明确诊断和量化的可靠方法。

(4)心导管检查:当临床表现、体征与超声心动图检查的二尖瓣口面积不一致,而且考虑介入或手术治疗时,可进行心导管检查,正确判断狭窄程度。

5.治疗原则

内科治疗以保持和改善心脏代偿功能、积极预防及控制风湿活动及并发症发生为主。有风湿活动的患者应长期应用苄星青霉素肌内注射120万U/月。无症状者要避免剧烈活动和诱发并发症的因素。

外科手术是治疗本病的根本方法,如二尖瓣交界分离术、人工心瓣膜置换术等。对于中、重度单纯二尖瓣狭窄,瓣叶无钙化,瓣下组织无病变,左房无血栓的患者,也可应用经皮瓣膜球囊扩张术介入治疗。

## (二)二尖瓣关闭不全

1.病因、病理

心脏收缩期二尖瓣的关闭要依靠二尖瓣的瓣叶、瓣环、腱索、乳头肌和左心室的结构及功能的完整性,任何部分出现异常均可导致二尖瓣关闭不全。

(1)瓣叶:风湿热损害最常见,约占二尖瓣关闭不全患者 1/3,女性为多见。风湿性病变造成瓣膜僵硬、变性,瓣缘卷缩,瓣膜交界处的粘连融合,导致二尖瓣关闭不全。

各种原因所致二尖瓣脱垂,心脏收缩时进入左心房影响二尖瓣的关闭;感染性心内膜炎、肥厚型心肌病、先天性心脏病心内膜垫缺损均能使瓣叶结构及功能损害,导致二尖瓣关闭不全。

感染性心内膜炎、二尖瓣创伤性损伤、人工瓣损伤等都可造成瓣叶穿孔,发生急性二尖瓣关闭不全。

(2)瓣环:各种原因引起的左室增大或伴有左心衰竭,都可使瓣环扩大,导致二尖瓣关闭不全。但随心脏缩小、心功能改善,二尖瓣关闭不全情况也会改善。

二尖瓣环钙化和退行性变,多发生于老年女性患者,亦导致二尖瓣关闭不全。严重二尖瓣环钙化累及传导系统,可引起不同程度的房室或室内传导阻滞。

(3)腱索:先天性或各种继发性的腱索病变,如腱索过长、腱索的粘连挛缩或断裂,均可导致二尖瓣关闭不全。

(4)乳头肌:冠状动脉灌注不足致使乳头肌血供不足,使其功能失调,导致二尖瓣关闭不全。如是暂时性乳头肌缺血,出现二尖瓣关闭不全也是短暂的。乳头肌坏死是心肌梗死的常见并发症,会造成永久性二尖瓣关闭不全。虽然乳头肌断裂发生率低,但一旦发生,即可出现严重致命的二尖瓣关闭不全。

乳头肌脓肿、肉芽肿、淀粉样变和结节病等,也是二尖瓣关闭不全的病因。一侧乳头肌缺如、降落伞二尖瓣综合征等先天性乳头肌畸形,也可使二尖瓣关闭不全。

2.病理生理

心室收缩时,二尖瓣关闭不全,部分血液反流入左心房,使左心房承接肺静脉和反流的血液,而使左心房压力增高,心室舒张期左心房有过多的血液流入左心室,左心室压力增高,导致左心房和左心室代偿性肥大。当左心室功能失代偿,不仅心搏出量减少,而且加重反流,导致左心房进一步扩大,最后引起左心衰竭,出现急性肺水肿,继之肺动脉高压。持续肺动脉高压又必然导致右心衰竭,最终成为全心衰竭。

3.临床表现

(1)症状:轻者可无症状,风心病患者可从首次风湿热后,无症状期常可超过 20 年。重者出现左心功能不全的表现如疲倦、心悸、劳力性呼吸困难等,后期可出现右心功能不全的表现。

急性二尖瓣关闭不全,轻度反流可有轻度的劳力性呼吸困难。重度反流如乳头肌断裂,将立刻发生急性左心衰竭，甚至发生急性肺水肿或心源性休克。

(2)体征：心脏搏动增强并向左下移位；心尖区全收缩期粗糙吹风样杂音是最重要体征，第一心音减弱，肺动脉瓣区第二心音亢进。

(3)并发症：二尖瓣关闭不全的并发症与二尖瓣狭窄的并发症相似，但心力衰竭情况出现较晚。感染性心内膜炎较二尖瓣狭窄常见；房颤、血栓栓塞较二尖瓣狭窄少见。

急性二尖瓣关闭不全，重度反流，可短期内发生急性左心衰竭，甚至发生急性肺水肿或心源性休克，预后差。

4.实验室检查

(1)X线：左房增大，伴肺淤血。重者左房左室增大，可有间质性肺水肿征。左侧位、右前斜位可见因二尖瓣环钙化而出现的致密、粗的C形阴影。

(2)心电图：急性者常见有窦性心动过速。重者可有左房增大左室肥厚，ST-T非特异改变。也可有右心室肥厚征，常出现房颤。

(3)超声心动图：脉冲式多普勒超声、彩色多普勒血流显像明确诊断的敏感性高。

(4)放射性核素心室造影：通过左心室与右心室每搏输出量的比值评估反流程度，当比值>2.5则提示严重反流。

(5)左心室造影：左心室造影是二尖瓣反流程度的“金标准”，通过观察收缩期造影剂反流入左心房的量，评估二尖瓣关闭不全的轻重程度。

5.治疗原则

(1)急性：治疗的目的是降低肺静脉压，增加心排血量，纠正病因。内科治疗一般为术前过渡措施，降低心脏的前后负荷，减轻肺淤血，减少反流，增加心排血量。外科治疗是根本措施，根据病因、病情情况、反流程度和对药物治疗的反应，进行不同手术方式。

(2)慢性

内科治疗：①无症状、心功能正常者无须特殊治疗，应定期随访。②预防感染性心内膜炎；风心病患者应预防风湿活动。③房颤处理如二尖瓣狭窄，但除因心功能恶化需要恢复窦性心律外，多数只需控制心室率。慢性房颤、有栓塞史或左房有血栓的患者，应长期抗凝治疗。

外科治疗：是恢复瓣膜关闭完整性的根本措施。为保证手术效果，应在发生不可逆的左心室功能不全之前进行。手术方法有瓣膜修补术和人工瓣膜置换术两种。

## 二、主动脉瓣疾病

### (一)主动脉瓣狭窄

1.病因、病理

(1)风心病：风湿性炎症使主动脉瓣膜交界处粘连融合，瓣叶纤维化、钙化、僵硬、挛缩畸形，造成瓣口狭窄。同时伴有主动脉瓣关闭不全和二尖瓣狭窄。

(2)先天性畸形：先天性二尖瓣畸形是最常见的先天性主动脉瓣狭窄的病因，而且二尖瓣畸形易并发感染性心内膜炎。成年期形成的椭圆或窄缝形狭窄瓣口，是成人孤立性主动脉瓣狭窄的常见原因。

(3)退行性病变：退行性老年钙化性主动脉瓣狭窄，常见于 65 岁以上老人，常伴有二尖瓣环钙化。

2.病理生理

由于主动脉瓣狭窄，使左心室后负荷加重，收缩期排血受阻而使左心室肥大，导致左心功能不全。

主动脉瓣狭窄严重时可以引起心肌缺血，其机制为：①左心室肥大、心室收缩压升高、射血时间延长，增加心肌耗氧量。②左心室肥大，心肌毛细血管密度相对减少。③心腔内压力在舒张期增高，压迫心内膜下冠状动脉。④左心室舒张末压升高使舒张期主动脉-左心室压差降低，冠状动脉灌注压降低。后两条造成冠状动脉血流减少。供血减少，心肌耗氧量增加，如果有运动等负荷因素，就可出现心肌缺血症状。

3.临床表现

(1)症状：劳力性呼吸困难、心绞痛、昏厥是主动脉瓣狭窄典型的三联征。劳力性呼吸困难为晚期肺淤血引起的首发症状，进一步可发生夜间阵发性呼吸困难、端坐呼吸，甚至急性肺水肿。心绞痛常因运动等诱发，休息后缓解。昏厥多数发生于直立、运动中或后即刻，少数也有在休息时发生。

(2)体征：主动脉瓣区可闻及响亮、粗糙的收缩期吹风样杂音是主动脉瓣狭窄最重要的体征，可向颈部传导。主动脉瓣区可触及收缩期震颤。

(3)并发症

①心律失常：约 10% 患者可发生房颤，将导致临床表现迅速恶化，可出现严重的低血压、昏厥、肺水肿。心肌供血不足时可发生室性心律失常。病变累及传导系统可致房室传导阻滞。室性心律失常、房室传导阻滞常是导致昏厥，甚至猝死的原因。

②心脏性猝死：一般发生在有症状者。

③感染性心内膜炎：虽不常见，但年轻患者较轻的瓣膜畸形也比老年钙化性瓣膜狭窄的患者，发生感染性心内膜炎的危险性大。

④心力衰竭：可见左心衰竭。因左心衰竭发生后，自然病程明显缩短，因而少见终末期的右心衰竭。

⑤消化道出血：出血多为隐匿性慢性，多见于老年瓣膜钙化患者，手术根治后出血常可停止。

⑥栓塞：少见。

4.实验室检查

(1)X 线：心影正常或左心房、左心室轻度增大，升主动脉根部可见狭窄后扩张。重者可有肺淤血征。

(2)心电图：重度狭窄者左心房增大、左心室肥厚并有 ST-T 改变。可有房颤、房室传导阻滞、室内阻滞及室性心律失常。

(3)超声心动图:是明确诊断、判断狭窄程度的重要方法。特别二维超声心动图探测主动脉瓣异常十分敏感,有助于确定狭窄的病因,但不能准确定量狭窄程度。应用连续波多普勒,测定通过主动脉瓣的最大血流速度,计算出跨膜压和瓣口面积。

(4)心导管检查:当超声心动图不能确定狭窄程度,又要进行外科手术治疗,应进行心导管检查。常以左心室-主动脉收缩期压差,判断狭窄程度,平均压≥50mmHg 或峰压≥70mmHg 为重度狭窄。

5.治疗原则

(1)内科治疗:治疗目的是明确狭窄程度,观察进展情况,选择合理手术时间。

①感染:预防感染性心内膜炎;预防风湿热活动。

②心律失常:积极治疗心律失常,预防房颤,一旦出现房颤,应及时转为窦性心律。

③心绞痛:可用硝酸酯类药治疗心绞痛。

④心力衰竭:限制钠盐摄入,谨慎使用洋地黄和利尿药,不可使用作用于小动脉的血管扩张药,避免使用β受体阻滞药等负性肌力药物。

⑤无症状:无症状的轻度狭窄患者要每 2 年复查 1 次。中、重度狭窄的患者每 6～12 个月复查 1 次,同时要避免剧烈体力活动。

(2)介入治疗:经皮球囊主动脉瓣成形术与经皮球囊二尖瓣成形术不同,临床应用范围局限。另外经皮球囊主动脉瓣成形术不能代替人工瓣膜置换术,只对高危患者在血流动力学方面产生暂时的轻微的益处,不能降低死亡率。

(3)外科治疗:人工瓣膜置换术是治疗成人主动脉瓣狭窄的主要方法。儿童、青少年的非钙化性先天性主动脉瓣严重狭窄者,可在直视下行瓣膜交界处分离术。

## (二)主动脉瓣关闭不全

1.病因、病理

主要由于主动脉瓣和(或)主动脉根部疾病所致。

(1)急性

①创伤:造成升主动脉根部、瓣叶的损伤。

②主动脉夹层:使主动脉瓣环扩大、一个瓣叶被夹层挤压、瓣环或瓣叶被夹层血肿撕裂,常发生在马方综合征、特发性升主动脉扩张、高血压、妊娠。

③感染性心内膜炎:致使主动脉瓣膜穿孔、瓣周脓肿。

④人工瓣膜撕裂。

(2)慢性

①主动脉瓣疾病:绝大部分患者的主动脉瓣关闭不全是由于风心病所致,单纯主动脉瓣关闭不全少见,常因瓣膜交界处伴有程度不同狭窄,常合并二尖瓣损害。感染性心内膜炎是单纯性主动脉瓣关闭不全的常见病因,赘生物使瓣叶损害、穿孔,瓣叶结构损害、脱垂及赘生物介于瓣叶之间,均影响主动脉瓣关闭。即便感染控制,瓣叶纤维化、挛缩也继续发展。临床上表现

为急性、亚急性、慢性主动脉瓣关闭不全。先天性畸形，其中在儿童期出现主动脉瓣关闭不全，二叶主动脉瓣畸形是单纯性主动脉瓣关闭不全的1/4。室间隔缺损也可引起主动脉瓣关闭不全。主动脉瓣黏液样变，瓣叶舒张期脱垂入左心室，致使主动脉瓣关闭不全。强直性脊柱炎也可瓣叶受损，出现主动脉瓣关闭不全。

②主动脉根部扩张疾病：造成瓣环扩大，心脏舒张期瓣叶不能对合。如梅毒性主动脉炎、马方综合征、特发性升主动脉扩张、重症高血压和(或)动脉粥样硬化而导致升主动脉瘤以及强直性脊柱炎造成的升主动脉弥漫性扩张。

2.病理生理

由于主动脉瓣关闭不全，在舒张期左心室接受左心房流入的血液及主动脉反流来的血液，使左心室代偿性肥大和扩张，逐渐发生左心衰竭，出现肺淤血。

左心室心肌重量增加使心肌耗氧量增加，主动脉舒张压低致使冠状动脉血流减少，两方面造成心肌缺血，使左心室心肌收缩功能降低。

3.临床表现

(1)症状：轻者可无症状。重者可有心悸，心前区不适、心绞痛、头部强烈的震动感，常有体位性头晕。晚期可发生左心衰竭。

急性患者重者可出现低血压和急性左心衰竭。

(2)体征：第二主动脉瓣区可听到舒张早期叹气样杂音。颈动脉搏动明显；脉压增大；周围血管征常见，如点头征、颈动脉和桡动脉扪及水冲脉、股动脉枪击音、股动脉听诊可闻及双期杂音和毛细血管搏动征。主动脉根部扩大患者，在胸骨右侧第2、第3肋间可扪及收缩期搏动。

(3)并发症：常见的是感染性心内膜炎；发生心力衰竭急性患者出现早，慢性患者则出现于晚期；可出现室性心律失常，但心脏性猝死少见。

4.实验室检查

(1)X线：急性期可有肺淤血或肺水肿征。慢性期左心房、左心室增大，升主动脉继发性扩张。并可累及整个主动脉弓。左心衰竭时可有肺淤血征。

(2)心电图：急性者常见有窦性心动过速和ST-T非特异改变，慢性者可有左心室肥厚。

(3)超声心动图：M型显示二尖瓣前叶或室间隔舒张期纤细扑动，是可靠诊断征象。急性患者可见二尖瓣期前关闭，主动脉瓣舒张期纤细扑动是瓣叶破裂的特征。

(4)放射性核素心室造影：可以判断左心室功能；根据左、右每搏输出量比值估测反流程度。

(5)磁共振显像：诊断主动脉疾病极为准确，如主动脉夹层。

(6)主动脉造影：当无创技术不能确定反流程度，并准备手术治疗时，可采用选择性主动脉造影，半定量反流程度。

5.治疗原则

(1)急性：外科人工瓣膜置换术或主动脉瓣修复术是根本的措施。内科治疗目的是降低肺静脉压，增加心排血量，稳定血流动力学。

(2)慢性

①内科治疗:积极控制感染;预防感染性心内膜炎;预防风湿热。应用青霉素治疗梅毒性主动脉炎。当舒张压>90mmHg 时需用降压药。左心衰竭时应用血管紧张素转换酶抑制药和利尿药,需要时可加用洋地黄类药物。心绞痛可使用硝酸酯类药物。积极控制心律失常,纠正房颤。无症状的轻度、中度反流患者应限制重体力活动,每 1～2 年复查 1 次。无症状的中度主动脉瓣关闭不全和左室扩大者,也需使用血管紧张素转换酶抑制药,延长无症状期。

②外科治疗:人工瓣膜置换术或主动脉瓣修复术是严重主动脉瓣关闭不全的主要治疗方法,为不影响手术后的效果,应在不可逆心功能衰竭发生之前进行,但须遵守手术适应证,避免过早手术。

## 三、心瓣膜疾病护理措施

### (一)活动与休息

按心功能分级安排适当的活动,合并主动脉病变者应限制活动,风湿活动时卧床休息,活动时出现不适,应立即停止活动并给予吸氧 3～4L/min。

### (二)饮食护理

给予高热量、高蛋白、高维生素易消化饮食,以协助提高机体免疫力。

### (三)病情观察

#### 1.体温观察

定时观测体温,注意热型,体温超过 38.5℃时给予物理降温,半小时后测量体温并记录降温效果。观察有无风湿活动的表现,如皮肤出现环形红斑、皮下结节、关节红肿疼痛等。

#### 2.心脏观察

观察有无心力衰竭的征象,监测生命体征和肺部、水肿、肝大的体征,观察有无呼吸困难、乏力、尿少、食欲减退等症状。

#### 3.评估栓塞

借助各项检查评估栓塞的危险因素,密切观察有无栓塞征象,一旦发生应立即报告医师,给予溶栓、抗凝治疗。

### (四)风湿的预防与护理

注意休息,病变关节应制动、保暖,避免受压和碰撞,可用局部热敷或按摩,减轻疼痛,必要时遵医嘱使用止痛药。

### (五)心力衰竭的预防与护理

避免诱因,积极预防呼吸道感染及风湿活动,纠正心律失常,避免劳累、情绪激动。严格控制入量及输液滴速,如发生心力衰竭置患者半卧位,给予吸氧,给予营养易消化饮食,少量多餐。保持大便通畅。

## （六）防止栓塞发生

1.预防措施

鼓励与协助患者翻身，避免长时间蹲、坐，勤换体位，常活动下肢，经常按摩、用温水泡脚，以防发生下肢静脉血栓。

2.有附壁血栓形成患者护理

应绝对卧床，避免剧烈运动或体位突然改变，以免血栓脱落，形成动脉栓塞。

3.观察栓塞发生的征兆

脑栓塞可引起言语不清、肢体活动受限、偏瘫；四肢动脉栓塞可引起肢体剧烈疼痛、皮肤颜色及温度改变；肾动脉栓塞可引起剧烈腰痛；肺动脉栓塞可引起突然剧烈胸痛和呼吸困难、发绀、咯血、休克等。

## （七）亚急性感染性心内膜炎的护理

应做血培养以查明病原菌；注意观察体温、新出血点、栓塞等情况。注意休息，合理饮食，补充蛋白质和维生素，提高抗病能力。

## （八）用药护理

遵医嘱给予抗生素、抗风湿热药物、抗心律失常药物及抗凝治疗，观察药物疗效和不良反应。如阿司匹林导致的胃肠道反应，柏油样便，牙龈出血等不良反应；观察有无皮下出血、尿血等；注意观察和防止口腔黏膜及肺部有无二重感染；严密观察患者心率/律变化，准确应用抗心律失常药物。

## （九）健康教育

1.解释病情

告诉患者及家属此病的病因和病程发展特点，将其治疗长期性和困难讲清楚，同时要给予鼓励，建立信心。对于有手术适应证的患者，要劝患者择期手术，提高生活质量。

2.环境要求

居住环境要避免潮湿、阴暗等不良条件，保持室内空气流通，温暖干燥，阳光充足，防风湿复发。

3.防止感染

在日常生活中要注意适当锻炼，注意保暖，加强营养，合理饮食，提高机体免疫力，加强自我保健，避免呼吸道感染，一旦发生，应立即就诊、用药治疗。

4.避免诱发因素

协助患者做好休息及活动的安排，避免重体力劳动、过度劳累和剧烈运动。要教育患者家属理解患者病情并要给予照顾。

要劝告反复发生扁桃体炎患者，在风湿活动控制后 2～4 个月可手术摘除扁桃体。在拔牙、内镜检查、导尿、分娩、人工流产等手术前，应告诉医师自己有风心病史，便于预防性使用抗生素。

5.妊娠

育龄妇女要在医师指导下，根据心功能情况，控制好妊娠与分娩时机。对于病情较重不能妊娠与分娩患者，做好患者及配偶的心理工作，接受现实。

6.提高患者依从性

告诉患者坚持按医嘱服药的重要性，提供相关健康教育资料。同时告诉患者定期门诊复诊，这对于防止病情进展也是重要的。

# 第四节　心血管系统介入治疗的护理

## 一、急诊冠状动脉介入治疗的护理

急性心肌梗死(AMI)治疗的关键在于及时开通闭塞冠状动脉，恢复心肌血流灌注，保护心功能。溶栓治疗虽然可使60%～70%的梗死相关血管开通，但达到心肌梗死溶栓治疗试验(TIMI)血流分级3级血流者(完全灌注)只占少数，而AMI再灌注治疗达到TIMI 3级血流者降低病死率效果最显著。在技术设备具备的医院，对有适应证的AMI、高危的不稳定型心绞痛(UA)患者实施紧急经皮冠状动脉介入治疗(PCI)，开通罪犯血管，成为急性冠状动脉综合征(ACS)重要的治疗方法，可作为溶栓治疗的替代治疗。

### (一)紧急PCI的适应证

(1)对急性ST段抬高心肌梗死患者，如果就诊的医院有进行PCI的设备和经验丰富的医疗团队，胸痛发作12h内应选择PCI；心源性休克，年龄＜75岁，心肌梗死发病＜36h，休克＜18h；有溶栓禁忌证者；AMI发病12～24h内ST段抬高有动态变化或仍有持续性胸痛或伴有血流动力学不稳定或严重心律失常者紧急进行PCI(被称为直接PCI)。

(2)对溶栓治疗冠状动脉血流未通者(TIMI0～2级)及时行PCI(被称为补救PCI)。

(3)对急性非ST段抬高心肌梗死和UA患者，根据其危险分层，对极高危患者进行紧急PCI(2h内)；对中高危患者进行早期PCI(72h内)。

(4)溶栓成功后，为改善患者转归，推荐24h内常规进行CAG和PCI(有条件时)。即使患者没有症状和明确心肌缺血的情况下也可应用。

### (二)TIMI血流分级及其意义

TIMI分级是用CAG方法评价冠状动脉病变远端血流的标准，一般仅用于冠状动脉急性闭塞和(或)再灌注时评价血流，有重要临床意义。

在TIMI试验中，冠状动脉再灌注状况分为0～3级，具体判断标准是：0级(无灌注)，血管闭塞远端无前向血流；1级(渗透而无灌注)，造影剂部分通过闭塞部位，但不能充盈远端血管；2级(部分灌注)，造影剂可完全充盈冠状动脉远端，但造影剂充盈及清除的速度较正常冠状动脉延缓；3级，造影剂完全、迅速充盈远端血管并迅速清除。

AMI时再灌注的程度和速度与病死率显著相关，研究表明TIMI 3级血流者病死率显著低于TIMI0或1级者。

## (三)紧急CAG和PCI的术前护理

如上所述，实施紧急CAG和PCI的对象均为急重的ACS患者，其特点是病情重，症状急剧，有的伴有急性左心衰竭、低血压、心源性休克等血流动力学不稳定状态，或者室速、室颤等严重心律失常，紧急开通血管可以挽救濒死心肌、挽救患者生命。AMI的PCI要求在患者抵达急诊室到开始介入治疗的时间在90min内完成，才能有优于静脉溶栓治疗的疗效为实现这一目标护士必须在最短的时间内完成相关的准备工作。

1.护理目标

(1)缩短介入治疗时间，最大限度挽救心肌。

(2)迅速完成进行冠状动脉造影和介入治疗的基本准则。

(3)减轻患者身体、心理痛苦或不适。

2.护理措施

(1)紧急优先工作。应当于患者到达后10min内描记18导联ECG，进行心电、血压监测、吸氧。遵医嘱给予阿司匹林300mg，嚼服，一旦决定PCI立即给予氯吡格雷300mg，口服，并做好记录，如果服药后短时间内发生呕吐，将上述药物排出，需要报告医生决定补服剂量，重新服用。建立有效静脉通道，常规选择在患者左上肢建立留置针静脉通道(常规为右股动脉或右桡动脉入路，介入医生在右侧操作)，留取血标本进行血清心肌酶学、血常规、血凝国际正常化比率(INR)、激活凝血酶原时间(aPTT)、电解质、血糖、肝肾功能及血脂分析实验室检查。同时通知导管室护士。

(2)一般准备。两侧腹股沟、会阴、膝关节以上大腿备皮，拟行桡动脉入路者双上肢从指尖到肘关节备皮。抗生素、碘过敏试验。了解双侧足背动脉搏动情况。留置导尿。

(3)准备手术知情同意书，待医生征得患者及家属知情同意并签字后，检查有无遗漏项并妥善保存。

(4)遵医嘱术前30min常规给予地西泮10mg肌内注射、使用抗生素。

(5)ACS患者多发病突然，舒适状态常有明显改变。有胸痛、胸闷、气促，甚至濒死感等严重不适，加上急救的紧张气氛、面临介入治疗抉择的压力、生死未卜的担忧，患者和其家属感到恐惧不安、焦虑、无助。在对患者实施抢救过程中，护士要通过观察、询问、交谈等方法，做出心理评估，根据患者年龄、文化程度、社会背景、身心状态，就介入治疗进行通俗易懂的简要沟通，使患者和其家庭成员了解紧急CAG和PCI的目的、基本过程、术中可能的感觉，例如告诉患者术中注射造影剂时身体有发热感觉属正常，缓解紧张情绪，增加治疗顺应性。

(6)严密观察病情变化，患者有胸痛、呕吐、呼吸困难等症状和任何不适立即报告医生处理。

(7)如果病区或急诊室远离介入导管室需要转运时，在一组(名)护士做上述准备的同时，另一组(名)护士将正在使用的静脉输液泵、微量泵固定妥善，携带除颤监护仪、氧气枕、常用抢救药品、病历、护理记录单等患者所有相关资料、物品，离开病室前测定各项生命体征并记录。与介入导管室护士详细交接病情、目前用药等，向患者介绍导管室护士姓名、职称，消除陌生环境带来的紧张情绪。

## （四）紧急冠状动脉造影和介入治疗导管室护理及配合

良好的导管室护理配合可缩短从发病到开通血管时间、提高 PCI 疗效，降低并发症。紧急冠状介入检查和治疗时，手术风险高于择期手术，患者病情危重、变化复杂，术中易发生低血压、心脏停搏、心室颤动（室颤）等血流动力学不稳定甚至死亡等事件，做好术中护理配合具有重要意义。

1.护理目标

（1）缩短接诊患者到介入检查和治疗开始的时间，最大限度挽救心肌。

（2）配合顺利完成冠状动脉造影和介入治疗。

（3）术中严密监护，配合紧急抢救，降低介入治疗术中并发症。

（4）减轻患者疾病、手术带来的身体、心理的痛苦或不适。

2.护理措施

（1）物品准备。①导管类准备：备多种型号和各种性能的冠脉造影管、指引导管、导丝、球囊、支架。②物品及药物准备：除颤器置于可用状态。备好临时起搏器、氧气、吸引器。生理盐水、造影剂及各种急救药品。造影和介入治疗用无菌包、各型注射器，抽吸好肾上腺素、利多卡因、阿托品、多巴胺、地塞米松等药物及血小板Ⅱb/Ⅲa 受体拮抗剂盐酸替罗非班氯化钠注射液（辛维宁）备用。配制肝素盐水（5U/mL）、硝酸甘油（100μg/mL）。③确认导管室内各种仪器接地良好，打开监护仪、检查压力检测系统。

（2）术中观察护理。导管室护士要熟悉介入检查和治疗步骤，充分理解术者意图，注意力要高度集中，反应要机敏，术中密切监护心电及生命体征，注意一般情况和神志，发现异常及时提醒术者，并配合给予相应处理。

①导管室护士要做好分工协作，紧急冠状动脉造影和介入治疗时需要 2～3 名护士配合。1 人主要负责物品配合，根据手术步骤和要求，准备好 PCI 材料，及时准确传递给术者。另 1～2 人主要负责病情监护、术中抢救配合、用药和记录、临时起搏器的使用、根据需要调节各种仪器的参数。

②严密监护心电变化。ACS 患者本身由于冠状动脉不同程度阻塞，心电极不稳定，加上介入检查治疗时导管、导丝、造影剂等对冠状动脉的刺激，术中心电变化快，护士必须有预见性地严密观察。注意荧光屏上手术的进展情况，尤其对术前评价可能为左主干、左前降支近段、右冠脉近段病变时，导管到位时患者极可能发生心率骤减、心搏骤停、室颤等危机心律，护士必须高度注意，一旦发生立即警示医生，遵医嘱电除颤、实施复苏或相应的治疗。当造影剂推注后心率减慢＜60 次/分钟时，立即嘱患者咳嗽，提高胸腔内压力，加速造影剂排出，提高心率。球囊或支架进入冠状动脉或进行扩张、释放时，暂时堵塞血管可导致患者胸痛、ST 段和 T 波缺血改变要仔细观察记录，待球囊抽瘪、支架释放后，导管退出时症状立即缓解，如果胸痛和心

电图改变未改善，遵医嘱给予硝酸甘油等药物，并观察血压、心率等变化。在介入治疗过程中，当完全堵塞的冠状动脉再通时可出现再灌注心律失常，如心动过缓，频发室早、室速甚至室颤，注意治疗进程，开放血管操作前密切观察心电监护，及时发现异常心律，迅速报告术者处理，做好抢救准备。

③严密监护冠脉内压力变化。压力明显下降或压力曲线形态不正常，应及时提醒术者同时观察患者一般情况。球囊、支架、导管对冠脉的短暂堵塞也可引起冠脉内压力暂时的降低，扩张完毕或支架释放后，立即恢复正常。护士要根据操作的状态和患者情况加以判断。冠脉内注射硝酸甘油时也应注意压力变化，防止低血压发生。

④胸痛观察。胸痛是急性心肌缺血的主要症状之一，介入治疗过程中由于造影剂注入或球囊、支架到达病变部位加压扩张时，使冠状动脉血流暂时性减少，加重胸痛症状。护士事先告诉患者该过程短暂，减轻其紧张和恐惧情绪。胸痛明显或烦躁时也可遵医嘱给予硝酸甘油含服、吗啡 3～5mg 静脉推注，止痛、镇静，在开通血管后胸痛明显减轻是血管开通的指征。术中护士应随时询问患者有无胸痛及疼痛的性质，及时向医生报告。

⑤迷走反射观察。导管刺激血管可发生迷走反射。如果未能及时发现和处理，严重者可导致死亡。密切观察患者有无面色苍白、恶心、打哈欠等前兆，注意动脉压力曲线、心率、心律、神志、表情改变，在严重迷走反射前积极补液、减少刺激等处理，可避免发生意外。

⑥呼吸状况观察。包括呼吸频率、深浅、规律、血氧饱和度等指标。发现患者紧张不安、出现刺激性咳嗽、试图坐起、呼吸急促费力，是急性左心衰竭的早期表现，立即报告医生处理。出现不能平卧、哮鸣音、发绀、粉红色泡沫痰等提示肺水肿，立即抢救。此时，一名护士在患者头侧扶持，防止坠落；另一名护士要协助台上医生固定好物品，防止导管、导丝脱出，尤其是已经进行了球囊扩张但支架尚未到位或释放时尤应小心，一旦导管移位、冠状动脉内导丝脱出，可造成血管急性闭塞，导致患者死亡。

⑦观察有无心脏压塞。发生 PCI 过程中，操作冠状动脉内导丝特别是较硬的导丝不慎可穿透血管壁导致穿孔，短期内大量血液流入心包即导致急性心脏压塞。该并发症虽不常见，但十分凶险，需紧急处理。如发现、处理不及时将威胁患者生命。在医生对慢性完全闭塞病变和严重钙化的冠状动脉进行介入操作时或选择球囊过大时，发生血管穿孔意外的概率高，护士要密切观察心电图、压力曲线及生命体征，询问患者主诉，注意心脏及冠状动脉影像。尤其注意观察心脏压塞的征兆，一旦发现患者血压下降、胸闷、脸色苍白、心率增快、烦躁等表现时，应立即报告术者，判断是否发生心脏压塞。一旦确定，及时协助医生进行心包穿刺引流，快速输液、输血，封堵出血口。进行心包穿刺引流穿刺时，护士要准备好单腔中心静脉导管，抢救物品，并协助医生消毒。穿刺时嘱患者勿剧烈咳嗽及深呼吸，同时观察生命体征的变化。待将引流管送达最佳引流位置后，连接三通接头和无菌注射器，抽吸心包积液，用透明敷贴固定好导管。根据病情抽吸心包积液，第一次抽吸 100～200mL，以后根据病情分次抽吸，每次抽液完毕用肝素、生理盐水 2～4mL 冲洗并保留于导管中，及时关闭三通，防止导管堵塞。出血停止后，仍应保留引流管，继续监护。

⑧观察有无造影剂过敏。日本造影剂安全委员会对30多万人次造影结果研究显示,造影剂不良反应发生率离子型造影剂为12.66%,非离子型为3.13%。患者到达后,导管室护士要核对医嘱单,确认碘过敏试验结果。同时,护士要明确:试验结果只具有一定临床参考价值,阴性结果也存在发生严重反应(包括致死反应)的可能性。对既往有药物过敏史的患者更要加强观察。术中注意有无皮肤潮红、瘙痒、风团、皮疹、恶心、呕吐及低血压等过敏症状,一旦发现及时报告医生,暂停推注造影剂,抗过敏处理。

## (五)紧急冠状动脉造影和介入治疗术后护理

1.护理目标

(1)降低介入治疗术后并发症。

(2)减轻身体、心理的不适。

2.护理措施

(1)结束手术后患者被收入CCU。术后24～72h连续监护心电图、血压、血氧饱和度,注意心律、心率、ST-T变化,观察胸痛有无再发,有无气促、呼吸困难,注意患者神志、面色,有无皮肤湿冷、口唇发绀。每2h测量体温1次。12导联心电图每天1～2次,连续3d。若有心前区疼痛、胸闷或与术前相似的不适,应立即描记心电图,报告医生。

(2)记录出入量,尤其注意尿量。术后双通道或三通道输液,安排好输液顺序,保证需要连续输注的药物(如抗凝药)和足够的液体入量,加速造影剂的排泄,防止低血压。有心功能不全者,注意控制输液速度,遵医嘱匀速完成单位时间液体入量,避免短时间内进入大量液体。

(3)穿刺局部护理。急诊PCI患者术前、术中应用了大量抗血小板、抗凝药物,有的还接受过溶栓治疗,如果穿刺部位不当、压迫止血不充分、血压高、患者不配合过早活动肢体、拔管后包扎时纱布卷位置不当、绷带不紧,患者过胖、腹股沟过深无法充分加压包扎等情况下,穿刺局部容易发生出血,形成局部血肿,如果动脉鞘管脱落可以大量出血造成低血压休克,危及患者生命。①患者回病房后护士要立即查看股动脉穿刺局部鞘管是否固定良好,鞘管尾端的三通开关用胶布固定在关闭状态,避免无意中打开。②股动脉入路要求平卧24h,拔管后穿刺侧下肢(一般为右下肢)制动8h,穿刺局部沙袋加压6h。未拔动脉鞘管之前穿刺侧下肢保持伸直,不能曲折,上半身抬高时要小于20°。8h后穿刺侧下肢可水平移动,12h后可自由卧位,20h后可下床活动。制动时间不能过长,避免血栓形成并发症。③做增加腹压的动作如咳嗽、打喷嚏、呕吐、大便屏气时,穿刺局部用手按压,防止出血。观察敷料、伤口渗血情况,周围皮肤有无血肿,沙袋压迫有无滑落,足背动脉搏动、肢体皮肤温度和颜色等,并做好记录。④一旦发现大出血,应通知医生,并立即拆除敷料。用拇指在穿刺点上方1～2cm处压迫止血15～30min后,重新包扎,1kg沙袋压迫穿刺部位6～8h。下肢制动时间重新计时。

(4)拔管护理。一般在停用肝素后4h、活化凝血时间接近正常时(<175s)拔除动脉鞘管,但是,对于急性闭塞风险高的患者有时需要保留12h。拔管护理的重点是防止和协助处理拔管时血管迷走反应,后者表现为血压降低(<90mmHg/60mmHg),甚至低血压休克、心率进行性减慢、面色苍白、出汗、打哈欠、恶心、呕吐,处理不恰当的高危患者可导致死亡。拔管时血

管迷走反应与疼痛、低血容量和紧张有关。①为预防拔管迷走反应，要做到：估计有血容量不足的患者，如发生过严重呕吐、大汗、失血者，拔管前充分扩容；操作前消除患者的紧张和焦虑情绪，拔管时进行心电、血压监测，按压期间和完成后30min内密切观察心率、血压、面色、出汗等情况，准备阿托品、多巴胺等抢救药品；拔管医生按压力度适中，以能触到足背动脉波动为宜；两侧股动脉均有鞘管时，不能同时拔管、按压；伤口剧痛的患者用2%利多卡因沿鞘管局部浸润后再拔管。②一旦发生血管迷走反应立即放低头部，偏向一侧，有呕吐者穿刺局部加压增力，防止腹压增加导致出血。给氧气吸入，遵医嘱给予0.9%氢化钠注射液快速补液，静脉注射阿托品、多巴胺等药物。密切观察心率、心律、血压、心电图有无缺血改变等。

(5)介入术后患者第一次排大便需注意，避免因用力导致心血管事件。穿刺处加压包扎时间长或者卧床制动时间过长可导致下肢深静脉血栓形成，排便用力引起栓子脱落，可导致急性肺动脉栓塞，发生猝死。大便秘结者使用开塞露或缓泻剂。

(6)用药护理PCI后用药复杂，除了应用他汀类药物、β受体阻断剂、血管紧张素转换酶抑制剂、硝酸酯类药物外，抗凝、抗血小板药物对减少术后并发症、保证PCI疗效十分重要，护士应保障患者准确、按时用药。①肝素及低分子量肝素：术后血栓形成的高危患者如弥散性病变、明显残余狭窄、置入多个支架等，给予皮下注射低分子量肝素0.4mL/12h，共3～5d。在抗凝治疗期间要注意观察有无穿刺部位活动性血肿形成、皮肤或输液穿刺部位瘀斑、牙龈出血、血尿、黑粪等，注意观察血压、意识、瞳孔的改变，尽早发现出血先兆，及时报告医生，采取有效的治疗措施。②抗血小板药术后长期服用阿司匹林100mg，每日1次。置入支架的患者加服氯吡格雷75mg，每日1次，服用9～12个月。护士要强调该药对防止支架内血栓并发症(急性和亚急性血栓形成)的重要性，防止患者漏服。

(7)卧床不适的护理。制动导致腰背酸痛，不习惯床上进食、排便，导致焦虑、失眠、烦躁等不适。护士要多与患者交流，不设陪人时要多陪伴患者，帮助按摩身体受压部位和变换体位。

(8)心理护理和健康教育。紧急介入检查或治疗后的ACS患者有强烈的疾病不确定感(即缺乏确定与疾病有关事物的能力)和焦虑。他们不确定是否能够度过危机、担心出现意外，不确定手术是否对未来生活和工作存在影响，对自我的照护能力没有信心等。疾病不确定感越高的患者，其焦虑水平越高。疾病相关信息缺乏与疾病不确定感有密切关系。护士可以从减轻患者的疾病不确定感入手减轻其焦虑，鼓励患者说出自己的感受，并表示理解和肯定。术后早期的健康教育主要针对饮食、活动、出院后的自护知识(如观察病情、服药、自救、复诊)等指导在出院前进行。

## 二、快速心律失常射频消融术的护理

射频消融术(RFCA)是目前临床治疗快速性心律失常的最有效的方法。RFCA是通过放入心脏的射频导管头端的电极，释放射频电能，在导管头端与局部心肌之间，这种低电压高频电能转化为热能，使靶点组织温度升高，细胞水分蒸发、产生局部凝固坏死，从而消除病灶，根治快速心律失常。具有疗效好、创伤小、复发率低的特点。

## (一)RFCA的适应证

适用于各种机制的室上性心动过速;房性心动过速;特发性室速;持续性房颤;预激综合征合并阵发性房颤和快速心室率;发作频繁、心室率不易控制的典型房扑;发作频繁、心室率不易控制的非典型房扑等。

## (二)RFCA的基本方法

首先进行心内电生理检查,明确诊断和确定合适的消融靶点,选用大头导管引入射频电流。消融左侧房室旁路时,大头导管经股动脉逆行置入;消融右侧房室旁路或改良房室结时,大头导管经股静脉置入,到达靶点并放电消融。

## (三)护理

1.术前护理

(1)协助完善术前检查安排尽快完成血、尿、便常规和常规生化(血糖、肝功能、肾功能,必要时查心肌肌酶谱等),凝血功能4项、肝炎病毒标志物、抗HIV、梅毒等化验及胸片、12导联心电图、心脏超声等检查,必要时做动态心电图、运动负荷心电图等检查。给患者讲解术前检查的意义,取得配合。

(2)术前患者准备。①术前指导护士简单介绍手术过程及术中可能的不适、需患者配合的事项。告知患者手术医生、麻醉方式。安排导管室护士术前访视患者。条件许可安排患者参观导管室环境。通过术前指导降低患者紧张和恐惧感。术前1~2d练习床上排便。②遵医嘱停用所有抗心律失常药物至少5个半衰期。术前晚睡前口服地西泮5mg,术前30min肌内注射地西泮(安定)10mg。③术前ld沐浴,双侧腹股沟、会阴部、前上胸部、双侧颈部、腋窝备皮。检查双侧足背动脉搏动情况并记录。④术前禁食、禁水6h,术前30min排空大小便。⑤确认手术协议书签字手续完善(患者及家属共同签字)后,更换消毒病员服,备好病历、沙袋、平车,护送患者入导管室。

(3)环境准备患者去导管室后,紫外线消毒床单位和病室空气消毒。准备好心电监护仪。

2.术中护理配合

(1)亲切迎接患者,帮助摆好体位。测血压、心率、心律和呼吸频率等,记录一份12导联心电图,录入患者基本资料,连接电生理仪,保证接地良好。准确安放背部电极板。

(2)导管室物品准备。备好消融导管、各种电极导管、急救药物、肝素、生理盐水,多导电生理仪、射频仪、除颤器、心电图机、血压计及负压吸引器等。确保物品齐备、抢救物品处于备用状态。

(3)术中观察。①手术开始后经常询问患者有无不适,安抚患者。密切观察生命体征、一般情况、体表及心内电图。多巡视,鼓励患者说出不适,解答患者疑虑,发现异常及时提醒医生处理。②密切注意医生操作进程和意图,主动进行配合,及时发现病情变化或设备异常。在射频消融放电时,应特别密切监护生命体征,观察患者反应,并告知患者此时心前区可能有烧灼感或者刺痛,如果疼痛难忍要及时通知医护人员。③详细记录放电次数、时间、功率、电流、阻抗值、温度等参数，防止房室传导阻滞发生。如阻抗迅速升高，说明局部组织烧焦、碳化，应立即通知医生停止放电。密切观察X线影像有无心影扩大、心脏搏动显著减弱、肺脏有无压缩或胸腔液平等，及时发现心脏压塞并发症。出现严重心律失常协助抢救。④对于手术时间较长的患者，要注意是否因出汗而脱水，注意补液速度。对于全身麻醉的患者，要注意保障呼吸道通畅，密切观察呼吸情况和血氧饱和度的变化。

(4)手术结束后再次记录1份12导联心电图。帮助医生局部包扎固定，检查静脉通路并妥善固定。将患者移动到运送床或担架上，护送其回病房。

3.术后护理

(1)患者回病室后持续心电监护24～48h，密切观察患者神志、血压、心律、心率、呼吸等变化。少数患者偶有发作心动过速的感觉，心电图显示窦性心动过速，心率可达100次/分钟左右，在很短时间内可以恢复正常，无须处理。

(2)观察穿刺部位有无出血、穿刺侧肢体温度及颜色、足背动脉搏动情况，并记录。穿刺动脉时沙袋加压6h，穿刺静脉者沙袋加压4h，术后绝对卧床12h，术后72h内避免剧烈活动，防止穿刺部位出血。穿刺侧肢体给予被动按摩，防止动脉血栓及下肢静脉血栓形成。帮助患者取舒适卧位。

(3)密切观察患者有无胸痛、胸闷及呼吸困难，及时发现心脏压塞、房室传导阻滞等并发症。有异常症状和心电变化及时报告医生检查和处理。

(4)遵医嘱常规应用抗生素3～5d。

## 三、临时性起搏器植入术的护理

临时性心脏起搏可通过经静脉、经食管、经胸壁等途径来实现。经静脉临时心脏起搏是目前最常用的方法，用于紧急抢救心脏停搏和严重心动过缓患者。

### (一)临时起搏的途径

通常采用经皮穿刺股静脉、颈内静脉、锁骨下静脉路径，在X线透视下(紧急或不具备条件时用心电图引导)的引导下将起搏电极送入起搏心腔(右心室心尖)，最后连接电极导线近端与起搏器，起搏心内膜。临床上采用股静脉途径最多，此时下肢活动略受限制，但电极不易发生移位。

### (二)临时起搏适用的临床情况

各种原因引起的心脏停搏导致的阿-斯综合征；急性心肌梗死合并房室传导阻滞或严重的缓慢心律失常药物治疗无效时；某些室速的转复；预防性临时起搏等。

### (三)安置临时性起搏器的护理

1.术前护理

(1)物品准备。静脉置管穿刺包(内有必需的无菌扩张管、外套管、导引钢丝等)；起搏电极(5F-7F的双极电极)。提前做好电路导通、阻抗测试及消毒工作。体外携带式临时起搏器，注意电源更新。准备急救药物及设备。

(2)患者准备。①术前指导给清醒患者讲解手术过程、术后注意事项,消除紧张、恐惧、焦虑等不良情绪,使患者配合治疗。②备皮根据穿刺部位备皮。如行经胸壁起搏,电极放置前要清洁并擦干皮肤,如有胸毛应用剪除,不必剃刮,保证电极与皮肤的良好接触。

(3)检查确认是否签署手术知情同意书。

2.术后护理

(1)护士要明确临时起搏设定的频率,该起搏方式应有的心电图表现,并记录12导联心电图。持续监护心电变化,观察心率、心律、起搏信号,及时发现并报告医生处理与起搏相关的或其他的心律失常。

(2)随时观察脉冲发生器与电极导线的连接是否可靠,定时遵医嘱测定起搏参数并调整,以免发生起搏及感知障碍。

(3)固定好体外的起搏电极,防止意外脱落或移位。固定电极时避免任何张力。锁骨下静脉入路,用托板保持上肢伸直,股静脉入路不能下床步行。鼓励患者卧床24~48h,平卧或左侧卧位。起搏器电极与皮肤之间予以衬垫,预防皮肤破损。

(4)体外起搏器固定在患者身体上或者床上,外用硅胶套包裹,起到绝缘作用。各种操作前事先将其安置好,以免参数被意外碰触而改变。

(5)定时观察穿刺部位有无红、肿、压痛、分泌物。穿刺部位每天消毒,更换覆盖的无菌敷料,保持局部干燥,预防感染。每天4次测量体温,如有体温升高立即通知医生。

(6)确保用电安全,所有使用的电器要接地良好,避免电干扰。保证患者床单位干燥。

3.停用临时性起搏器

由股静脉插入的导管一般不宜超过2周,防止引起静脉血栓。拔除后轻压伤口10~15min,预防出血。放置永久性的起搏电极后,临时电极不宜立即拔除,观察病情稳定后再去除,以免急需时使用。

## 四、永久心脏起搏器植入术的护理

永久人工心脏起搏器植入术是将人工心脏起搏器脉冲发生器永久埋藏在患者皮下组织内,发放脉冲电流刺激心脏,使之兴奋和收缩,以代替心脏起搏点,控制心脏按脉冲电流的频率有效地搏动。永久心脏起搏器由脉冲发生器、电极及导线、电源3部分组成。

永久人工心脏起搏器植入术常用于各种原因引起的心脏起搏或传导功能障碍,如病态窦房结综合征、窦性心动过缓、高度或完全性房室传导阻滞等缓慢性心律失常。近年来也用于肥厚型心肌病、慢性难治性心力衰竭等的治疗。

### (一)永久心脏起搏器植入术的术前护理

1.术前教育

(1)向患者及家属介绍起搏器植入术的目的、治疗价值和安全性,术中需要配合的地方、可能出现的不适及术后注意事项。

(2)向患者简要介绍导管室的环境、麻醉方法、手术过程、手术医生等,并告诉患者在清醒状态下接受手术。安排导管室护士术前访视,增加与患者沟通,消除其紧张情绪。

(3)指导患者适应床上用餐、排便,训练床上排便。

(4)患者因担心手术意外、起搏器失灵、术中的危险性等产生焦虑心情,护士配合医生主动与患者交流沟通,给予精神上的安慰。向患者介绍手术的重要性和技术的成熟性,鼓励患者配合手术。

2.术前准备

(1)遵医嘱留取术前常规检查标本,查血、尿、粪常规及出凝血时间、肝功能、肾功能、乙肝5项等,协助患者外出做超声心动图、心电图、胸片等检查。

(2)遵医嘱停用口服阿司匹林、华法林5～7d。

(3)皮肤清洁准备,预防切口感染。部位包括左侧颈部、左肩、左胸部、左上臂、手术部位20cm范围、会阴部、左大腿内侧。

(4)做好抗生素药物过敏试验并做好记录。

(5)术前4～6h禁食、禁水,避免术中呕吐。停用低分子量肝素等抗凝剂。

(6)术前用镇静剂,使情绪安定。

(7)患者去导管室后更换消毒被服,紫外线消毒床单位和病室空气消毒。

### (二)永久心脏起搏器植入术的术中护理配合

(1)导管室要提前消毒,患者进入前设定好适宜的室温。

(2)备齐各种急救药品。检查除颤器、临时起搏器的状态及性能,使之处于备用状态。校准生理记录仪。备齐术后监护仪等设备。

(3)亲切迎接患者,减轻其紧张感,脱去多余衣物。术前即刻描记全导联心电图以备案。建立静脉通道。连接监护。

(4)植入起搏器过程中,护士巡视监护,时刻注意患者的生命体征,密切心电、血压监护,记录患者的心率、心律。电极到达心室时刺激室壁可引起室早、室速甚至室颤,此时要加强监护,一旦出现意外及时处理。

(5)配合临时性起搏器的连接、遵医嘱设置参数和启用。

(6)配合永久起搏器参数的测定。

### (三)永久心脏起搏器植入术后护理

(1)保持水平体位安置患者至床上,连续心电监护,监测心率变化,注意起搏器的感知功能是否正常,有无异常心律。记录全导心电图,术后3d内每6h描记1次心电图,观察起搏心电图波形有无改变、脉冲信号、脉冲信号与QRS波群的关系,如果只有脉冲信号而其后无宽大畸形的左束支传导阻滞型的波形,提示阈值升高、电极移位或阻抗增加,应即刻报告医生,及时处理。观察体温变化,每2h测量体温1次,一旦有发热立即报告医生。

(2)注意用于患者的各种电子医疗仪器接地良好。

(3)局部伤口处沙袋压迫4～6h。每天观察伤口有无红、肿、热、痛、分泌物等发炎征象，按无菌原则更换敷料。

(4)起搏器安置后早期电极导管移位90%发生于术后1周内，发生的原因之一与患者起床活动过早有关。因此，患者术后体位护理非常重要。患者术后48h内取平卧或略向左侧卧位，其间患侧肩肘关节制动，最好用绷带固定，卧床期间腕关节以下包括手指可以活动，健侧肢体和双下肢活动、颈项活动不受限制，卧床期间护士协助生活护理，协助患者每2h深呼吸咳嗽1次。48h后可抬高头部或半卧位，72h后逐渐下床活动。术后第一次下床要有护士协助，动作宜缓慢，防止摔倒，下床活动幅度不宜过大。

(5)术后1周协助医生检测起搏器的感知功能和起搏等各项参数，如电流、电阻、能量、阈值等。

## (四)永久心脏起搏器植入术后健康指导

由于起搏器是植入体内的电子设备，可能受到外界的干扰发生故障，危及患者生命，护士必须做好起搏器的相关指导。

(1)告知患者术后可进行一般性运动，但应避免造成胸部冲击和剧烈的甩手、外展等动作的运动，如打网球、举重、从高处往下跳，以免电极导线发生移位、断裂。

(2)避免接近高压电区及强磁场如大功率发电机、变电站、电台发射器、理疗用的微波治疗仪、电刀、电钻、磁共振检查等。但家庭用电一般不影响起搏器工作，告诉患者电视机、收音机、洗衣机、微波炉、电饭煲、电冰箱、吸尘器、电动剃须刀等电器可照常使用。手提电话使用时要距离起搏器15cm以外(用植入起搏器的对侧肢体)。嘱患者一旦接触某种环境或电器后出现胸闷、头晕等不适应立即离开现场或不再使用该电器。

(3)告知患者及家属植入起搏器的设定频率，学会自测脉搏，指导患者每天早晚各测脉搏1次，并注意与起搏器设定频率是否一致。若脉搏比原起搏心率少并且感觉胸闷、心悸、头晕、乏力、黑矇等应立即来医院就诊；如果脉搏与设置起搏心率一致，但患者出现心悸、头晕、易疲劳、活动耐力下降、血管搏动等不适，要警惕起搏器综合征，也应就诊。

(4)外出时要携带起搏器识别卡，注明姓名、住址、联系人电话、起搏器型号、生产商、植入日期、植入医院地址、医生姓名和电话、起搏器设定频率、工作方式等，以便发生起搏器失灵等突发事件时，及时联络处理。另外，就医或通过机场安全门时，将识别卡展示给医生或检查人员，便于进行医源性的预防措施或解除金属警报以通过检查。

(5)保持局部清洁、干燥，局部体表隆起处需用棉垫保护皮肤。衣着应宽大，患侧不宜过紧，以免皮损引起感染。嘱患者如发现伤口有渗液、红肿、起搏器外突等异常情况应立即就医。

(6)强调术后定期复查的重要性，与医生共同制定复查时间表。出院后1、3、6个月各随访1次，测试起搏功能，以后每半年随访1次。告知患者及家属起搏器使用年限，接近有效期时出现脉搏减少是电池耗竭的预兆，应随时来院检测、更换起搏器。

## 五、主动脉内球囊反搏术的护理

主动脉内球囊反搏术(IABP)是一种有效的机械性循环辅助方法，于 1967 年首次成功应用于临床。随着技术的不断改进，IABP 成为救治心源性休克、重症缺血性心脏病的重要手段。

### (一)IABP 方法和原理

1.方法

IABP 是经皮穿刺股动脉插入球囊导管，球囊置于距左锁骨下动脉远端 1～2cm 和肾动脉开口近端的降主动脉内，导管的另一端连接反搏机器。

2.IABP 治疗原理

心脏收缩期，与主动脉瓣张开同步，球囊内气体排空，主动脉压力下降，心脏射血阻力降低，心脏后负荷下降，心肌耗氧量降低，心排血量增加，改善左心室功能；心脏舒张期，球囊充气，主动脉近心端的舒张压升高，冠状动脉的灌注压及血流量增高，增加心肌供血。

### (二)反搏装置和球囊导管

反搏机由监测、调控、动力部分组成。监测部分可以显示心电图、动脉血压及波形；调控部分可以选择反搏触发的方式(心电图触发和动脉压力触发)，使驱动反搏与心脏搏动同步；动力部分由气体压缩机和真空泵组成，使球囊充气和排气，气体为氦气或二氧化碳气；球囊导管为一次性使用用品。导管末端有由聚氨酯材料制成的一可充盈的球囊，分单囊、双囊 2 种，目前临床多用单囊导管。球囊导管有 2.5～50mL 等不同容积，供不同体重的儿童和成人使用。

### (三)IABP 适应证

(1)高危患者的预防性应用，用于手术前心功能Ⅳ级、左室射血分数小于 30％的患者。

(2)心脏手术中，脱离体外循环机困难或心脏泵功能衰竭者。

(3)重症冠心病行冠状动脉搭桥合并巨大室壁瘤者。

(4)心脏直视术后出现顽固性低心排血量、严重心律失常、应用大剂量辅助心功能药物无效，血压继续下降者。

(5)急性心肌梗死后有顽固性、恶性室性心律失常。

(6)药物治疗无效的不稳定型心绞痛或心肌梗死后心绞痛。

(7)急性心肌梗死合并室间隔穿孔或乳头肌断裂等机械并发症，严重心功能不全者。

(8)心脏移植后的循环辅助。

### (四)IABP 的护理

IABP 治疗的对象多为心血管危重症患者，正确的护理是 IABP 疗效的重要保障。

1.严密观察病情和 IABP 辅助循环的效果

监测生命体征，持续观察血压、心率、心律、呼吸、血氧饱和度等指标。血压回升、呼吸困难减轻、尿量增加、末梢循环变温暖、发绀减轻、血氧饱和度升高、心绞痛减轻提示 IABP 治疗有效。如果上述征象恶化，立即报告医生处理，及时调整 IABP 各项参数。如果循环功能改善，对正性肌力药物的依赖降低（多巴胺用量＜5μg/（kg · min），血压稳定（收缩压＞90mmHg），心排血指数＞2.5L/（$m^2$ · min），排尿＞1mL/（kg · h）是停用反搏的指标。

2.观察 IABP 工作状态

护士必须熟知 IABP 的工作原理和目前的工作方式及参数，掌握 IABP 仪器的警报系统，包括电源、触发、漏气、低反搏压、气源（氦气、二氧化碳气）不足，导管位置及系统报警等。在球囊反搏治疗过程中出现报警时，要立即查找原因并排除，同时报告医生，以免因 IABP 停搏过久出现血流动力学改变或血栓形成等严重后果。IABP 一般选用心电图触发反搏，反搏效果有赖于 R 波振幅、心律和心率。理想的心率为窦性心律 80～100 次/分钟。护士要密切观察患者心电变化，特别是心律、心率及 QRS 波群的动态变化。

（1）出现报警首先观察患者，注意其一般情况和生命体征。如果病情变化导致报警立即抢救、处理。

（2）检查心电监护电极片有无脱落或接触不良。患者躁动、翻身、出汗，可使心电图电极片松脱，造成报警。护士查看后随时固定或更换电极片，以确保 IABP 有效触发。选择 T 波低平，R 波高大的导联（R 波波幅＜0.5mm 不能有效触发反搏）。

（3）严重心动过速（＞150 次/分钟）、心动过缓和 QRS 波幅多变等情况均可影响球囊反搏效果甚至停止工作，导致报警。发现心率过快、过慢，心律改变如窦性突然转为心房纤颤，应立即报告医生，及时调整充盈时间和反搏频率，达到最佳疗效。

（4）反搏前后及反搏期间压力的动态变化，反映了反搏疗效和病情的变化。动脉收缩峰压和舒张末期压反搏后较反搏前降低，而平均压上升，说明反搏有效。观察动脉收缩压、舒张压、平均压、反搏压与波形，了解反搏疗效，估计病情的好转与否，并及时反馈给医生，根据各项压力的动态变化，结合心率、尿量等指标，调整反搏压大小及反搏频率，将球囊控制在心脏舒张初期充盈、心脏收缩期前抽空。球囊充盈过早，主动脉瓣未关闭，阻碍心脏射血而增加心脏负荷，使心肌耗氧量增加；充盈延迟，舒张压升高不明显，IABP 辅助的效果降低。

3.检查

检查管路系统是否漏气，保证球囊导管的通畅，防止导管打折、移位和脱落。

（1）各班护士认真交接管道反搏压力等情况，观察各管道连接处有无松动、血液反流现象，每小时用 3～5mL 肝素盐水冲洗 1 次，以免形成血栓。冲管前先抽回血丢弃，再注入肝素液，避免将气泡及血栓注入体内。

（2）妥善固定气囊导管，防止意外脱落。

（3）保持正确的体位。IABP 时患者应绝对卧床，取平卧位，穿刺侧下肢伸直。向患者说明保持下肢伸直的重要性，取得配合。翻身时下肢与躯体成一直线，幅度不宜过大，避免穿刺侧屈曲受压，保持管道通畅。

4.并发症的观察与护理

（1）下肢缺血。可能的原因是：反搏球囊导管与股动脉直径不称，前者选择过粗；导管周围血栓形成阻塞股动脉；动脉痉挛；血栓脱落形成下肢动脉栓塞；术后抗凝不当；下肢活动受限，下肢被动护理欠缺等。护理措施如下：①严密观察置入导管侧的足背动脉搏动情况，下肢皮肤颜色、温度、感觉等变化并与对侧比较。发现下肢缺血情况及时报告医生处理。②冠状动脉旁路移植术后应用IABP的患者，检查置入反搏球囊导管侧下肢弹力绷带是否包扎过紧。在术后6h松解弹力绷带。③将置入反搏导管侧的下肢垫高，每4h下肢被动运动、按摩1次。④患者半卧位时应小于45°，避免屈膝、屈髋导致反搏球囊导管打折。⑤抗凝治疗中遵医嘱定时监测全血活化凝血时间，使之维持在正常的1.5～2.5倍，根据该结果通知医生调整肝素剂量。同时注意观察有无出血或栓塞迹象。⑥避免触发不良和循环波动引起的低反搏压等。

(2)出血及血肿形成。可能原因有：放置反搏球囊导管时血管壁撕裂；拔除导管后压迫不良造成局部出血与血肿；股动脉切开放置导管时血管吻合口缝合不严；股动脉分支损伤未处理等。护理措施：拔管时手压迫止血后，穿刺侧腹股沟局部加压包扎，用2kg沙袋压迫穿刺部位8～10h，下肢制动，绝对卧床24h。出血多者注意血压、休克征象，必要时遵医嘱输液、输血，做好手术修复的术前准备。

(3)感染。置反搏导管处切口或穿刺口渗血引起继发感染或无菌操作不严格所致。护理措施：监测体温、血象的动态变化，检查穿刺部位有无渗血、红肿及分泌物。每日局部消毒，更换敷料。保持穿刺点清洁干燥，敷料被渗液、渗血浸湿时，及时更换。应用抗生素后观察疗效，效果不佳时及时报告医师修正治疗方案。

(4)球囊破裂。插入球囊导管时，尖锐物擦划球囊或者动脉壁粥样硬化斑块刺破气囊等。护理措施：观察到反搏波形消失、导管内有血液进入提示球囊破裂。出现上述情况及时报告医师，立即停止反搏，撤除导管。病情需要时，协助医师重新置入新的反搏球囊导管。

(5)动脉撕裂、穿孔。导管进入动脉夹层可直接导致动脉壁破裂；导管在夹层内充盈也可导致动脉穿孔。护理措施如下：①置入反搏导管后出现不可解释的低血容量、低血压，患者诉腰背部疼痛应考虑有动脉穿孔，出现上述情况立即报告医师。②立即执行快速输血、补液医嘱，密切监护血压等生命体征，做好急诊修复手术准备。

5.观察出血倾向

越应用IABP期间，常规使用肝素抗凝，应密切观察出血倾向，观察穿刺处有无渗血，皮肤黏膜有无出血，有无呕血、黑粪、血尿等。

6.做好基础护理

应用IABP期间，保持床铺清洁干燥。每日早晚为患者做口腔护理，协助患者进食，做好皮肤护理，病情危重不能更换体位者，每隔2h按摩患者受压部位和腰部肌肉以减轻不适。使用充气床垫，防止压疮发生。保持病房内安静、清洁，使患者感到舒适，确保患者有足够的休息和睡眠。

# 第四章　神经内科疾病护理

## 第一节　急性脊髓炎的护理

### 一、定义

急性脊髓炎又称急性非特异性脊髓炎，是指一组原因不明的脊髓急性横贯性损害的炎症性脊髓疾病。临床表现为病损水平以下的肢体瘫痪，传导束性感觉障碍和膀胱、直肠功能障碍为主的自主神经功能障碍。一年四季均可发病，但以冬末春初或秋末冬初较为常见。

### 二、病因及发病机制

病因至今尚未明了。目前多数学者认为本病可能是病毒感染后所诱发的一种自身免疫性疾病，外伤和过度疲劳可能为其诱因。

### 三、临床表现

1.急性横贯性脊髓炎

各年龄组均可发病，以青壮年为多；散在发病，无性别差异。部分患者在脊髓症状出现之前1～4周有发热、全身不适等上呼吸道感染或腹泻病史，或有负重、扭伤等诱因。急性起病，常在数小时至数日内发展为完全性瘫痪，部分患者在出现瘫痪前、后有背部疼痛、腰痛和束带感，肢体麻木、乏力、步履沉重等先兆症状。

2.运动障碍

脊髓炎以胸段最常见，约占全部脊髓炎患者的74.5%。常表现为双下肢截瘫，早期呈迟缓性瘫痪，肢体肌张力降低，腱反射减弱或消失，病理反射阴性，腹壁及提睾反射均消失，此期为脊髓休克期。脊髓休克期持续时间差异很大，数日至数周不等，以1～2周最多见，休克期越长说明脊髓损害越严重。完全性损害，休克期长。

3.感觉障碍

为传导束型，急性期病变节段以下所有深、浅感觉缺失，有些患者在感觉缺失区上缘可有1～2个节段的感觉过敏区。在病变节段可有束带感觉异常。局灶性脊髓炎可表现为脊髓半切综合征型的感觉障碍，即病变的同侧深感觉缺失和对侧浅感觉缺失。

4.自主神经功能障碍

脊髓炎的自主神经功能障碍主要为括约肌功能障碍。早期主要表现为大、小便潴留。个别少数脊髓横贯性损害和骶段脊髓损害的患者，长期呈现迟缓性瘫痪，膀胱功能长期不能恢复，肛门括约肌长期松弛，结肠蠕动减弱而无排便反射和排便能力。其他还有病变节段以下的皮肤干燥、不出汗、热天可因出汗不畅而致体温升高等。颈段脊髓炎患者，常因颈交感神经节和颈髓损害出现 Horner 综合征。

5.急性上升性脊髓炎

起病急骤，瘫痪和感觉障碍从足部开始，在 1 日至数日内迅速向上蔓延，出现呼吸困难、吞咽困难和不能言语，甚至影响到脑干致呼吸中枢麻痹而死亡。临床少见。预后不良。

6.弥散性脑脊髓炎

当上升性脊髓炎的病变进一步上升累及脑干时，出现多组脑神经麻痹，累及大脑出现精神异常或意识障碍者，病变弥漫已超出脊髓的范围，故称为弥散性脑脊髓炎。

7.脊膜脊髓与脊膜脊神经根脊髓炎

病变影响到脊膜和脊神经根时，患者可出现脑膜和神经根刺激症状，体格检查时可有项强、Kernig 征、Lasegue 征阳性等，分别被称为脊膜脊髓炎和脊膜脊神经根脊髓炎。

## 四、辅助检查

1.周围血象

病程早期可有轻度白细胞增高，当并发感染时可明显增高。

2.脑脊液

压力正常。脑脊液外观无色、透明，常有轻至中度白细胞增高。蛋白质和白细胞数增高的程度与脊髓的炎症程度和血-脑屏障破坏程度相一致。

3.X 线

脊柱摄片检查无异常改变。或可见与脊髓病变无关的轻度骨质增生。可排除骨转移瘤、骨结核等引起的脊髓病。

4.CT

可排除继发性脊髓病，如脊柱病变性脊髓病等，对脊髓炎本身诊断意义不大。

5.磁共振(MRI)

对于早期明确脊髓病变的性质、范围、程度和确诊急性非特异性脊髓炎是最可靠的措施。急性横贯性脊髓炎 MRI 表现为急性期可见病变脊髓节段水肿、增粗；受累脊髓内显示斑片状长 $T_1$、长 $T_2$ 异常信号，在 $T_1$ 加权像上呈 $T_1$ 低信号、$T_2$ 高信号。对鉴别多发性硬化更可靠。

6.脑干诱发电位检查

可排除脑干和视神经病变，对早期鉴别视神经脊髓炎有帮助。

## 五、治疗

无特效治疗。治疗原则为减轻脊髓损害，防止并发症，促进脊髓功能恢复。

## 六、观察要点

观察患者呼吸的频率、深度，判断呼吸无效的原因，如是否有呼吸困难，咳嗽是否有力，听诊气管、肺部有无痰鸣音，血氧饱和度的指标等，X线胸片示肺部感染情况。

## 七、常见护理问题

### （一）排尿功能异常

1.相关因素

（1）脊髓损伤早期：膀胱完全丧失神经支配，逼尿肌麻痹，内括约肌收缩、外括约肌松弛，膀胱无张力性，只能储尿，不能排尿。

（2）骶髓以上的脊髓损伤患者在脊髓休克期后：骶髓排尿中枢完好，但失去了大脑皮质的抑制性控制，不能接受意识控制和调节。膀胱胀满后可通过低级排尿中枢的反射，出现不随意排尿。

（3）脊髓休克期后：若脊髓反射中枢圆锥部或马尾遭到破坏，膀胱无感觉神经和运动神经支配，成为自主器官，如副交感神经功能作用，可使膀胱在充盈条件下产生较小的收缩。

2.临床表现

（1）无张力性膀胱。多出现在脊髓损伤早期即休克期，表现为尿潴留，膀胱高度充盈而尿液不能排出。

（2）反射性膀胱。脊髓休克期过后出现。患者不能有意识排尿，只能间歇不自主排尿。下肢受到某种刺激时可反射性引起排尿。排尿不完全，可有残余尿。膀胱容量为150～200mL。

（3）自律性膀胱。脊髓休克期过后出现。膀胱膨胀，容量在600～1000mL时，咳嗽、屏气、哭笑时出现尿失禁。无意识性排尿且间歇性排出部分尿液，表现为排尿不全，经常存在大量残余尿，极易发生泌尿系统的反复感染。

3.尿潴留护理

（1）尿潴留患者，常规采用听流水声，热敷下腹部，温水洗会阴，开塞露注入肛门，针灸及穴位注射等方法诱导排尿。

（2）多饮水可起到稀释尿液、冲洗尿道的作用，因此要求患者每天饮水2000～4000mL，同时口服维生素C 1～2g/d，以酸化尿液。

（3）留置导尿管。早期均留置Foley尿管（乳胶气囊导尿管）持续引流尿液。当患者出现自发性排尿反射后，改为间歇性开放，3～4天后试行拔管。

(4)导尿管感染相关预防策略

①插管前。严格掌握插管适应证,避免不必要的留置导尿管,仔细检查导尿包;根据年龄、性别、尿道情况选择合适的导管口径、类型。

②插管时。严格无菌操作,动作轻柔,避免尿道黏膜损伤。

③插管后。应用密闭引流系统,悬垂集尿袋应低于膀胱水平,及时清空尿液;保持引流系统通畅和完整,不轻易打开导尿管与集尿袋的接口;不常规使用消毒剂或抗菌药物的生理盐水进行膀胱冲洗;日常用清水和肥皂保持尿道口清洁,大便失禁患者清洁后应消毒;疑似出现尿路感染而需要抗菌药物治疗前,应更换导尿管;导尿管脱落或导尿管密闭系统被破坏时,应更换导尿管;更换频率:普通集尿袋 2 次/周;精密集尿袋 1 次/周;每天评估留置导尿的必要性,尽早拔出导尿管。

④其他。定期对医务人员进行在职培训;定期公布导尿管相关尿路感染的发生率。

(5)早期训练和维护膀胱功能。目前多主张留置尿管后采用个体化放尿方法,即根据膀胱充盈情况放尿,结束后关闭尿管,一般每 4 小时放尿 1 次,这一生理刺激有助于建立反射性膀胱,避免持续开放形成的"惰性膀胱"以至膀胱因肌肉萎缩形成挛缩膀胱。

4.尿失禁护理

(1)心理护理。尿失禁者多表现为性格孤僻和抑郁,或者由于尿失禁病程迁延不愈,患者普遍对治疗缺乏信心,产生焦虑心理。对此,应多关心、体贴患者,用和蔼的语言和态度与患者交谈,维护患者的自尊。对因尿湿衣裤、被褥而窘迫、自卑的患者给予同情,不埋怨、不厌恶,耐心倾听患者所提出的问题,深入浅出地向患者介绍疾病的有关知识及综合治疗方法,及时解释在治疗中可能出现的问题,满足患者需求。

(2)行为管理。行为管理的目的是患者通过对自身排尿行为的修正,使自己重新获得控尿或部分控尿。患者进水、排尿或间歇性导尿要有时间表,进水量每天 2000mL 左右,避免因排尿障碍害怕饮水的不良习惯产生,当然饮水尽量在日间完成摄入计划,多给患者菜汤、肉汤等流质食物,夜间则相对限制饮水。养成良好的习惯做到定时排尿。

(3)尿失禁护理用具的选择及其使用方法指导。合适的尿失禁护理用具及其正确的使用方法对患者生活质量的提高、自理能力的培养、预防膀胱失用萎缩的发生是很重要的。

①保鲜膜袋法。保鲜膜袋具有透气性好、价格低廉、不易引起泌尿系统感染等优点,适用于男性尿失禁患者,但烦躁不安的患者不宜使用。保鲜膜袋应选择标有卫生许可证、生产日期、保质期的产品。使用方法:将保鲜膜袋口打开,将阴茎全部放入其中,将袋口两端对折系一活扣,但注意不要过紧。注意事项:每次排尿后及时更换保鲜膜袋,应随时检查是否有尿液排出,日间 2～3 小时更换 1 次,夜间 3～4 小时更换 1 次;每次更换时用温水清洁会阴部皮肤,保持皮肤清洁、干燥;阴茎回缩者可连同阴囊一起套入保鲜膜袋中。

②高级透气接尿器法。此方法适用于不能自理的男、女患者,解决了普通接尿器引起的生殖器糜烂、皮肤瘙痒、感染、湿疹等问题。使用前要根据性别选择,男性选择 BT-1 型,女性选择 BT-2 型。使用方法:先用水和空气将尿袋冲开,防止尿袋粘连,再将腰带系在腰上,把阴茎

放入尿斗中(或接尿斗紧贴会阴),并把下侧的两条纱带从两腿根部中间左右分开向上,与三角布上的两个短纱带连接在一起即可使用。注意事项:接尿器应在通风干燥、阴凉清洁的室内存放;禁止日光暴晒;经常取下冲洗晾干;使用时排尿管不能从腿上通过,防止尿液倒流。

③失禁护垫及纸尿裤的使用。使用失禁护垫及纸尿裤是现今最为普遍也最安全的方法,使用纸尿裤可以有效地解决尿失禁问题,而且不会造成尿道及膀胱的损害,也不影响膀胱生理活动。针对某些特定形态的患者及家庭经济条件许可,利用此法并结合定时如厕排尿来重建患者的排尿功能。但应注意做好皮肤护理,每次更换纸尿裤时用温水清洗会阴和臀部,涂鞣酸软膏或强生护肤粉,防止尿湿疹及压疮的发生。

(4)膀胱功能训练。训练方法包括 Crede 手法向下推膀胱以增加膀胱内压,Valsalva 手法以增加腹内压的方法增加膀胱内压,叩击下腹部,牵拉阴毛,按摩大腿内侧等。

①Crede 手法。双手拇指置于髂前上棘,其余手指置于耻骨上区,指尖稍重叠,手指用力压迫腹部,直到手指到达耻骨后方,再向下压迫膀胱底部,双手尽可能深压入真骨盆区。

②Valsalva 手法。患者可取坐位或卧位,躯干向前屈,屈髋双手抱膝,由于腹内压的增加可使骨盆底部及膀胱内压力增加有助于排尿。但是脊髓损伤早期禁用此法,患有痔疮、疝气者慎用。

③挤压排尿。穴位按压后,一手掌触摸胀大的膀胱由底向体部环行按摩,双手重叠放在膀胱上慢慢向耻骨后下方挤压膀胱,手法由轻到重,使尿挤出。

膀胱功能锻炼的注意事项及禁忌证:功能训练应在每次排尿或导尿前 20 分钟施行,掌握循序渐进的原则;挤压膀胱前要注意膀胱位置,当膀胱底位于耻骨上 3 横指以上时,禁用此法。禁忌证:膀胱输尿管反流,结石病和肾衰竭前期禁止膀胱训练。

(5)间歇导尿。每 4 小时用 12～14 号导尿管导尿 1 次,操作程序与普通无菌导尿术相同。每天饮水量 1500～1800mL,20:00 至次日 6:00 不再饮水。如 2 次导尿间能排尿 100mL 以上,残余尿少于 300mL,可改为每 6 小时导尿 1 次。如 2 次导尿间能排尿 200mL 以上,残余尿少于 200mL,可改为每 8 小时导尿 1 次。间歇导尿的注意事项:病情稳定再开始训练;导尿严格无菌操作,尿管充分润滑,动作轻柔避免损伤尿道黏膜;当膀胱胀大平脐时即可间歇导尿,每次导出尿液量不超过 1000mL,以防虚脱;定时导尿,根据膀胱容量及残余尿量制订间歇导尿计划,并做好记录。

## (二)肠道功能障碍

1.相关因素

(1)与脊髓损伤使支配肠道运动的骶$_{2\sim4}$的神经功能障碍,出现肠麻痹有关;与支配肠壁平滑肌和肛管括约肌的副交感神经功能受损,肠道蠕动减少有关。

(2)与长期卧床,活动过少有关。

2.临床表现

患者诉腹胀,排便困难,肠蠕动减少,肠鸣音减弱。

3.护理措施

(1)制订定时饮水计划:保证每天饮水量至少 800mL,嘱患者晨起洗漱后,空腹饮稍低于体温的白开水 200mL,稀释血液、冲淡体内毒素,促进肠蠕动。在早、中、晚餐后 2 小时各饮水 200mL。

(2)给予高蛋白、高维生素、易消化的饮食,供给足够的热量与水分,多吃蔬菜、水果,以刺激肠蠕动,减轻便秘和肠胀气。

(3)肠麻痹腹胀时可按摩腹部或针刺足三里,或用肛管排气,必要时胃肠减压。如果以上措施无效时可用药物治疗。每天定时排便,亦可用开塞露肛塞或口服缓泻剂,必要时定期低压少量灌肠。

(4)训练反射性排便:挤压肛门法是经济方便且较为理想的排便方法,可指导患者自己做。四肢全瘫者,教会家属,力求达到定时排便的效果。方法为选择某一固定的时间每日或隔日 1 次,用戴有手套的手指扩张肛门或按压肛门周围,刺激括约肌,反射性引起肠蠕动,经反复刺激可使粪便排出。通过摸索掌握饮食规律,训练排便,可使排便有一定规律,以此有效解决截瘫患者的排便问题。

## (三)潜在并发症:压疮

压疮又称为压力性损伤。

1.相关因素

(1)局部组织遭受持续性垂直压力而发生。

(2)摩擦力作用于皮肤,损害皮肤角质层。皮肤擦伤后,受潮湿、污染而发生。

(3)剪切力是由摩擦力和压力相加而成,与体位密切相关。引起皮肤血循环障碍而发生。

2.临床表现

(1)国际 NPUAP-EPUAP(美国国家压疮顾问小组-欧洲压疮顾问小组)压疮分级系统:将压疮分为以下四期。

Ⅰ期:指压不变白的红肿。通常在骨突出部位有局部指压不变白的红肿,且皮肤完整。

Ⅱ期:真皮层部分缺损。此期表现为一个浅表开放的红粉色创面,周围无坏死组织的溃疡;也可表现为完整的或开放/破溃的充满浆液或血清液体的水疱;创面为一个有光泽的或干燥的周围无坏死组织或淤肿的浅表溃疡。

Ⅲ期:全皮肤层缺损。此期可见皮下脂肪,但没有骨骼、肌腱或肌肉暴露;有腐肉,但未涉及深部组织,可有潜行和窦道。

Ⅳ期:组织全层缺损伴有骨骼、肌腱或肌肉的暴露。伤口处可能会部分覆盖腐肉或焦痂,常常会有潜行和窦道。

(2)美国补充的分期方法。①深部组织损伤:由于压力和(或)剪切力造成皮下软组织受损,在完整但褪色的皮肤上出现局部紫色或黑紫色。②无法分期:缺损涉及组织全层,但溃疡的实际深度完全被创面的坏死组织(黄色、棕褐色、灰色、绿色或棕色)和(或)焦痂(棕褐色、棕色或黑色)所掩盖。无法确定其实际深度,除非彻底清除坏死组织和(或)焦痂以暴露出创面底部。

3.护理措施

(1)压疮的评估。有效的评估是防止压疮发生的主要途径。Braden是美国健康保健政策研究机构推荐使用的一种预测压疮危险的工具,具有较高的灵敏度和特异度,它对6个风险因素进行评估,包括感觉、潮湿、活动、移动、营养、摩擦力和剪切力。得分范围6～23分,得分越高,说明发生压疮的风险越低。

(2)压疮皮肤护理规程。①评估压疮危险因素。②评估皮肤是否完整及其皮肤动态变化。③每2小时翻身1次。④保持床头低于30°。⑤降低身体与床和椅之间接触表面的压力。⑥将肢体放置于特殊位置以支撑身体不移动或滑动。⑦保持皮肤清洁、光滑、干爽。⑧避免骨突出部位受压。

(3)压疮的防范措施。①压疮预防主要包括两步:识别处于危险状态的患者;对已经识别为处于危险的患者采取有效预防策略。②有效的预防策略包括识别危险因素、降低压力作用、评估营养状态、避免过多的卧床休息和长期的坐位,以及保持皮肤的完整性。③对抬床入院的伤病员、转科伤病员及大、中型手术后伤病员,由接收护士认真检查皮肤情况,发现问题应当面交清并做好记录。④对年老、体弱、消瘦、瘫痪、昏迷、长期卧床和采取各种强迫体位的伤病员应采取相应的预防措施,建立翻身卡,视具体情况决定翻身间隔时间;应用气垫床或其他保护性床垫,保持伤病员卧位舒适,床褥平整、干燥,皮肤清洁;翻身时要避免拖、拉、推等动作,以防擦伤皮肤。常用的有一人或两人翻身法。一人翻身法:患者取仰卧位,两臂放于胸前,两腿屈曲,护士立于床旁,一手从近侧大腿根部穿过到对侧髋部托住,一手过脊柱中线,将患者臀部移向近侧,然后一手托住肩背部,一手托住腰部,将患者颈肩部移向护士,将患者侧卧,同时将患者的两腿弯曲,上腿弯曲大于下腿,两腿伺放一软枕。两人翻身法:患者取仰卧位,两臂放于胸前,两名护士站在病床同一侧,面向准备翻向的一边,一人托住患者肩部及胸部,一人托住腰部及双膝,两人同时用力将患者抬起,移近护士,移动时注意保持身体不得伸曲扭转,然后两人分别托住患者的肩、胸、腰、髋等处,将患者翻转或侧卧,下肢痉挛侧卧时,上身略向后偏移,以免垂直侧卧时使肩部、大粗隆部受压而发生压疮,双腿平行放置,屈髋屈膝,从肩部到臀部要用枕头抵住,位于上面的腿下垫枕,防止内收,两足用皮垫或沙袋抵住,保持踝关节处于功能位,防止足下垂,位于下面的腿,其踝部要垫棉圈或海绵垫以防压疮。若患者处于前倾位、左或右斜倚位、后倾位等体位,应小于15～30分钟变换一种坐姿。⑤按要求做好压疮传报与监控管理。

(4)不同时期压疮的处理要点

①Ⅰ期。减少摩擦,减轻局部压力,改善局部供血供氧,吸收皮肤分泌物,保持皮肤的pH,维持适宜温度。此期可选用透明贴、水胶体或泡沫类敷料保护,也可选用赛肤润等增强皮肤抵抗力。

②Ⅱ期。渗液少时可选用水胶体敷料,渗液多可选用藻酸盐等敷料。小水疱注意保护,大水疱用无菌注射器抽取液体,保留疱皮,外贴水胶体敷料。

③Ⅲ～Ⅳ期。可选用水凝胶类敷料自溶清创,同时可选用藻酸盐类敷料吸收渗液控制感染、银离子抗菌敷料达到抑菌作用或负压创面治疗(SWCT)加快肉芽组织的生长。例如:a.存在硬

痂，可外科清创或水胶体敷料盖于伤口上(24～48小时可使痂皮软化)。b.渗液多，黄色坏死组织覆盖的伤口，水凝胶(清创)＋泡沫敷料；美盐或藻酸盐等吸收性敷料＋纱布或泡沫类敷料或泡沫银敷料(疑有或已经有感染的伤口)。c.红色期伤口，肉芽新鲜的，要注意保护，促进肉芽生长，可选用盐水纱布湿敷；根据渗液选择藻酸盐或溃疡糊填充创面＋纱布或封闭敷料覆盖。

④深部组织损伤。需谨慎处理，不能被表象所迷惑，要明确可能存在的深部损害。清创需取得患者及家属的同意，严禁强烈和快速的清创。早期可使用水胶体敷料，使表皮软化，起到自溶性清创作用，并密切观察伤口变化。

⑤不可分期。有坏死组织/腐肉、硬痂，清创，去除坏死组织、减少感染。足跟部稳定的干痂予以保留。

### (四)潜在并发症：肢体挛缩畸形

1.相关因素

(1)脊髓损伤肢体瘫痪。

(2)长期卧床姿势不正确或长期不活动。

2.临床表现

(1)足下垂畸形。

(2)膝关节屈曲畸形。

(3)髋关节屈曲畸形。

3.护理措施

(1)足下垂畸形预防措施。①良肢位的摆放：踝关节跖屈5°～10°。足跟保持垂直位置，用两块硬板做成90°角的足架，固定足跟以对抗力的作用；足底垫软枕；盖被上勿放置衣物等；床尾盖被应放松，必要时以支被架支撑。②每天数次被动活动踝关节。

(2)膝关节屈曲畸形预防措施。①良肢位的摆放：膝关节背屈20°～30°(约一拳高)，垫以软毛巾或软枕。②每天数次主动或被动活动膝关节，以增强股四头肌肌力，防止发生畸形。

(3)髋关节屈曲畸形预防措施。①良肢位的摆放，髋关节伸直，前屈65°～70°，外展10°～20°，外旋5°～10°。②每天数次被动活动髋关节，以加强髋周肌群的肌力和平衡。③长期仰卧于软床时，由于重力作用而臀部下陷，造成大腿前部屈髋肌短缩而后部伸髋肌伸长无力，导致髋关节屈曲畸形，故患者应睡硬板床而严禁用软床。

## 八、健康教育

### (一)心理护理

热情耐心地和患者沟通，介绍本病的转归和预后，让家属配合，在生活上给予体贴和关怀，多鼓励和安慰患者，使患者正确对待目前的残疾状态，以一种重新获得新生的精神状态去面对新的困难和挑战，充分利用残存功能去代偿致残部分功能，能利用轮椅、自助具和各种支具等辅助工具，去完成自身尚难完成的动作。

## (二)饮食指导

(1)给予清淡、易消化、营养丰富的高蛋白、高维生素饮食,避免辛辣刺激性强和油炸食物。

(2)粗纤维食物摄入:粗纤维食物可加快食物通过肠道的速度,促进排泄。此种食物有小米、玉米糁、燕麦、糙米、高粱面等,红薯有很好的润肠通便作用,可根据病情,适量摄入含纤维素较多的蔬菜,是保证粪团形成的重要成分;还具有清肠作用,可加速肠蠕动,将体内毒素排出。此类蔬菜有大白菜、菠菜、胡萝卜、白萝卜、韭菜、芹菜等各种绿叶蔬菜,每天可交替摄入,总量至少为500g/d。

(3)适量水果摄入。水果中含有水溶性的膳食纤维,如苹果中含有大量的果胶;香蕉中含有丰富的果寡糖,能维持肠道菌丛的生长;猕猴桃、柠檬含有丰富的食物纤维,加速胃肠蠕动、加强排毒通便的功效。可根据患者的病情,将水果切成小块,便于咀嚼,或是打成果泥,或是榨成果汁,分次使患者摄入。

## (三)病情观察

由于脊髓多呈横贯性损害,并以胸段为多见,故应注意观察有无呼吸肌麻痹的症状,如呼吸增快,呼吸运动明显减弱,口唇、甲床发绀,伴咳嗽无力。出现上述症状,应立即给予患者氧气吸入、吸痰,做人工辅助呼吸,按医嘱给呼吸兴奋剂,必要时行气管插管、气管切开或使用辅助呼吸器等。

## (四)用药指导

1.使用激素的护理

患者使用激素前,护士向患者和家属介绍药物的作用、可能出现的不良反应及治疗过程中的注意事项。告知患者使用激素可以减轻脊髓水肿,能抑制引起神经变性的脂质过氧化,增加脊髓神经兴奋性,促进神经生理功能恢复。长期使用激素引发的不良反应和并发症:类库欣征、诱发和加重溃疡及感染、医源性糖尿病、高血压、骨质疏松、精神病及水、电解质紊乱等。护士应严密观察,并采取相应的防范措施,以减少不良反应和并发症的发生。此外,大剂量激素甲泼尼龙静脉滴注时,患者常出现面部潮红、心悸、血压升高等反应,此时患者感到恐惧难以接受治疗。应减慢滴速,以减轻上述症状,向患者做好解释工作,在药物输注过程中,加强巡视,并及时采取有效的措施。

2.使用丙种球蛋白的护理

常见的有头痛、畏寒、心悸及胸部不适等。对有心血管疾病和充血性心力衰竭者、老年人、糖尿病及肾脏病患者,输液速度宜慢。

3.使用环磷酰胺(CTX)的护理

(1)CTX是传统免疫抑制剂,能通过抑制免疫复合物的形成、抑制抗核抗体反应等,起到免疫抑制作用。CTX的不良反应主要表现为骨髓抑制。因此,用药前需做血尿常规、肝肾功能、免疫学等检查。如白细胞少于$3\times10^9$/L则不能用药。同时,使用前首先告知患者并与其签订化疗药物知情同意书,护士见到签字同意书后方可执行。

(2)使用 CTX 的注意事项:CTX 能溶于水,但溶解度低,水溶液不稳定,故应在溶解后短期内使用。CTX 溶液在室温中稳定,应放置在 32℃以下干燥、避光环境中保存。

(3)在 CTX 冲击治疗时严格掌握静脉输注速度,以 30～40 滴/分钟为宜,过快可引起恶心、呕吐和膀胱刺激症状。滴注时最好选用中心静脉置管或 PICC 置管,有效防止药物渗到血管外引起组织坏死。

(4)CTX 大剂量冲击治疗,可致恶心、呕吐、脱发、骨髓抑制、出血性膀胱炎、肺纤维化及感染等不良反应,应用时密切观察,并给予对症处理。

4.使用甘露醇的护理

(1)肾脏损害:20%甘露醇为渗透性利尿药,主要经肾脏代谢,如长期大量使用或使用不当,易使甘露醇中的草酸钙物质沉淀于肾小管,导致肾小管吸收功能下降,造成对肾脏的毒性反应。轻者出现肉眼血尿、少尿或无尿、蛋白尿,尿比重、血清尿素氮异常,重者甚至发生急性肾衰竭。因此,在用药中应密切观察患者尿量、尿色、尿常规及 24 小时出入量的改变,一旦出现少尿、无尿或血尿等,应及时报告医师。

(2)静脉炎:表现为沿静脉穿刺点上行 10～30cm,皮肤发红、炽热感,血管壁增厚,弹性消失,呈硬条索状。护理措施:输入甘露醇时要合理使用静脉,最好选用中心静脉置管或 PICC 置管;提高药液温度(35℃)等综合防护措施,减轻甘露醇对静脉的刺激和损伤。如发现穿刺部位有红、肿、疼痛时,给予金黄散外敷或普鲁卡因局部封闭。

(3)一过性头痛、头晕、视物模糊等:血-脑屏障结构完整时,快速输入甘露醇迅速扩容,脑血流量增加,颅内压增高,也可致一过性颅内压增高,患者出现一过性头痛。也可能由于输入速度过快使血容量猛增,导致血压过高,引起一过性头痛、头晕和视物模糊等,也偶见心绞痛。护理措施:输液时先慢后快。避免迅速扩容而引起颅内压及血压升高,并需注意控制甘露醇的滴速。一般要求 20%甘露醇 250mL 于 15～30 分钟内输完。观察询问患者的感觉及反应,尤其对重危患者,更要密切观察。

## (五)预防感染

病房经常开窗通风,每天 2 次,每次 30 分钟。每晚紫外线消毒,病房地面及用物均用高效广谱含氯消毒剂消毒,限制探视,注意适时增减衣服,避免受凉,防止继发感染。一旦出现感染,必须及时有效治疗。

## (六)康复指导

1.早期指导

对瘫痪患者应做被动活动并给予按摩,每天 2～3 次,每次 15～20 分钟。致残肢体及所有关节每天至少进行 2 次大范围活动,残肢部分关节应被动活动,动作要轻柔,踝关节除每天活动外,卧床时要注意防止足下垂。

2.卧位锻炼

练习床上移动身体和翻身,加强上肢和背部肌肉锻炼,尽快增强残存肌肉的力量,应具备一定的训练设备(如哑铃、拉力器或专用训练设备)。

3.坐位训练

利用背架起坐,角度由小到大,臀部要由软垫保护,以后练习坐位平衡,由双手支撑到双手离床,应有人保护进行,并且在平衡好的时候给予一定推动力,练习平衡能力。

4.立位训练

可在斜板上进行直立训练,高位截瘫患者要固定好上胸部、髋关节和膝关节,这有助于克服直立性低血压,减少泌尿系统并发症,防止双下肢久不支撑造成的骨质疏松,斜板的斜度要由小到大逐渐增加,直至完全直立。亦可利用双上肢玩球游戏,训练躯干平衡和调节能力。

5.行走训练

根据不同截瘫水平,选择合适的支具固定膝关节、踝关节。利用双杠或双拐、助行器练习站立和行走。

6.日常生活动作训练

自行穿脱衣裤、鞋、袜,刷牙,洗脸,洗澡。自行进食,使用匙、筷。大、小便应该用坐式马桶,周围要有扶手,利用扶手从轮椅移动到马桶上。

7.其他

告诫家属,患者锻炼时要加以保护,以防跌倒等意外伤害的发生。

### (七)出院指导

(1)教育患者和家属在住院期间完成"替代护理"到"自我护理"的过渡,重点是教育患者如何自我护理,避免出现各种并发症。

(2)继续遵医嘱服药,促进神经康复,禁烟、禁酒,防感冒。定期门诊随访。

(3)注意做好皮肤护理,预防压疮发生,禁用热水袋,防止皮肤烫伤。

(4)锻炼腹肌,训练定时排尿排便,保持大便通畅。

# 第二节　重症肌无力的护理

重症肌无力(MG)是神经-肌肉传递障碍的获得性自身免疫性疾病。临床特征为受累骨骼肌易疲劳,通常在活动后加重,休息后好转。

## 一、病因与发病机制

(1)在重症肌无力的患者中,几乎都有胸腺异常,推测在一些特定的遗传素质个体中,由于病毒或其他非特异因子感染胸腺后,导致"肌样细胞"上的乙酰胆碱受体 AchR 构型发生某些变化,刺激了机体的免疫系统而产生了 AchR 抗体。

胸腺异常:如胸腺瘤、胸腺肥大、淋巴滤泡增生。在胸腺中还发现有"肌样细胞"的存在,这些细胞具有横纹并载有乙酰胆碱受体(AchR)。

（2）目前认为重症肌无力的发病机制为体内产生了 AchR 抗体，在补体的参与下和 AchR 发生免疫应答反应，破坏了大量的 AchR，引起突触后膜传递障碍而产生肌无力。在绝大多数重症肌无力患者血清中可检测到 AchR 抗体，而在其他肌无力患者中很难测出，因此对诊断本病有重要意义。

## 二、临床表现

（1）患者中女性多于男性，任何年龄均可患病。有两个发病年龄高峰，其一为 20～40 岁，以女性多见，其二为 40～60 岁，以男性多见，常合并有胸腺肿瘤。

（2）本病发病的诱发因素多为感染、精神创伤、过度疲劳、妊娠、分娩等。

（3）本病起病隐袭，绝大多数患者的首发症状为眼外肌麻痹（包括上睑下垂，眼球活动受阻而出现复视，但瞳孔括约肌不受累），其次为构音不清，吞咽困难，四肢无力。通常从一组肌群首先出现无力，逐步累及其他组肌群。

（4）不管何组肌群受累，受累肌群均有“晨轻暮重”的趋势，疲劳后加重和休息后好转等现象，此为本病的主要临床特征。

（5）重症肌无力危象是本病致死的主要原因。

若累及呼吸肌则出现呼吸困难，称为重症肌无力危象。心肌亦可受累，易引起突然死亡。

## 三、辅助检查

### 1.肌疲劳试验

受累肌肉重复活动后肌无力明显加重。如令患者连续睁闭眼，观察睑裂大小，或连续咀嚼动作、讲话或连续两臂平举等。

### 2.新斯的明试验

以新斯的明 0.5～1.0mg 肌内注射，比较注射前、注射后 30 分钟受累骨骼肌的肌力。若注射后肌无力显著改善者可明确诊断。为减少此药的不良反应，可同时肌内注射阿托品 0.5mg，儿童剂量相应减少。

### 3.AchR 抗体检测

重症肌无力者 AchR 抗体滴度明显增高。

## 四、诊断要点

根据病变主要累及肌肉，活动后加剧、休息后减轻，晨轻暮重的特点，不难作出判断。如症状不典型，可作疲劳试验、新斯的明试验、AchR-Ab 测定试验，有助确诊。

## 五、治疗要点

### 1.药物治疗

（1）抗胆碱酯酶药物：此类药物是 MG 的基本药物治疗，常用者有以下几种：溴化新斯的明、吡啶斯的明、美斯的明等。药物的不良反应(主要有唾液分泌增加,瞳孔缩小,腹痛腹泻等),可加用阿托品对抗。

(2)肾上腺皮质激素:常用泼尼松、地塞米松。应注意不良反应如库欣综合征、高血压、糖尿病、胃溃疡、白内障、骨质疏松等。在使用大剂量激素期间有可能出现呼吸肌麻痹。

(3)免疫抑制剂:硫唑嘌呤或环磷酰胺亦有应用,使用者应定期检查血象,监测白细胞,同时注意肝肾功能的变化。

2.胸腺摘除及放射治疗

此方法对胸腺增生者摘除胸腺效果好。年轻患者、病程短、进展快的病例为胸腺摘除的适应证。如因年龄较大或其他原因不适于做胸腺摘除者可行深部放射治疗。

3.血浆置换法

如以上治疗均无效者可选用血浆置换疗法,可使症状迅速缓解,但需连续数周,且价格昂贵。

4.危象的处理

应尽快改善呼吸功能,对有呼吸困难者,应及时进行气管插管和加压人工呼吸。如自主呼吸骤停,应立即进行气管切开,应用呼吸机辅助呼吸。

(1)肌无力危象。肌无力危象为最常见的危象,通常由于抗胆碱酯酶药物用量不足所致,主要表现为全身肌肉极度无力,吞咽困难,瞳孔较大,肠鸣音正常或降低,消化道分泌正常,无肌束颤动等症状。注射抗胆碱酯酶药物后症状减轻可证实。

(2)胆碱能危象。胆碱能危象是由于服用抗胆碱酯酶药物过量所引起,表现为瞳孔缩小、全身肌束颤动、腹痛、肠鸣音亢进和分泌物增多等症状。应停止抗胆碱酯酶药物,待药物排出后重新调整剂量,或改用糖皮质激素类药物等其他方法。

(3)反拗危象。长期使用抗胆碱酯酶药物治疗,药物剂量不变,但由于患者对抗胆碱酯酶药物不敏感,而出现对药物的反应时好时坏,波动不定而产生的肌无力危象,称为反拗危象。应停止应用抗胆碱酯酶药物而用输液维持。过一段时间后出现对抗胆碱酯酶药物有效时可再重新调整剂量,或改用其他方法治疗。

在危象的处理过程中应保证气管切开护理的无菌操作,雾化吸入,保持呼吸道通畅,预防肺部感染等,防治并发症是抢救的关键。

## 六、常见护理问题

### (一)活动无耐力

1.相关因素

与神经-肌肉连接点传递障碍有关;与容易疲劳,活动能力下降有关;与呼吸困难,氧供需失衡有关。

2.临床表现

(1)患者进行日常活动即容易疲乏、无力,行走乏力,不能久行,难以进行洗脸、梳头、穿衣。

(2)眼睑下垂,咀嚼无力,吞咽困难,语音低沉或声音嘶哑。

(3)胸闷气短,呼吸困难、缺氧导致患者活动费力。

3.护理措施

(1)根据病情或患者的需要协助其做好洗漱、进食、个人卫生等日常生活护理。在急性期,让患者充分卧床休息,避免疲劳诱发危象的发生。

(2)病程中鼓励患者树立信心,尽可能进行日常生活自理,但需减少无效的消耗。如将患者常用的日常生活用品(如卫生纸、茶杯等)和便器放在患者容易拿取的地方,以减少能量消耗。

(3)患者在耐受活动范围内,要坚持身体锻炼。锻炼中教会患者使用床栏、扶手、浴室椅等辅助设施,以节省体力和避免摔伤。

(4)预防并发症:患者活动无力,容易摔倒,患者外出活动应有专人陪同,病房走廊铺设防滑地砖,厕所使用坐式马桶并装有扶手,床铺两侧加装防护栏。夜间大、小便一律使用便盆,防止下床时滑倒摔伤。病房内摆设简单,给患者足够的活动空间便于活动,防止意外伤害的发生。

## (二)语言沟通障碍

1.相关因素

与咽喉、软腭及舌肌受累有关;与气管切开等所致构音障碍有关。

2.临床表现

不能发音,不能清楚地说出自己的意思,声音嘶哑,带鼻音,音调低沉。

3.护理措施

(1)讲话不清的患者想表达自己的感觉时,护士可准备纸、笔、画板或用点头、摇头或眨眼等其他非语言交流的方法与其进行交流。

(2)保持呼叫器处于工作状态,如果患者肢体活动无力,交流困难,无法运用呼叫器时应留陪护1人,防止发生意外。

(3)患者虽然言语沟通不便,但神志清楚。护士面对患者时要耐心、温柔,操作前向患者作解释,得到患者的认可后方可操作,尊重患者的权利。气管插管后,患者不能讲话,应安慰患者,告知拔出插管后仍可以讲话,减轻患者的担忧。

## (三)吞咽障碍

1.相关因素

与延髓型肌无力,咀嚼肌肌力减弱,抗胆碱酯酶药物不足有关。

2.临床表现

(1)咀嚼困难,进食经常中断,饮水呛咳,不能服药,误吸严重者出现窒息。

(2)咳嗽反射减弱或消失。

(3)营养不足:低于机体需要量。

3.护理措施

(1)选择软食或半流质饮食,避免粗糙干硬、辛辣等刺激性食物,少量多餐,吃饭或饮水时保持端坐、头稍微前倾的姿势。如果有食物滞留，鼓励患者把头转向健侧，并控制舌移向受累的一侧，清除残留的食物或喂食数口汤，让食物咽下。餐后清理口腔残余食物，防止口腔感染。如果误吸液体，让患者上身稍前倾，头稍微低于胸口，便于分泌物引流，并擦去分泌物。在床旁备吸引器，必要时吸引。患者不能由口进食时，遵医嘱给予营养支持或鼻饲胃管饮食。

(2)注意保持进餐环境安静、舒适，在进餐前提供适当的休息，进餐时间充足，喂饭速度要慢，每次喂食量要少，交替喂液体和固体食物，让患者充分咀嚼、吞咽后再继续喂食。进餐时，减少进餐时会分散注意力的干扰因素，如电视、收音机，避免进行护理活动。告诉患者在吃东西时不要讲话，避免呛咳。

(3)选择合适的进餐时间，服药后 0.5～1 小时进餐，服药时把药片碾碎后制成糊状再喂食，可有效地解决吞咽困难。

## (四)潜在并发症:重症肌无力危象

1.相关因素

与呼吸肌无力麻痹，神经肌肉受累，抗胆碱酯酶药物使用不当，感染、疲劳等应激状态有关。

2.临床表现

(1)肌无力危象。由疾病发展和抗胆碱酯酶药物不足引起，注射依酚氯铵后症状可减轻，可由各种诱因和药物减量诱发。患者表现为呼吸微弱、发绀、烦躁、吞咽和咳痰困难、语言低微直至不能出声，最后呼吸完全停止。也可反复发作或迁延成慢性。

(2)胆碱能危象。即抗胆碱酯酶药过量危象，多在用药过量后发生，除肌无力的共同特点外，尚有乙酰胆碱蓄积过多症状，包括毒碱样中毒症状(呕吐、腹痛、腹泻、瞳孔缩小、多汗、流涎、气管分泌物增多、心率变慢等)、烟碱样中毒症状(肌肉震颤、痉挛和紧缩感等)及中枢神经症状(焦虑、失眠、精神错乱、意识不清、抽搐、昏迷等)。

(3)反拗性危象。对拟抗胆碱酯酶抑制剂暂时失效，依酚氯铵试验加大药量也无效。多在长期且较大剂量用药后发生。应立即停用抗胆碱酯酶药物，重新调整药物，行气管插管，进行人工呼吸。

3.护理措施

(1)严密观察病情。行床旁心电监护、呼吸、血压及血氧饱和度的监测，观察患者的口唇及四肢末梢是否发绀，并观察患者面部表情、呼吸情况、肺部呼吸音及主诉等情况。一旦发现患者出现呼吸肌与咽喉肌无力，呼吸极为困难(呈三凹征、发绀)，不能吞咽和咳痰、不安、极度恐惧、全身大汗淋漓、脉搏加快、恶心、呕吐、流泪、支气管分泌物增多，大、小便失禁以及头痛、头晕、意识改变等情况，应立即报告医师进行抢救，并及时记录。在夜间绝不能强迫患者平卧，否则可加重病情，甚至导致死亡。每天复查血气分析，了解患者缺氧改善的情况及是否有氧中毒现象。观察药物的疗效，动态观察吞咽反射，肌力恢复的情况。使用新斯的明期间，了解患者出现危象的症状，正确区分三种危象。当肌无力危象发生时立即使用抗胆碱酯酶药物；当胆碱能危象发生时立即停用抗胆碱酯酶药物，注射阿托品对抗。如果不能明确为何种危象，应停用一切药物，使用机械辅助呼吸，维持呼吸功能，挽救患者的生命。使用激素时，注意观察患者的面色、血压及大便的颜色，定时测血钾，预防低钾血症。

(2)心理护理。患者发生危象时神志清楚，心理状态很复杂，故应做好心理护理，使患者能积极配合治疗。首先减轻患者的感觉负荷，并解释影响患者及其家属的环境刺激，以减少他们的恐惧和焦虑。责任护士应对患者进行耐心、细致的安慰解释工作，向其讲解疾病的特点，使用呼吸机的重要性，所用药物作用及预后情况等。使用各种仪器时操作动作要轻，尽量减少监护及报警器的音量，暂时不用的设备应关掉，放置仪器尽量避免靠近患者头部等。同时应使医疗护理操作集中，睡眠时将灯光调暗趋于柔和，必要时给予镇静药，以缓和患者的紧张情绪。患者呕吐物或排泄物污染床单、衣物时，及时给予更换，保持床单位的整洁。每个病床都应加床挡，对烦躁不安的患者，防止发生坠床等意外，以确保患者安全。

重症肌无力危象患者过度的紧张和恐惧会引起气管痉挛而造成插管困难，因此插管前要做好患者和家属的心理疏导，尤其对于清醒的患者，要对其解释清楚插管的原因、必要性和方法，教会患者如何配合插管，指导患者在置管期间如何表达自己的不适与需求，对于烦躁不安的患者可静脉注射地西泮镇静，一般在插管前即刻进行，给药过早会抑制患者呼吸。插管后要防止患者拔管，鼓励其建立战胜疾病的信心。

(3)加强呼吸道管理

①保持呼吸道通畅。MG 患者发生危象时由于咳嗽无力，呼吸道分泌物潴留，尤其使用抗胆碱酯酶药物后，呼吸道分泌物增多，所以及时有效地吸痰是保证患者康复的关键。同时配合翻身、叩背、体位引流，可大大提高吸痰效果。掌握呼吸机的相关知识，选择合适的呼吸通气模式，根据患者的情况，随时调整呼吸机参数。

②充分气道湿化。鼻插管选择的气管导管口径相对较小，如果湿化不佳，容易造成堵塞，每24 小时需 250～500mL 湿化液，对于使用呼吸机的患者，可利用呼吸机自带的加温湿化装置，注意应用蒸馏水作为湿化液，时刻保证湿化罐内有适量的湿化液，温度调节到 32～35℃为宜；对于未使用呼吸机者可采取气管内持续滴注或定时注入湿化液的方法，湿化液以 0.45%氯化钠注射液为主，根据病情添加支气管扩张药、地塞米松等，根据分泌物的黏稠度和量，灵活掌握湿化液的量，避免液体滴入过少而致分泌物排出困难，或液体滴入过多而影响肺的通气和弥散功能。

③预防呼吸道感染。保持病室空气新鲜，紫外线空气消毒 2 次/天。同时必须重视地面清洁，每天用 500mg/L 的三氯消毒液拖地 2 次，如地面受排泄物或血液污染时用 2000mg/L 三氯消毒液擦拭。严格执行消毒隔离制度，限制探视人数，所有人员都要更衣、换鞋、戴口罩、洗手、消毒。

④对于 MG 危象患者，机械通气脱机的一个主要指征是客观体格检查全身肌力得到改善。拔管应在上午进行，拔管后即刻或 1 小时有可能发生喘鸣，雾化吸入肾上腺素可缓解，但可能有再次插管的必要。

(4)加强基础护理

①饮食护理。经鼻插管患者可以从口腔进食，应嘱患者食用高蛋白、清淡、易消化的流质

饮食，鼓励患者多饮水。餐前给患者做口腔护理，保持口腔清洁，增进患者食欲。为了减少食物反流和误吸的机会，进食时应将导管气囊充盈，抬高床头 30°～45°，吸痰容易导致患者呛咳和呕吐，所以翻身、叩背、吸痰应在进食前进行，进食后 1 小时内尽量不吸痰，减少对患者的刺激。部分患者因吞咽困难无法自行进食，需留置胃管保证营养及药物的供给。每天定时鼻饲高热量、高蛋白、高维生素、易消化的流质饮食，即每次 200mL，间隔 2 小时，每天 6 次，温度在 38～40℃。待患者恢复吞咽动作，拔除胃管，可给予半流质饮食或软食，从少到多，少食多餐。

②做好鼻腔护理。由于鼻腔黏膜血管丰富，插管时极易损伤出血，因此插管后应注意观察患者有无鼻出血，有上述症状者，应消除其紧张心理，在鼻腔内滴 1%麻黄碱，收缩血管。出血多者，用凡士林纱条填塞鼻腔。置管期间，为减少导管对鼻腔黏膜的摩擦损伤，应在鼻腔内滴入液状石蜡或涂擦四环素眼膏，每天 2～3 次，定时将导管移向鼻孔的另一侧，减轻导管对局部鼻腔黏膜的压迫，避免鼻内组织被压迫坏死。

③皮肤护理。重症肌无力危象的患者长期卧床，出汗多。可使用按摩式气垫床，配合定时给患者翻身，及时更换衣服、床单，保持皮肤清洁、干燥。翻身时应注意气道与身体保持同一水平，防止气道受压与扭曲，同时妥善固定气管导管，防止脱落。

④加强口腔护理。保持口腔清洁，口腔护理 2 次/天，根据 pH 选用口腔护理溶液，pH 高时选用 2%～3%硼酸溶液，pH 中性时选用 1%～3%过氧化氢溶液或生理盐水，口腔黏膜有溃疡者，喷涂喉康散，口唇干裂者，涂液状石蜡，真菌感染者，涂 3%克霉唑液。

## 七、健康教育

### 1.心理教育

护理人员要以同情、理解的态度，采取解释、指导、鼓励相结合的方式，避免精神刺激，消除精神压力，减轻心理负担，增强治疗信心，耐心细致地做好患者的生活护理工作。尽量满足患者的需求，协调好患者与家人、朋友、病友之间的关系，使其心理上得到最大限度的安慰。如患者语言沟通障碍，护士应教会患者及其家属简单的手语，如握拳、眨眼、皱眉头、努嘴、动手指头等小动作进行一些简单交流，使用纸、笔及一些生活小卡片来表达意愿。每次进行健康教育时，护士均要做好记录，要不断强化患者及其家属记忆，以患者及其家属能正确复述为目标。

### 2.饮食指导

重症肌无力患者因咀嚼肌无力进食时极易出现呛咳，故用餐安全及合理用餐是指导的一个重要内容。

(1)避免让患者单独进餐，记录患者的用餐时间，严格掌握服药时间：注射抗胆碱酯酶药后 15 分钟再进食(口服者在饭前 30 分钟服用)，如注射后进食过早或药效消失后进食，易发生呛咳，造成窒息或吸入性肺炎。

(2)摄入高蛋白、高钙、低磷(钙的供给量 800～1000mg 较为合适，钙磷比例以 1∶1～2∶1 为宜)、低糖、含钾丰富(菠菜、香蕉、榨菜、紫菜、猪肝、鸡肉等)的饮食，必要时服用制酸剂，保护胃黏膜。吞咽困难、咀嚼无力者，给予流质或半流质饮食，必要时给予鼻饲。鼻饲时抬高患者床头 45°，或患者取侧卧位，缓慢推注，以防食物反流口腔。鼻饲流质饮食时温度要适中，防止烫伤黏膜，每天从胃管注入 6～8 次，每次 200～250mL。

3.用药指导

重症肌无力是一种神经-肌肉传递障碍的获得性自身免疫性疾病。有些药物会引起重症肌无力症状的加重，甚至恶化而引起危象。因此，对于影响神经-肌肉接头传递功能、降低肌细胞膜兴奋性或抑制呼吸的药物一定要慎用或禁用。这些药物常见的有以下几大类。

(1)抗生素类。如卡那霉素、庆大霉素、链霉素、新霉素、四环素、土霉素、林可霉素、妥布霉素、氨苄西林、多黏菌素 B 和多黏菌素 E 等。目前，尚未发现加重重症肌无力的抗生素包括青霉素、氯霉素，红霉素、头孢菌素、螺旋霉素、万古霉素等。

(2)心血管药。如利多卡因、普鲁卡因胺、普萘洛尔、氧烯洛尔、维拉帕米、樟磺咪芬等。

(3)麻醉类。如吗啡、氯仿、乙醚、箭毒。若因手术需要，可用麻醉药物包括氧化亚氮、氟烷、环丙烷、氯琥珀胆碱等。

(4)抗精神病药。如氯硝西泮、地西泮、碳酸锂、苯乙肼、氯丙嗪等。

(5)抗癫痫药。如苯妥英钠、乙琥胺等。

(6)抗风湿药。如青霉胺、氯奎等。

4.出院指导

(1)保持乐观的情绪，生活有规律。重视午后休息，保证充足的睡眠，避免疲劳、感染(尤其是妊娠、分娩、月经期)、情绪抑郁和精神创伤，以免诱发和加重危象。控制体重，注意根据季节、气候增减衣服，预防受凉、感冒。

(2)如药物用量不足或突然停药、感染、疲劳等，易导致肌无力危象，而一旦药物用量过大，可发生胆碱能危象，所以应严格掌握用药时间及剂量，按医嘱正确服药，避免漏服、自行停服和更改药量。

(3)患者在口服甲基硫酸新斯的明时多有腹痛、腹泻、流涎、恶心、呕吐等不良反应，所以在用药治疗的同时，可用适量的阿托品对抗。服用吡啶斯的明时，该药作用时间较长，毒性较小，消化道不良反应小，对咽喉肌、眼肌无力的疗效较好。

(4)糖皮质激素。如应用泼尼松大剂量疗法，需在早饭后服用。同时加用保护胃黏膜药物，防止消化道出血。定期检查骨密度，防止骨质疏松引起骨折。

(5)应用环磷酰胺、硫唑嘌呤可使骨髓抑制，如出现白细胞减少、贫血等，应定期复查血常规，如发现异常，应立即提醒医师及时对症处理或停药。

(6)向患者及其家属详细介绍出现以下情况时，患者需要及时来医院就诊，如感冒、发热、严重咳嗽、自觉四肢无力、活动后加重；不同程度的吞咽困难，饮水易呛咳或伸舌不利等。

(7)外出时应随身携带药物与治疗卡，卡上写上姓名、年龄、住址、诊断证明，目前所用药物及剂量，以便在出院后症状发作抢救时有所参考，及早得到最适当的处理。

# 第五章　内分泌科疾病护理

## 第一节　甲状腺功能亢进症的护理

### 一、概述

甲状腺功能亢进症简称甲亢，也称甲状腺毒症，是指甲状腺病态地合成与分泌过量甲状腺激素[甲状腺素($T_4$)及三碘甲腺原氨酸($T_3$)]或甲状腺外的某些原因导致血循环中过高的甲状腺素浓度作用于全身组织，而引起的一系列高代谢表现。

### 二、病因与发病机制

目前本病的病因虽尚未完全阐明，但公认GD是一种伴TH分泌增多的自身免疫性甲状腺疾病。

GD的体液免疫研究较为深入。GD患者的血清中存在针对甲状腺细胞TSH受体的特异性自身抗体，称为TSH受体抗体(TRAb)。TSH和TRAb均可以与TSH受体结合，并通过腺苷酸环化酶-cAMP和(或)磷脂酰肌醇-$Ca^{2+}$信号传导途径产生TSH的生物学效应，即甲状腺细胞增生、甲状腺激素合成及分泌增加。

TRAb分为三种类型，即TSH受体刺激性抗体(TSAb)、TSH刺激阻断性抗体(TSBAb)和甲状腺生长免疫球蛋白(TGI)，它们与TSH受体结合的具体部位可能不同。TSAb与TSH受体结合产生类似TSH的生物效应是GD的直接致病原因，95%未经治疗的GD患者TSAb阳性，母体的TSAb也可以通过胎盘，导致胎儿或新生儿发生甲状腺功能亢进。TSBAb与TSH受体结合则阻断TSH与受体的结合，抑制甲状腺增生和甲状腺激素产生。GD患者可有刺激性和阻断性两种抗体并存。其甲状腺功能的结果取决于何种抗体占优势，临床上GD患者自发性发生甲状腺功能减退与血清TSBAb的出现有关。TGI与甲状腺TSH受体结合后，仅促进甲状腺细胞肿大，不促进TH的合成和释放。少数GD患者虽有明显的高代谢综合征，但甲状腺肿大甚轻微，可能是体内的TSAb占优势所致。除TRAb外，50%～90%的GD患者也存在其他针对甲状腺的自身抗体，如甲状腺过氧化物酶抗体(TPOAb)、甲状腺球蛋白抗体(TgAb)等，其病理生理作用尚不清楚。

产生 TRAb 的机制尚未完全阐明。目前认为有易感基因(特异 HLAⅡ类抗原基因)人群的甲状腺细胞,在受到一些触发因子(如碘摄入过量、病毒或耶尔辛肠炎菌等感染、糖皮质激素治疗的撤药或应激、分娩、精神压力、锂盐和干扰素-α 应用等)的刺激下,甲状腺细胞表面特异的 HLAⅡ类分子递呈 TSH 受体片段给 T 淋巴细胞,促使 B 淋巴细胞在免疫耐受缺陷时形成 TRAb。在不同人种的患者中检出的 HLA 抗原的频率不尽相同。如白种人与 HLA-DR3 或 HLA-$B_8$、$B_{46}$相关,日本人与 HLA-Bw3、Dw12 相关,中国人则与 HLA-Bw46、B5 相关。

GD 的细胞免疫研究近年来进展很快。辅助性 T 细胞(Th)根据其分泌细胞因子的不同,分类为Ⅰ型辅助性 T 细胞(Th1)和Ⅱ型辅助性 T 细胞(Th2),Th1 细胞导致细胞免疫反应,Th2 细胞导致体液免疫反应。一种观点认为 GD 是 Th2 型疾病,即由抗体介导的免疫反应致病;但是来自 Graves 眼病眶后组织的 T 细胞却主要产生白介素-2(IL-2)、干扰素-γ(IFN-γ)和肿瘤坏死因子 α(TNF-α),属于 Th1 型疾病,即由细胞免疫损伤致病。

## 三、临床表现

### (一)症状

典型表现为甲状腺激素分泌过多综合征,主要为交感神经兴奋性增高和代谢增高的表现。

1.高代谢综合征

甲状腺激素分泌增多导致交感神经兴奋性增高和新陈代谢加速,患者常有疲乏无力、怕热多汗、皮肤潮湿、多食善饥、体重显著下降等。

2.精神神经系统

多言好动、紧张焦虑、焦躁易怒、失眠不安、思想不集中、记忆力减退,手和眼睑震颤。

3.心血管系统

心悸气短、心动过速、第一心音亢进。收缩压升高、舒张压降低,脉压增大。合并甲状腺毒症心脏病时,出现心动过速、心律失常、心脏增大和心力衰竭。以房颤等房性心律失常多见,偶见房室传导阻滞。

4.消化系统

稀便、排便次数增加,重者可以有肝大、肝功能异常,偶有黄疸。

5.肌肉骨骼系统

主要是甲状腺毒症性周期性瘫痪。在 20～40 岁亚洲男性好发,发病诱因包括剧烈运动、高糖类饮食、注射胰岛素等,病变主要累及下肢,有低钾血症。TPP 病程呈自限性,甲亢控制后可以自愈。少数患者发生甲亢性肌病,肌无力多累及近心端的肩胛和骨盆带肌群。另有 1%GD 伴发重症肌无力,该病和 GD 同属自身免疫病。

6.造血系统

循环血淋巴细胞比例增加,单核细胞增加,但是白细胞总数减低。可以伴发血小板减少性紫癜。

7.生殖系统

女性月经减少或闭经。男性阳痿,偶有乳腺增生(男性乳腺发育)。

## (二)体征

1.甲状腺肿

大多数患者有程度不等的甲状腺肿大。甲状腺肿为弥散性、对称性,质地不等,无压痛。甲状腺对称性肿大伴杂音和震颤为本病特征之一。少数病例甲状腺可以不肿大。

2.眼征

GD的眼部表现分为两类:一类为单纯性突眼,病因与甲状腺毒症所致的交感神经兴奋性增高有关;另一类为浸润性眼征,发生在Graves眼病(近年来称为Graves眶病),病因与眶周组织的自身免疫炎症反应有关。单纯性突眼包括下述表现:①轻度突眼:突眼度19~20mm。②Stellwag征:瞬目减少,炯炯发亮。③上睑挛缩,睑裂增宽。④von Graefe征:双眼向下看时,由于上眼睑不能随眼球下落,显现白色巩膜。⑤Joffroy征:眼球向上看时,前额皮肤不能皱起。⑥Mobius征:双眼看近物时,眼球辐辏不良。浸润性眼征患者自诉眼内异物感、胀痛、畏光、流泪、复视、斜视、视力下降;检查见突眼(眼球凸出度超过正常值上限4mm,欧洲人群的正常值上限是>14mm),眼睑肿胀,结膜充血水肿,眼球活动受限,严重者眼球固定,眼睑闭合不全、角膜外露而发生角膜溃疡、全眼炎,甚至失明。

# 四、特殊的临床表现和类型

## (一)甲状腺危象

也称甲亢危象,是甲状腺毒症急性加重的一个综合征,发生原因可能与循环内甲状腺激素水平增高有关。多发生于较重甲亢未予治疗或治疗不充分的患者。常见诱因有感染、手术、创伤、精神刺激等。临床表现有:高热、大汗、心动过速(140次/分钟以上)、烦躁、焦虑不安、谵妄、恶心、呕吐、腹泻,严重患者可有心力衰竭、休克及昏迷等。

## (二)甲状腺毒症性心脏病

甲状腺毒症性心脏病的心力衰竭分为两种类型。一类是心动过速和心排血量增加导致的心力衰竭。主要发生在年轻甲亢患者。此类心力衰竭非心脏泵衰竭所致,而是由于心高排血量后失代偿引起,称为"高排血量型心力衰竭",常随甲亢控制,心功能恢复。另一类是诱发和加重已有的或潜在的缺血性心脏病发生的心力衰竭,多发生在老年患者,此类心力衰竭是心脏泵衰竭。心房纤颤也是影响心脏功能的因素之一。甲亢患者中10%~15%发生心房纤颤。甲亢患者发生心力衰竭时,30%~50%与心房纤颤并存。

## (三)淡漠型甲亢

多见于老年患者。起病隐匿,高代谢综合征、眼征和甲状腺肿均不明显。主要表现为明显消瘦、心悸、乏力、震颤、头晕、昏厥、神经质或神志淡漠、腹泻、厌食。可伴有房颤和肌病等,

70%患者无甲状腺肿大。临床中患者常因明显消瘦而被误诊为恶性肿瘤，因房颤被误诊为冠心病，所以老年人不明原因的突然消瘦、新发生房颤时应考虑本病。

### （四）$T_3$ 型甲亢

由于甲状腺功能亢进时，产生 $T_3$ 和 $T_4$ 的比例失调，$T_3$ 产生量显著多于 $T_4$ 所致。发生的机制尚不清楚。Graves 病、毒性结节性甲状腺肿和自主高功能性腺瘤都可以发生 $T_3$ 型甲亢。碘缺乏地区甲亢的 12%为 $T_3$ 型甲亢。老年人多见。实验室检查 $TT_4$、$FT_4$ 正常甚至偏低，$TT_3$、$FT_3$ 升高，$^{131}I$ 摄取率增加。

### （五）妊娠期甲状腺功能亢进症

妊娠期甲亢有其特殊性，需注意以下几个问题：①妊娠期甲状腺激素结合球蛋白（TBG）增高，引起血清 $TT_4$ 和 $TT_3$ 增高，所以妊娠期甲亢的诊断应依赖血清 $FT_4$、$FT_3$ 和 TSH。②妊娠一过性甲状腺毒症（GTT）：绒毛膜促性腺激素（hCG）在妊娠 3 个月达到高峰。③新生儿甲状腺功能亢进症：母体的 TSAb 可以透过胎盘刺激胎儿的甲状腺引起胎儿或新生儿甲亢。④产后由于免疫抑制的解除，GD 易于发生，称为产后 GD。⑤如果患者甲亢未控制，建议不要怀孕；如果患者正在接受抗甲状腺药物（ATD）治疗，血清 TL 达到正常范围，停 ATD 或者应用 ATD 的最小剂量，可以怀孕；如果患者在妊娠期间发现甲亢，选择继续妊娠，则选择合适剂量的 ATD 治疗和妊娠中期甲状腺手术治疗。有效地控制甲亢可以明显改善妊娠的不良结果。

### （六）胫前黏液性水肿

与 Graves 眼病同属于自身免疫病，约 5%的 GD 患者伴发本症，白种人中多见。多发生在胫骨前下 1/3 部位，也见于足背、踝关节、肩部、手背或手术瘢痕处，偶见于面部，皮损大多为对称性。早期皮肤增厚、变粗，有广泛大小不等的棕红色或红褐色或暗紫色突起不平的斑块或结节，边界清楚，直径为 5～30mm，连片时更大，皮损周围的表皮稍发亮，薄而紧张，病变表面及周围可有毳毛增生、变粗、毛囊角化，可伴感觉过敏或减退或伴痒感；后期皮肤粗厚，如橘皮或树皮样，皮损融合，有深沟，覆以灰色或黑色疣状物，下肢粗大似象皮腿。

### （七）Graves 眼病

本病男性多见，甲亢与 Graves 眼病发生顺序的关系是：43%两者同时发生；44%甲亢先于 GD 发生；有 5%的患者仅有明显突眼而无甲亢症状，$TT_3$、$TT_4$ 在正常范围，称之为甲状腺功能正常的 GD。单眼受累的病例占 10%～20%。

## 五、实验室检查

### （一）血清总甲状腺素（$TT_4$）

$T_4$ 全部由甲状腺产生，每天产生 80～100μg。血清中 99.96%的 $T_4$ 以与蛋白结合的形式存在，其中 80%～90%与 TBG 结合，是诊断甲亢的最基本的筛选指标。

### (二)血清总三碘甲腺原氨酸($TT_3$)

血清中 99.6%的 $T_3$ 以与蛋白结合的形式存在,所以本值同样受到 TBG 含量的影响。$TT_3$ 为早期 GD、治疗中疗效观察及停药后复发的敏感指标,亦是诊断 $T_3$ 型甲亢的特异指标。

### (三)血清游离甲状腺素($FT_4$)、游离三碘甲腺原氨酸($FT_3$)

游离甲状腺激素是实现该激素生物效应的主要部分。但它们与甲状腺激素的生物效应密切相关,所以是诊断临床甲亢的首选指标。

### (四)促甲状腺激素(TSH)测定

血清促甲状腺激素的变化是反映下丘脑-垂体-甲状腺轴功能最敏感的指标。

### (五)甲状腺$^{131}$I 摄取率

$^{131}$I 摄取率是诊断甲亢的传统方法,目前已经被激素测定技术所代替。

### (六)甲状腺刺激性抗体(TSAb)

TSAb 是鉴别甲亢病诊断 GD 的指标之一。有早期诊断意义,可判断病情活动、复发,还可以作为治疗停药的重要指标。

### (七)影像学检查

超声、眼部 CT 和 MRI 可以排除其他原因所致的突眼,评估眼外肌受累的情况。

### (八)甲状腺放射性核素扫描

甲状腺放射性核素扫描对于诊断甲状腺自主高功能腺瘤有意义。肿瘤区浓聚大量核素,肿瘤区外甲状腺组织和对侧甲状腺无核素吸收。

## 六、治疗

目前尚不能对 GD 进行病因治疗。针对甲亢有三种疗法,即抗甲状腺药物(ATD)、$^{131}$I 和手术治疗。ATD 的作用是抑制甲状腺合成甲状腺激素,$^{131}$I 和手术则是通过破坏甲状腺组织、减少甲状腺激素的产生来达到治疗目的。

### (一)抗甲状腺药物

ATD 治疗是甲亢的基础治疗,但是单纯 ATD 治疗的治愈率仅有 50%左右,复发率高达 50%～60%。ATD 也用于手术和$^{131}$I 治疗前的准备阶段。常用的 ATD 分为硫脲类和咪唑类,硫脲类包括丙硫氧嘧啶(PTU)和甲硫氧嘧啶等;咪唑类包括甲巯咪唑(MMI)和卡比马唑等。普遍使用 MMI 和 PTU。两药比较:MMI 半衰期长,血浆半衰期为 4～6 小时,可以每天单次使用;PTU 血浆半衰期为 1 小时,具有在外周组织抑制 $T_4$ 转换为 $T_3$ 的独特作用,所以发挥作用较 MMI 迅速,控制甲亢症状快,但是必须保证 6～8 小时给药 1 次。PTU 与蛋白结合紧密。

1.适应证

①病情轻、中度患者。②甲状腺轻、中度肿大。③年龄＜20 岁。④孕妇、高龄或由于其他

严重疾病不适宜手术者。⑤手术前和$^{131}$I治疗前的准备。⑥手术后复发且不适宜$^{131}$I治疗者。

2.剂量与疗程(以PTU为例，如用MMI则剂量为PTU的1/10)

①初治期：300～450mg/d，分3次口服，持续6～8周，每4周复查血清甲状腺激素水平1次。②减量期：每2～4周减量1次，每次减量50～100mg/d，3～4个月减至维持量。③维持期：50～100mg/d，维持治疗1～1.5年。近年来提倡MMI小量服用法。即MMI15～30mg/d，治疗效果与40mg/d相同。

3.不良反应

①粒细胞减少：外周血白细胞低于$3\times10^9$/L或中性粒细胞低于$1.5\times10^9$/L时应当停药。②皮疹：发生率为2%～3%。可先试用抗组胺药，皮疹严重时应及时停药，以免发生剥脱性皮炎。③中毒性肝病：发生率为0.1%～0.2%，多在用药后3周发生，表现为变态反应性肝炎。

4.停药指标

主要依据临床症状和体征。目前认为ATD维持治疗18～24个月可以停药。下述指标预示甲亢可能治愈：①甲状腺肿明显缩小。②TSAb(或TRAb)转为阴性。

## (二)$^{131}$I治疗

1.治疗效果和不良反应的评价治疗机制是甲状腺摄取$^{131}$I后释放出β射线，破坏甲状腺组织细胞

2.适应证和禁忌证

(1)适应证。①成人Graves甲亢伴甲状腺肿大Ⅱ度以上。②ATD治疗失败或过敏。③甲亢手术后复发。④甲状腺毒症心脏病或甲亢伴其他病因的心脏病。⑤甲亢合并白细胞和(或)血小板减少或全血细胞减少。⑥老年甲亢。⑦甲亢合并糖尿病。③毒性多结节性甲状腺肿。⑨自主功能性甲状腺结节合并甲亢。

(2)相对适应证。①青少年和儿童甲亢，用ATD治疗失败、拒绝手术或有手术禁忌证。②甲亢合并肝、肾等脏器功能损害。③Graves眼病，对轻度和稳定期的中、重度病例可单用$^{131}$I治疗甲亢，对病情处于进展期患者，可在$^{131}$I治疗前后加用泼尼松。

(3)禁忌证：妊娠和哺乳期妇女。

3.并发症

$^{131}$I治疗甲亢后的主要并发症是甲状腺功能减退。

## (三)手术治疗

1.适应证

①中、重度甲亢，长期服药无效或停药复发或不能坚持服药者。②甲状腺肿大显著，有压迫症状。③胸骨后甲状腺肿。④多结节性甲状腺肿伴甲亢。手术治疗的治愈率95%左右，复发率为0.6%～9.8%。

2.禁忌证

①伴严重Graves眼病。②合并较重心脏、肝、肾疾病，不能耐受手术。③妊娠初3个月和

第6个月以后。

3.手术方式

通常为甲状腺次全切除术，两侧各留下2～3g甲状腺组织。主要并发症是手术损伤导致甲状旁腺功能减退症和喉返神经损伤，有经验的医师操作时发生率为2%，普通医院条件下的发生率达到10%左右。

## （四）其他治疗

碘剂减少$^{131}$I摄入量是甲亢的基础治疗之一。过量碘的摄入会加重和延长病程，增加复发的可能性，所以甲亢患者应当食用无碘食盐，忌用含碘药物。复方碘化钠溶液仅在手术前和甲状腺危象时使用。

## （五）甲状腺危象的治疗

①针对诱因治疗。②抑制甲状腺激素合成：首选PTU 600mg口服或经胃管注入，以后给予200mg每6小时口服，待症状缓解后减至一般治疗剂量。③抑制甲状腺激素释放：服PTU 1小时后再加用复方碘口服溶液5滴，每8小时1次或碘化钠1.0g加入10%葡萄糖盐水溶液中静滴24小时，以后视病情逐渐减量，一般使用3～7天。如果对碘剂过敏，可改用碳酸锂0.5～1.5g/d，分3次口服，连用数日。④普萘洛尔20～40mg，每6～8小时口服1次或1mg稀释后静脉缓慢注射。⑤氢化可的松50～100mg加入5%～10%葡萄糖溶液静滴，每6～8小时1次。⑥在上述常规治疗效果不满意时，可选用腹膜透析、血液透析或血浆置换等措施迅速降低血浆甲状腺激素浓度。⑦降温：高热者予物理降温，避免用乙酰水杨酸类药物。⑧其他支持治疗。

## （六）Graves眼病的治疗

GD的治疗首先要区分病情程度。

(1)轻度GD病程一般呈自限性，不需要强化治疗。治疗以局部和控制甲亢为主。①畏光：戴有色眼镜。②角膜异物感：人工泪液。③保护角膜：夜间遮盖。④眶周水肿：抬高床头。⑤轻度复视：棱镜矫正。⑥强制性戒烟。⑦有效控制甲亢是基础性治疗，因为甲亢或甲减都可以促进GD进展，所以甲状腺功能应当维持在正常范围之内。⑧告知患者轻度GD是稳定的，一般不发展为中度和重度GD。

(2)中度和重度GD在上述治疗基础上强化治疗。治疗的效果要取决于疾病的活动程度。对处于活动期的病例，治疗可以奏效，例如新近发生的炎症、眼外肌障碍等。相反，对于长期病例、慢性突眼、稳定的复视治疗效果不佳，往往需要做眼科康复手术的矫正。视神经受累是本病最严重的表现，可能导致失明，需要静脉滴注糖皮质激素和眶减压手术的紧急治疗。

1.糖皮质激素

泼尼松40～80mg/d，分次口服，持续2～4周。然后每2～4周减量2.5～10mg/d。如果减量后症状加重，要减慢减量速度。糖皮质激素治疗需要持续3～12个月。静脉途径给药的治疗效果优于口服给药（前者有效率80%～90%；后者有效率60%～65%），局部给药途径不优于全身给药。常用的方法是甲泼尼龙 500～1000mg 加入生理盐水静滴冲击治疗，隔日 1 次，连用 3 次。但需注意已有甲泼尼龙引起严重中毒性肝损害和死亡的报道，发生率为 0.8%，可能与药物的累积剂量有关，所以糖皮质激素的总剂量不宜超过 4.5～6.0g。早期治疗效果明显则提示疾病预后良好。

2.放射治疗

适应证与糖皮质激素治疗基本相同。有效率在 60%，对近期的软组织炎症和近期发生的眼肌功能障碍效果较好。

3.眶减压手术

目的是切除眶壁和(或)球后纤维脂肪组织，增加眶容积。

4.控制甲亢

近期有 3 项临床研究证实甲亢根治性治疗可以改善 GD 的治疗效果。

### (七)妊娠期甲亢的治疗

(1)ATD 治疗妊娠时可以给予 ATD 治疗。因为 ATD 可以通过胎盘影响胎儿的甲状腺功能，尽可能地使用小剂量的 ATD 实现控制甲亢的目的。首选 PTU，因该药不易通过胎盘。PTU 初治剂量 300mg/d，维持剂量 50～150mg/d 对胎儿是安全的。需要密切监测孕列明甲状腺激素水平，血清 Trr4、FTt 应当维持在妊娠期正常范围的上限水平。不主张 ATD 治疗同时合用，因为后者可能增加 ATD 的治疗剂量。

(2)产后 GD 在妊娠的后 6 个月，由于妊娠的免疫抑制作用，ATD 的剂量可以减少。分娩以后免疫抑制解除，GD 易于复发，ATD 的需要量也增加。

(3)手术治疗发生在妊娠初期的甲亢，经 PTU 治疗控制甲亢症状后，可选择在妊娠 4～6 个月时做甲状腺次全切除。

(4)哺乳期的 ATD 治疗。因为 PTU 通过胎盘和进入乳汁的比例均小于 MMI，故 PTU 应当首选，一般认为 PTU 300mg/d 对哺乳婴儿是安全的。

### (八)甲状腺毒症心脏病的治疗

(1)ATD 治疗立即给予足量抗甲状腺药物，控制甲状腺功能至正常。

(2)$^{131}$I 治疗经 ATD 控制甲状腺毒症症状后，尽早给予大剂量的$^{131}$I 破坏甲状腺组织。为防止放射性损伤后引起的一过性高甲状腺激素血症加重心脏病变，给予$^{131}$I 的同时需要给予 β 受体阻滞药保护心脏，$^{131}$I 治疗后 2 周继续给予 ATD 治疗，等待$^{131}$I 发挥其完全破坏作用；$^{131}$I治疗后 12 个月内，调整 ATD 的剂量，严格控制甲状腺功能在正常范围；如果发生$^{131}$I 治疗后甲减，应用尽量小剂量的 L-$T_4$ 控制血清 TSH 在正常范围，避免过量 L-Td 对心脏的不良反应。

(3)β 受体阻滞药普萘洛尔可以控制心动过速，也可以用于由于心动过速导致的心力衰竭。为了克服普萘洛尔引起的抑制心肌收缩的不良反应，需要同时使用洋地黄制剂。

(4)处理甲亢合并的充血性心力衰竭的措施与未合并甲亢者相同，但是纠正的难度加大，洋地黄的用量也要增加。

(5)心房纤颤可以被普萘洛尔和(或)洋地黄控制。控制甲亢后可以施行电转律。

## 七、护理措施

### (一)基础护理

1.环境

保持环境安静、避免嘈杂。患者因基础代谢亢进,常怕热多汗,应安排通风良好、室温适宜的环境。

2.体重监测

每日测量体重,评估患者的体重变化。

3.休息与活动

评估患者的活动量、活动和休息方式,与患者共同制定日常活动计划。活动时以不疲劳为度,维持充足的睡眠,防止病情加重。病情危重或合并有心力衰竭应卧床休息。

4.皮肤护理

对出汗较多的患者,应及时更换衣服及床单,协助沐浴,防止受凉。

5.饮食护理

高糖类、高蛋白、高维生素饮食,满足高代谢需要。成人每日总热量应在 12552～14644kJ,约比正常人提高 50%。蛋白质每日 1～2g/kg,膳食中可以各种形式增加奶类、蛋类、瘦肉类等优质蛋白以纠正体内的负氮平衡。餐次以一日六餐或一日三餐间辅以点心为宜。主食应足量。每日饮水 2000～3000mL,补偿因腹泻、大量出汗及呼吸加快引起的水分丢失,有心脏疾病者除外,以防水肿和心力衰竭。忌食生冷食物,减少食物中粗纤维的摄入,改善排便次数增多等消化道症状。多摄取蔬菜和水果,禁止摄入刺激性的食物及饮料,如浓茶或咖啡等,以免引起患者精神兴奋。患者腹泻时应食用含维生素少且容易消化的软食。慎食用卷心菜、花椰菜、甘蓝等含碘丰富的食物。

6.心理护理

指导患者克服不良心理,解除身心因果关系的恶性循环,重建心理平衡,通过机体生理生化反应,促使患者恢复健康。

### (二)专科护理

1.药物护理

有效治疗可使体重增加,应指导患者按时按量规则服药,不可自行减量或停服。密切观察药物不良反应。①粒细胞减少,主要表现为突然畏寒、高热、全身肌肉或关节酸痛、咽痛、红肿、溃疡和坏死。要定期复查血象,在用药第 1 个月,每周查 1 次白细胞,1 个月后每 2 周查 1 次白细胞。若外周血白细胞低于 $3\times10^9/L$ 或中性粒细胞低于 $1.5\times10^9/L$,考虑停药,并给予利血生、鲨肝醇等促进白细胞增生药物,进行保护性隔离,并预防交叉感染。②严重不良反应,如中毒性肝炎、肝坏死、精神病、胆汁淤滞综合征、狼疮样综合征、味觉丧失等，应立即停药并给予相应治疗。③药疹，可用抗组胺药控制症状，不必停药。若皮疹加重，应立即停药，以免发生剥脱性皮炎。

2.放射性$^{131}$I的治疗护理

空腹服$^{131}$I 2小时以后方可进食，以免影响碘的吸收。在治疗前后1个月内避免服用含碘的药物和食物、避免用手按压甲状腺、避免精神刺激、预防感染、密切观察病情变化，警惕甲状腺危象、甲减、放射性甲状腺炎、突眼恶化等并发症发生。

3.眼部护理

指导患者保护眼睛，外出戴深色眼镜，减少光线、异物的刺激。睡前涂抗生素眼膏，眼睑不能闭合者覆盖纱布或眼罩，眼睛勿向上凝视，以免加剧眼球突出和诱发斜视。指导患者减轻眼部症状的方法：0.5%甲基纤维素或0.5%氢化可的松溶液滴眼，减轻眼睛局部刺激症状；高枕卧位和限制钠盐摄入减轻球后水肿，改善眼部症状；每日做眼球运动以锻炼眼肌，改善眼肌功能。定期眼科角膜检查以防角膜溃疡造成失明。

4.甲状腺危象的护理

(1)立即配合抢救，立即建立静脉通道，给予氧气吸入。

(2)及时、准确、按时遵医嘱用药。注意PTU使用后1小时再用复方碘溶液，严格掌握碘剂用量，注意观察有无碘剂中毒或过敏反应。按规定时间使用PTU、复方碘溶液、β受体阻滞药、氢化可的松等药物。遵医嘱及时通过口腔、静脉补充液体，注意心率过快者静脉输液速度不可过快。

(3)休息。将患者安排在凉爽、安静、空气流通的环境内绝对卧床休息，呼吸困难时取半卧位。

(4)降温。高热者行冰敷或乙醇擦浴等物理降温和(或)药物降温(异丙嗪+哌替啶)。

(5)密切监测病情。观察生命体征、神志、出入量、躁动情况，尤其要密切监测体温和心率变化情况，注意有无心力衰竭、心律失常、休克等严重并发症。

(6)安全护理。躁动不安者使用床栏加以保护，昏迷者按照昏迷常规护理。做好口腔护理、皮肤护理、会阴护理。保持床单平整、干燥、柔软，防止压疮。

(7)避免诱因。告知患者家属甲状腺危象的诱因，并尽量帮助减少和避免诱因，如感染、精神刺激、创伤、用药不当。

## (三)健康指导

(1)指导患者保持身心愉快，避免精神刺激和过度劳累。

(2)指导患者每日清晨卧床时自测脉搏，定期测量体重，脉搏减慢、体重增加是治疗有效的重要标志。

(3)告知患者有关甲亢的疾病、用药知识，教导患者学会自我护理。指导患者上衣领不宜过紧，避免压迫肿大的甲状腺，严禁用手挤压甲状腺以免甲状腺激素分泌过多，加重病情。

(4)向患者解释长期用药的重要性，指导患者按时服药，定期到医院复查，如服用甲状腺药物者应每周查血象1次，每隔1～2个月做甲状腺功能测定。讲解使用甲状腺素抑制药的注意事项，如需定期检查甲状腺的大小、基础代谢率、体重、脉压、脉率，密切注意体温的变化，观察咽部有无感染如出现高热、恶心、呕吐、腹泻、突眼加重等应及时就诊。

(5)妊娠期甲亢患者，在妊娠期间及产后力争在对母亲及胎儿无影响的情况下，使甲状腺恢复正常，妊娠期不宜用放射性$^{131}$I和手术治疗，抗甲状腺药物的剂量也不宜过大，由于甲状腺药物可从乳汁分泌，产后如需继续服用，则不宜哺乳。

## 第二节　甲状腺功能减退症的护理

腺垂体功能减退症指腺垂体激素分泌减少或缺乏所致的综合征群，可以是单种激素减少或缺乏或多种促激素同时缺乏。

### 一、病因

#### (一)先天遗传性

腺垂体激素合成障碍可有基因遗传缺陷，如垂体先天发育缺陷、胼胝体及前联合发生异常、漏斗部缺失；转录因子突变可见于特发性垂体单一或多激素缺乏症患者。

#### (二)垂体瘤

垂体瘤为成人最常见原因，腺瘤可分为功能性和无功能性。

#### (三)下丘脑病变

如肿瘤、炎症、浸润性病变、肉芽肿(如结节病)等，可直接破坏下丘脑神经内分泌细胞，使释放激素分泌减少。

#### (四)垂体缺血性坏死

围生期因某种原因引起大出血、休克、血栓形成，使腺垂体大部缺血坏死，临床称为希恩综合征。糖尿病血管病变使垂体供血障碍也可导致垂体缺血性坏死。

#### (五)蝶鞍区手术、放疗和创伤

因放疗或手术损伤正常垂体组织损伤，引起腺垂体功能减退。

#### (六)感染和炎症

如巨细胞病毒、艾滋病、结核分枝杆菌、真菌等感染引起的脑炎、脑膜炎、流行性出血热、梅毒或疟疾等，损伤下丘脑和垂体。

#### (七)其他

糖皮质激素长期治疗、垂体卒中、空泡蝶鞍、海绵窦处颈内动脉瘤等。

## 二、临床表现

据估计，约 50%以上腺垂体组织破坏后才有症状。促性腺激素、GH 和 PRL 缺乏为最早表现；TSH 缺乏次之；然后可伴有 ACTH 缺乏。

### （一）性腺功能减退

女性有产后大出血、休克、昏迷病史，产后无乳、月经不再来潮、性欲减退、不育、阴道分泌物减少、外阴子宫和阴道萎缩、阴道炎、性交痛、毛发脱落，尤以阴毛、腋毛为甚。成年男子性欲减退、阳痿、睾丸松软缩小、胡须稀少，无男性气质、肌力减弱、皮脂分泌减少，骨质疏松。

### （二）甲状腺功能减退

患者易疲劳、怕冷、体重增加、记忆力减退、反应迟钝、嗜睡、精神抑郁、便秘、月经不调、肌肉痉挛等。体检可见表情淡漠，面色苍白，皮肤干燥发凉、粗糙脱屑，颜面、眼睑和手皮肤水肿，声音嘶哑，毛发稀疏、眉毛外 1/3 脱落。由于高胡萝卜素血症，手脚皮肤呈姜黄色。

### （三）肾上腺皮质功能减退

全身皮肤色素加深，暴露处、摩擦处、乳晕、瘢痕等处尤为明显，黏膜色素沉着见于齿龈、舌部、颊黏膜等处，系垂体 ACTH、黑素细胞刺激素（MSH）分泌增多所致。所不同的是本病由于缺乏黑素细胞刺激素，故有皮肤色素减退，面色苍白，乳晕色素浅淡，而原发性慢性肾上腺功能减退症则皮肤色素加深。

### （四）垂体危象

在全垂体功能减退症基础上，各种应激如感染、败血症、腹泻、呕吐、失水、饥饿、寒冷、急性心肌梗死、脑血管意外、手术、外伤、麻醉及使用镇静药、安眠药、降糖药等均可诱发垂体危象。临床表现：①高热型（＞40℃）。②低温型（＜30℃）。③低血糖型。④低血压、循环虚脱型。⑤水中毒型。⑥混合型。各种类型可伴有相应的症状，突出表现为消化系统、循环系统和神经精神方面的症状，诸如高热、循环衰竭、休克、恶心、呕吐、头痛、神志不清、谵妄、抽搐、昏迷等严重垂危状态。

## 三、实验室检查

### （一）性腺功能测定

女性有血雌二醇水平降低，没有排卵及基础体温改变，阴道涂片未见雌激素作用的周期性改变；男性见血睾酮水平降低或正常低值，精液检查精子数量减少，形态改变，活动度差，精液量少。

### （二）肾上腺皮质功能

24 小时尿 17-羟皮质类固醇及游离皮质醇排量减少，血浆皮质醇浓度降低，但节律正常，葡萄糖耐量试验示血糖低平曲线。

### (三)甲状腺功能测定

血清 $TT_4$、$FT_4$ 降低,$TT_3$、$FT_3$ 可正常或降低。

### (四)腺垂体分泌激素

如 FSH、LH、TSH、ACTH、GH、PRL 均减少低于正常。

### (五)垂体储备功能测定

可做 TRH、PRL、LRH 兴奋试验,垂体功能减退者无增加,延迟上升者可能为下丘脑病变。

### (六)影像学检查

可用 X 线、CT、MRI 了解病变部位、大小、性状及其对邻近组织的侵犯程度。

## 四、治疗要点

### (一)病因治疗

肿瘤患者可通过手术、放疗和化疗等措施,对于鞍区占位性病变,首先必须解除压迫及破坏作用,减轻和缓解颅内高压症状,提高生活质量。对于出血、休克而引起缺血性垂体坏死,关键在于预防,加强产妇围生期的监护,及时纠正产科病理状态。

### (二)激素替代治疗

腺垂体功能减退症采用相应靶腺激素替代治疗能取得满意的效果,如改善精神和体力活动,改善全身代谢及性功能,防治骨质疏松,但需要长期,甚至终身维持治疗。治疗过程中应先补给糖皮质激素,然后再补充甲状腺激素,以防肾上腺危象的发生。对于老年人、冠心病、骨密度低的患者,甲状腺激素宜从小剂量开始,并缓慢递增剂量为原则。一般不必补充盐皮质激素。除儿童垂体性侏儒症外,一般不必应用人 GH。GH 可使骨骼肌肉生长,减少体内脂肪量,但应防止肿瘤生长。

### (三)垂体危象处理

(1)首先给予静脉推注 50%葡萄糖液 40～60mL 以抢救低血糖,继而补充 10%葡萄糖盐水,每 500～1000mL 中加入氢化可的松 50～100mg 静脉滴注,以解除急性肾上腺功能减退危象。

(2)有循环衰竭者按休克原则治疗,有感染败血症者应积极抗感染治疗,有水中毒者主要应加强利尿,可给予泼尼松或氢化可的松。

(3)低温与甲状腺功能减退有关,可给予小剂量甲状腺激素,并用保暖毯逐渐加温。禁用或慎用麻醉药、镇静药、催眠药或降糖药等。

(4)高热者,用物理降温法,并及时祛除诱因,慎用药物降温。

## 五、护理评估

### (一)健康史

目前或以前用过的药物,如锂盐、氨鲁米特、钠或钾剂、硫氰酸盐或钴剂,这些药物能抑制甲状腺激素的合成。有甲亢史的患者是否曾经接受手术、放射治疗或药物治疗史。

### （二）症状

（1）是否有睡眠时间增加。

（2）是否有全身乏力、厌食、肌肉疼痛和感觉异常。

（3）是否有便秘、经常怕冷。

（4）是否有妄想和烦躁不安等精神症状。

### （三）身体状况

生命体征变化，尤其是心率，有无心动过缓；是否有黏液性水肿；是否有浆膜腔积液。

### （四）心理状况

有无焦虑、抑郁等不良情绪反应；疾病有无对患者生活质量、睡眠产生影响。

## 六、常见护理诊断/问题

### （一）体温过低

与代谢下降有关。

### （二）有感染的危险

与甲减导致黏膜水肿、低体温、贫血有关。

### （三）活动无耐力

与甲减导致乏力有关。

### （四）皮肤完整性受损

与甲减导致营养状况差、低体温有关。

### （五）体液过多

与甲减导致组织间隙水肿有关。

### （六）便秘

与甲减导致胃肠蠕动减慢有关。

### （七）潜在的并发症

黏液性水肿、甲减危象。

## 七、护理目标

（1）患者体温恢复至正常范围。

（2）患者住院期间无感染相关症状和体征，能够说出感染发生的常见原因、避免感染发生的注意事项。

(3)患者主诉活动耐力增加/活动时间延长。

(4)患者住院期间未发生皮肤破损,能够说出皮肤易破损的原因。

(5)患者黏液性水肿减轻。

(6)患者主诉排便规律,间隔时间缩短,大便性状正常。

(7)患者未发生黏液性水肿和甲减危象。

## 八、护理措施

### (一)基础护理

(1)评估血压、心率、窦性节律、脉搏、呼吸频率和呼吸音。

(2)避免环境寒冷,提高室温,增加被服,避免穿堂风。因为寒冷能增加代谢率,增加心脏负荷。

(3)改变活动与休息的时间规律,当患者有呼吸困难、胸痛、心悸或昏厥等情况时,应及时汇报,因为这些是心脏应激的症状。

### (二)饮食护理

(1)补充适量碘。适用于地方性甲状腺肿流行区。此外,对生育期妇女更应注意补充碘盐,防止母体缺碘而致后代患呆小病。忌用致甲状腺肿食品,避免食用卷心菜、白菜、油菜、木薯、核桃等,以免致甲状腺肿大。

(2)供给足够蛋白质。每人每天供给优质蛋白质至少应大于 20g。

(3)限制脂肪和富含胆固醇膳食。每天脂肪应占总能量的 20%左右,并限制高胆固醇食品摄入。

(4)纠正贫血。对有贫血的患者应补充富含铁的膳食,并供给丰富的维生素,主要补充维生素 B,如动物肝脏等;必要时还应供给叶酸及铁剂。

(5)膳食搭配。因缺碘导致的甲状腺功能减退症,需选用适量海带、紫菜,可用碘盐、碘酱油和加碘面包。炒菜时注意碘盐不宜放入沸油中,以免碘挥发而使碘丢失增多。蛋白质补充可选用蛋类、乳类、肉类、鱼类等,植物性蛋白质与动物性蛋白质有互补作用;各种大豆制品、黄豆等,供给动物肝脏可纠正贫血。

(6)注意食物的色、味、香,避免过咸,尽量选择患者喜爱的饮食以促进食欲。鼓励患者少量多餐,注意选择适宜的进食环境。

### (三)排便指导

鼓励患者多活动,以刺激肠蠕动、促进排便。鼓励患者饮水,可以根据患者的个人喜好和习惯安排摄入液体的种类和时间。例如,对于限制热量的患者可摄入不含热卡或热卡低的液体。食物中注意纤维素的补充,如菠菜、糙米等。指导患者进行腹部按摩,以增强肠蠕动。必要时遵医嘱给予缓泻剂,观察并记录患者排便情况。

## （四）皮肤护理

监测患者皮肤状况，包括有无发红、水肿、损伤，对于长期卧床患者可用压疮危险评估量表判断患者发生皮肤损伤的危险。指导和协助患者卧床时定时翻身，每 2 小时更换体位。教育并协助患者进行关节活动练习。协助患者保持皮肤完整，沐浴时动作轻柔，浴后保持皮肤干燥。宣教患者使用不含酒精的皮肤油剂和乳液，以免刺激皮肤。

## （五）提高患者自我照顾能力

鼓励患者由简单完成到逐渐增加活动量，协助督促患者完成自身的生活护理。让患者参与活动，并提高活动的兴趣。提供安全的场所，避免碰、撞伤的发生。

## （六）用药护理

用药前护士应回顾患者病史，评估是否能够安全用药。身体评估获得基本情况可以监测药物使用的效果。护士应注意观察患者的皮肤颜色、皮温、皮肤结构，以及有无损伤，以评价有无过敏反应和评估甲状腺激素作用。另外，还应注意患者用药前后肌张力、体重、体温、血压、脉搏和呼吸变化，从而评价是否达到治疗效果并监测有无药物中毒和不良反应的发生。护士还应对患者进行甲状腺功能检查，ECG、血清学分析。对于有心功能问题的患者应从小剂量开始使用，并注意监测是否有心绞痛和心律失常的发生。

1.年龄和性别

使用β受体阻滞药或洋地黄类药物的老年患者长期使用甲状腺激素可发生中毒反应。绝经妇女使用可使骨密度下降，易发生骨折；对于使用甲状腺激素治疗的儿童，因其对激素的毒性作用更加敏感，所以需观察其生长发育情况；妊娠期妇女，在怀孕期间剂量逐渐增加，甲状腺激素缺乏可影响胎儿神经系统发育。

2.生活方式、饮食、习惯和环境

护士应评估患者适应长期服药的能力。患者需要建立规律的服药计划并坚持每天服药，最好的服药时间是每日早餐前空腹服用。更换药物时应咨询专业人士如医生、药剂师、健康指导者等，因为不同厂家生产的药物可能在包装剂量上有所差异。

## （七）预防黏液性水肿性昏迷（甲减性危象）

1.密切观察甲减危象的症状

严重的黏液水肿、低血压、脉搏减慢、呼吸减弱；体温过低（<35℃）；电解质紊乱，血钠低；痉挛，昏迷。护士应注意避免过多的刺激，如寒冷、感染、创伤。谨慎地使用药物，避免镇静药、安眠药的使用过量。

2.甲减危象的预防

定时进行动脉血气分析。注意保暖，但不宜作加温处理。准确记录出入量。遵医嘱给予甲状腺激素及糖皮质激素。

## （八）心理护理

多与患者交流，耐心倾听患者诉说病史，引导患者倾诉内心的烦恼和身体的不适，鼓励患者多进行社交活动，减轻孤独感。向患者介绍甲减的相关知识，让其了解疾病带给自身生理和心理的影响，缓解其不安、焦虑情绪。安排患者听轻松的、愉快的音乐，使其心情愉快。嘱患者家属多探视、多关心患者，使患者感到温暖和关怀，增强战胜疾病的信心。部分甲减患者可出现严重的焦虑症状甚至人格改变，所以护士更应加强沟通，了解其心理状态及变化，预防自伤甚至自杀的发生。

## （九）健康指导

让患者正确认识疾病，了解终身替代治疗是治疗本病的唯一有效方法。了解药物作用及不良反应，要遵医嘱坚持服药，定期复查，不可自行停药，告诉患者如果遇手术、创伤、感染时，及时告知医生，调整用药剂量。患者平时不可随便使用安眠、镇静类药物，以免发生意外。告知患者家庭成员注意家庭安全对患者的重要性。

# 第六章　外科疾病护理

## 第一节　胃癌的护理

### 一、概述

胃癌是起源于胃黏膜上皮的恶性肿瘤，在我国各种恶性肿瘤中发病率居首位，胃癌发病有明显的地域性差别，在我国的西北与东部沿海地区胃癌发病率比南方地区明显为高。好发年龄在 50 岁以上，男女发病率之比为 2∶1。由于饮食结构的改变、工作压力增大以及幽门螺杆菌的感染等原因，使得胃癌呈现年轻化倾向。胃癌可发生于胃的任何部位，其中半数以上发生于胃窦部，胃大弯、胃小弯及前后壁均可受累。绝大多数胃癌属于腺癌，早期无明显症状，或出现上腹不适、嗳气等非特异性症状，常与胃炎、胃溃疡等胃慢性疾病症状相似，易被忽略，因此，目前我国胃癌的早期诊断率仍较低。胃癌的预后与胃癌的病理分期、部位、组织类型、生物学行为以及治疗措施有关。

#### （一）临床表现

早期胃癌多数患者无明显症状，少数人有恶心、呕吐或是类似溃疡病的上消化道症状，难以引起足够的重视。随着肿瘤的生长，影响胃功能时才出现较为明显的症状，但均缺乏特异性。

疼痛与体重减轻是进展期胃癌最常见的临床症状。患者常有较为明确的上消化道症状，如上腹不适、进食后饱胀，随着病情进展上腹疼痛加重，食欲下降、乏力。根据肿瘤的部位不同，也有其特殊表现。贲门胃底癌可有胸骨后疼痛和进行性吞咽困难；幽门附近的胃癌有幽门梗阻表现。

当肿瘤破坏血管后，可有呕血、黑便等消化道出血症状；如肿瘤侵犯胰腺被膜，可出现向腰背部放射的持续性疼痛；如肿瘤溃疡穿孔则可引起剧烈疼痛甚至腹膜刺激征象；肿瘤出现肝门淋巴结转移或压迫胆总管时，可出现黄疸；远处淋巴结转移时，可在左锁骨上触及肿大的淋巴结。

晚期胃癌患者常可出现贫血、消瘦、营养不良甚至恶病质等表现。

#### （二）治疗

1.手术治疗

（1）根治性手术。原则为整块切除包括癌灶和可能受浸润胃壁在内的胃的部分或全部，按临床分期标准整块清除胃周围的淋巴结，重建消化道。

(2)姑息性手术。原发灶无法切除，为了减轻由于梗阻、穿孔、出血等并发症引起的症状而作的手术，如胃空肠吻合术、空肠造口、穿孔修补术等。

2.化疗

用于根治性手术的术前、术中和术后，延长生存期。晚期胃癌患者采用适量化疗，能减缓肿瘤的发展速度，改善症状，有一定的近期效果。早期胃癌根治术后原则上不必辅助化疗，有下列情况者应行辅助化疗：病理类型恶性程度高；癌灶面积大于 5 厘米；多发癌灶；年龄低于 40 岁。进展期胃癌根治术后、姑息手术后、根治术后复发者需要化疗。

常用的胃癌化疗给药途径有口服给药、静脉、腹膜腔给药、动脉插管区域灌注给药等。常用的口服化疗药有替加氟、优福定、氟铁龙等。常用的静脉化疗药有氟尿嘧啶、丝裂霉素、顺铂、阿霉、依托泊苷、甲酰四氢叶酸钙等。近年来紫杉醇、草酸铂、拓扑酶抑制剂、希罗达等新的化疗药物用于胃癌治疗。

3.靶向治疗

靶向治疗可针对性地损伤癌细胞，减轻正常细胞损害。目前胃癌靶向治疗药物种类及作用均有限。靶向治疗药物主要有表皮生长因子受体抑制剂、血管生成抑制剂、细胞周期抑制剂、细胞凋亡促进剂、基质金属蛋白酶抑制剂等。

4.其他治疗

胃癌的免疫治疗包括非特异生物反应调节剂如卡介苗、香菇多糖等，细胞因子如白介素、干扰素、肿瘤坏死因子等，以及过继性免疫治疗如淋巴细胞激活后杀伤细胞(LAK)、肿瘤浸润淋巴细胞(TIL)等的临床应用。抗血管形成基因是研究较多的基因治疗方法，可能在胃癌的治疗中发挥作用。

5.支持治疗

支持治疗旨在减轻患者痛苦，改善生活质量，延长生存期。支持治疗包括镇痛、纠正贫血、改善食欲、改善营养状态、缓解梗阻、控制腹水、心理治疗等。

## (三)护理措施

1.术前护理

(1)配合完成各项检查。

(2)治疗护理

①根据医嘱给予肠内或肠外营养支持治疗。

②术前晚按医嘱予口服泻药清洁肠道。

(3)饮食指导：高热量、高维生素、优质蛋白、低渣易消化饮食。若伴有梗阻和出血的患者，予禁食，遵医嘱给予肠外营养，必要时输血浆或输血，以改善患者的营养状况。术前禁食禁饮 8 小时。

(4)活动护理：注意休息，避免劳累。合并有慢性出血和贫血的患者需卧床休息。

(5)病情观察：预防并及时发现穿孔、出血症状。

(6)心理护理。

(7)健康宣教

①用药、治疗、护理、检查及术前准备配合注意事项。

②自我病情观察:包括疼痛的部位、性质、程度变化以及睡眠、饮食、排便、排尿情况。

2.术后护理

(1)体位与活动:全身麻醉术后予去枕平卧 6 小时,头偏一侧,完全清醒后,术后 6 小时血压平稳后取半卧位。卧床休息 3 天左右,根据病情可离床活动。

(2)治疗护理

①根据病情及医嘱吸氧 2～3 天。

②遵医嘱予抗炎、制酸、营养支持等治疗。

(3)做好基础护理满足患者的生活所需。

(4)饮食指导:术后禁食,肠蠕动恢复当日予少量水或米汤,第 2 日进食半量流质,每次 50～80mL,第 3 日进食全量流质,每次 100～150mL,逐渐过渡到半流质、普食。饮食原则遵循少量多餐、避免生、冷、硬、刺激性饮食,少食产气食物。

(5)病情观察

①测量并记录生命体征,记录 24 小时尿量或 24 小时出入液量。

②保持有效胃肠减压,观察并记录腹部症状和体征以及引流液的颜色、性状、量等。

③观察腹部切口敷料有无渗血、渗液。

④术后并发症的观察。

(6)健康教育

①自我病情观察指导:观察有无心悸、气促、头晕、眼花、出冷汗等情况,观察排便的颜色、性状、量等。

②术后进行早期床上活动、指导离床活动的时间与方法,进行呼吸功能锻炼的意义及方法。

3.出院指导

(1)保持心情舒畅愉快,乐观对待疾病,适当进行锻炼。

(2)饮食指导。遵循高热量、高维生素、高蛋白、易消化、低粗纤维食物,禁忌辛辣、咖啡、浓茶及油炸、坚硬食物,忌烟戒烟。避免过甜食物,进食后平卧 10～20 分钟。遵循少量多餐原则。

(3)出院后 1 年内每 3 个月复查 1 次,第 2 年每半年复查 1 次,以后 1 年 1 次直至终身。必要时接受化疗等治疗。

(4)出现腹痛、腹胀、消瘦、食欲缺乏、黑粪、呕血,CEA 值升高,排便、排气停止等及时就诊。

## 二、术前

### (一)患者及其家属的心理因素被忽视

1.原因

(1)患者及其家属对自身疾病不了解,癌症患者对癌症的恐惧心理。

(2)对手术的必要性认识不足,担心麻醉、手术意外。

(3)担心手术预后。

(4)对家庭、事业、经济考虑过多。

(5)担心术后伤口疼痛或术后并发症的发生。

2.表现

(1)术前患者及其家属常会出现焦虑、紧张、不安、恐惧等不良心理,癌症患者甚至产生绝望、自杀的念头。

(2)不良的心理反应会影响患者的睡眠、休息、食欲,并通过下丘脑-垂体-肾上腺轴,使内分泌系统受到抑制,影响免疫功能及术后康复。

3.处理

(1)对过度焦虑、紧张的患者,可适当使用镇静、安眠的药物,以保证其充分休息。

(2)评估患者自杀风险,做好防范措施,必要时请心理医生帮助。

4.防范

(1)应以热情、和蔼的态度接待患者及家属,介绍病区环境,介绍主管医生、护士,工作认真、负责,技术娴熟,以获得患者的信赖。

(2)应根据患者及家属的年龄、文化程度、性格、信仰等个体差异,结合患者的病情,以通俗易懂的语言,深入浅出地讲解和介绍疾病及手术的相关知识。与患者谈论病情时应注意要有艺术性,要实事求是,不能夸张、片面,做到恰如其分,既要使患者充分了解病情,又不增加患者的思想负担。注意保护性医疗,医生护士的解释必须一致并准确、专业,否则将增加医患纠纷的风险。

(3)介绍成功的病例,可邀请同病房同类手术的患者,介绍他们在治疗、护理全过程的配合经验和体会,以帮助患者正确认识和对待自己的疾病,增强对手术的信心。

(4)了解患者的心理状态,争取患者、亲属、同事或上司等各方面的社会支持系统。

## (二)患者胃出血或穿孔

1.原因

肿瘤的侵犯及破坏血管后会造成胃穿孔、胃出血等可能。

2.表现

上腹剧烈疼痛、呕血、黑粪等症状;严重者有脉率增快、血压下降、皮肤湿冷、神志淡漠等休克早期表现。

3.处理

(1)遵医嘱给予胃肠减压、使用止血药物或输血、输液等抗休克处理。

(2)当非手术治疗无效时,应立即做好术前准备,行手术治疗。

4.防范

(1)指导患者自我病情观察技巧,有穿孔或出血症状时及时报告医务人员。

(2)保持情绪稳定及充分休息。

(3)积极配合各项术前检查及治疗,争取早日手术。

(4)住院期间勿擅自外出。

### (三)术前准备不足导致术后并发症发生率增高

1.原因

(1)术前患者身体心理状态不佳影响术后康复,增加并发症发生的风险。

(2)患者不能适应术后的变化,影响术后的康复。

(3)术前准备不足,增加术后感染的机会。

2.表现

(1)术后康复受影响。

(2)术后并发症发生。

3.处理

做好健康教育及术前准备,排除影响术后康复或易导致术后并发症发生的因素。

4.防范

(1)术前应配合医生做好各方面的检查、检验,评估患者的营养状况及重要器官的功能,以便发现问题,在术前给予纠正,增强患者对手术的耐受力。

(2)对于营养不良、贫血、低蛋白血症的患者,给予术前营养支持:应给予高蛋白、高热量、高维生素、易消化吸收的饮食;对不能进食者,给予静脉输液,补充足够的热量,必要时输血浆或全血,以改善患者的营养状况,提高其对手术的耐受性。

(3)为适应手术后的变化,术前应指导患者进行各项适应性锻炼,包括:①练习床上大、小便。②有效咳嗽、咳痰。③戒烟。④呼吸功能锻炼。⑤床上翻身及活动。⑥术后早期活动。

(4)预防术后感染:①进行手术野皮肤准备:观察皮肤情况、剃毛、皮肤清洗等。备皮范围为手术切口周围15~20cm皮肤,腹部手术者清洗肚脐。②胃肠道准备:如肠道手术患者,入院后给予低渣饮食,非肠道手术患者,一般不限制饮食;按麻醉要求术前12小时禁食、4~6小时禁饮,必要时进行胃肠减压;胃肠道手术者术前给予泻药、清洁灌肠、口服肠道制菌药物。③呼吸道准备:戒烟、戒酒,注意保暖,预防呼吸道感染;年老体弱或术后需长时间卧床的患者需进行呼吸功能锻炼,方法为协助患者坐位或卧位,放松肩膀,用鼻慢慢吸气,把气深深吸入肺的底部,憋气3~5s,再缩唇从口缓缓呼出,每小时做10次,也可使用呼吸功能训练器,它能使患者更了解自己做呼吸运动时的表现,而姿势和次数与上述相同。④术前处理患者已有的感染,如上呼吸道感染、口腔感染、泌尿系统感染、皮肤感染等。⑤女性患者避开月经期。

## 三、术后

### (一)术后出血

1.原因

(1)手术止血不确切:发生在术后24小时内。

(2)吻合口黏膜坏死脱落：发生在术后4～6天。

(3)吻合口缝线处感染，黏膜下脓肿腐蚀血管：发生在术后10～20天。

(4)胃肠减压或腹腔引流的负压过大。

2.表现

(1)胃管或腹腔引流管短时间内引出大量的血性液。

(2)患者腹胀、呕血或黑粪，持续不止。

(3)严重者有脉率增快、血压下降、皮肤湿冷、神志淡漠等休克早期表现。

3.处理

(1)遵医嘱使用止血药物或输血。

(2)必要时可做纤维胃镜检查或行选择性的血管造影，以明确出血部位和原因，还可局部使用血管收缩药或进行栓塞相关的动脉止血。

(3)当非手术治疗不能有效止血或出血量大时，应立即做好术前准备，行手术止血。

4.防范

(1)指导患者禁食，未经医生允许，禁止胃管冲洗、随意调整或从胃管内注入液体和药物。

(2)维持适当的胃肠减压的负压，避免压力过大损伤胃黏膜。

(3)维持适当的腹腔引流的负压，避免压力过大损伤外周血管引起出血。

(4)病情观察。严密观察患者胃管、腹腔引流管的颜色、量、性状并做好记录，发现异常应及时报告医生处理。严密观察患者的生命体征、神志、尿量、腹部体征的变化。

## (二)吻合口瘘或残端破裂

1.原因

(1)手术缝合技术不当、吻合口张力过大。

(2)吻合口组织血供不足，患者贫血、低蛋白血症、糖尿病。

(3)胃肠减压无效或低效，胃肠内压力大，影响胃肠吻合口愈合。

2.表现

高热、脉速、腹痛以及弥漫性腹膜炎的表现。

3.处理

(1)症状重、有弥漫性腹膜炎者应立即做好术前准备，需行手术治疗。

(2)症状轻、无弥漫性腹膜炎者，配合医生予禁食、胃肠减压、充分引流、肠外营养、抗感染等治疗。

4.防范

(1)术前纠正患者贫血、低蛋白血症、低血糖。

(2)术中提高缝合技术。

(3)术后维持有效的胃肠减压，有效的胃肠减压可防止胃肠道积液、积气，减轻胃肠内压力，有利于胃肠吻合口愈合。

(4)病情观察。观察腹腔引流液的情况。一般情况下，腹腔引流液逐日减少和变清。若术后数日腹腔引流液仍不减，伴有黄绿色胆汁或脓性、带臭味，提示有吻合口漏，应马上通知医生处理；观察患者生命体征变化；观察患者腹部情况，患者主诉疼痛时，应进行腹部体查区分伤口疼痛和腹部疼痛，以免漏诊，耽误病情。

(5)按医嘱使用制酸药及生长抑素。

## (三)术后感染

1.原因

(1)术前准备不足及未做好健康教育。

(2)未做好基础护理。

(3)术后体位不佳及术后未进行早期活动。

(4)腹腔引流无效或低效。

2.表现

肺部感染、肺不张，切口感染，口腔溃疡、感染，尿路感染，腹腔感染，膈下积液及脓肿。

3.处理

(1)伤口感染者及时更换伤口敷料。

(2)控制体温变化：使用物理降温，无效者使用药物降温。

(3)按医嘱使用抗生素。

(4)保持引流管通畅，必要时协助医生行腹腔冲洗。

4.防范

(1)充分的术前准备：术前良好的胃肠道准备、呼吸道准备和皮肤准备，戒烟，呼吸功能训练，可有效预防术后感染。

(2)做好基础护理，保持床单位及病房环境的清洁卫生，控制陪人做好口腔护理和会阴擦洗。

(3)做好体位及活动的指导。

(4)保持腹腔引流的通畅，及时更换伤口敷料，预防伤口感染。

(5)做好病情观察，及时发现异常，及时处理。

## (四)消化道梗阻

1.原因

术后吻合口水肿、感染，术后粘连性梗阻。

2.表现

术后短期内出现恶心、呕吐、腹胀甚至腹痛和肛门停止排气排便，应警惕消化道梗阻或胃蠕动无力所致的胃排空障碍。

3.处理

(1)按医嘱给予禁食、胃肠减压。

(2)给予肠外营养支持治疗，维持水、电解质和酸碱平衡。

(3)对胃蠕动无力所致的胃排空障碍患者，按医嘱给予促胃动力药物。

(4)观察腹痛、腹胀及肛门排气排便情况。经非手术处理，梗阻不能缓解者，做好术前准备。

(5)做好心理护理，解释引起此并发症的原因及处理方法，缓解患者焦虑、抑郁的不良心理状态。

4.防范

(1)术前充分的肠道准备可预防术后吻合口水肿、感染导致的梗阻。

(2)术后早期活动可预防粘连性梗阻。

### (五)倾倒综合征

1.原因

由于胃大部分切除术后，原有的控制胃排空的幽门窦、幽门括约肌及十二指肠球部结构不复存在，加上部分患者胃肠吻合口过大，导致胃排空过速，产生一系列综合征。早期倾倒综合征是由于餐后大量高渗透性食物快速进入十二指肠或空肠，致肠道内分泌细胞大量分泌肠溶性血管活性物质，从而引起一系列血管舒缩功能紊乱和胃肠道症状。晚期倾倒综合征是由于食物过快进入空肠，葡萄糖过快吸收，血糖呈一时性增高，刺激胰腺分泌过多的胰岛素而发生反应性低血糖所致。

2.表现

(1)早期倾倒综合征：表现为进甜流质 10～20 分钟，出现剑突下不适、心悸、乏力、出汗、头晕、恶心、呕吐甚至虚脱等一过性血容量不足的表现。

(2)晚期倾倒综合征：表现为进食后 2～4 小时，出现心慌、无力、眩晕、出汗、手颤甚至虚脱。

3.处理

饮食调节，进餐后平卧 10～20 分钟。多数患者在半年到一年内能逐渐自行缓解。晚期倾倒综合征出现症状时稍进糖类食品既可缓解。

4.防范

少量多餐，细嚼慢咽。避免过甜、过热的流质食物，进餐后平卧 10～20 分钟。

# 第二节　胃、十二指肠溃疡大出血的护理

## 一、概述

胃、十二指肠溃疡出血，是上消化道大出血中最常见的原因，约占 50%以上。患者有呕血、柏油样黑便，引起红细胞、血红蛋白和血细胞比容明显下降，脉率加快，血压下降，出现休克前期症状或休克状态。治疗原则是补充血容量，防治失血性休克，尽快明确出血部位并采取有

效止血措施。

## (一)临床表现

胃、十二指肠溃疡大出血的临床表现取决于出血量和出血速度。患者的主要症状是呕血和解柏油样黑便,多数患者只有黑便而无呕血,迅猛的出血则为大量呕血与紫黑血便。呕血前常有恶心,便血前后可有心悸、乏力、全身疲软,甚至晕厥,出现休克症状。患者焦虑不安、四肢湿冷、脉搏细速、呼吸急促、血压下降。上腹部可有轻度压痛,肠鸣音亢进。腹痛严重的患者应注意有无伴发溃疡穿孔。

## (二)治疗

治疗原则是补充血容量,防治失血性休克,尽快明确出血部位并采取有效止血措施。

(1)抗失血性休克治疗,补充血容量建立可靠畅通的静脉通道,快速滴注平衡盐溶液,严密观察血压、脉搏、尿量和周围循环状况,并判断失血量指导补液和输血及血浆代用品。

(2)留置鼻胃管用生理盐水冲洗胃腔,动态观察出血情况。可经胃管注入200毫升含8毫克去甲肾上腺素的生理盐水溶液,每4～6小时一次。

(3)施行内镜下电凝、激光灼凝、注射或喷洒药物等局部止血措施。检查前必须纠正患者的低血容量状态。

(4)静脉或肌内注射止血、制酸、生长抑素等药物。

(5)约10%的患者需急症手术止血。手术指征为:①出血速度快,短期内发生休克,或较短时间内要输入较大量血液方能维持血压和血细胞比容者。②年龄在60岁以上伴动脉硬化症者自行止血机会小,对再出血耐受差,应及早手术。③近期发生过类似的大出血或合并穿孔或幽门梗阻。④纤维胃镜检查发现动脉搏动性出血,或溃疡底部血管显露再出血危险很大。急诊手术应争取在出血48小时内进行。

手术方法有:①包括溃疡在内的胃大部切除术。如术前未经内镜定位,术中可切开胃前壁,明确出血溃疡的部位,缝扎止血同时检查是否有其他出血性病灶。②对十二指肠后壁穿透性溃疡出血,先切开十二指肠前壁,贯穿缝扎溃疡底的出血动脉,再行选择性迷走神经切断加胃窦切除或幽门成形术,或作旷置溃疡的毕Ⅱ式胃大部切除术外加胃、十二指肠动脉、胰十二指肠上动脉结扎。③重症患者难以耐受较长手术时间者,可采用溃疡底部贯穿缝扎止血方法。

## (三)护理措施

### 1.非手术治疗或术前护理

(1)物品准备:根据病情床边备好氧气、心电监护、胃肠减压及其他急救用物。

(2)注意卧床休息,伴休克者取平卧位或休克体位。

(3)饮食指导:出血明显者禁饮、禁食,必要时停留胃管。

(4)完善术前常规检查。

(5)治疗护理

①补充血容量,按医嘱快速地输液、输血。

②根据医嘱应用止血、抗炎、抑制胃酸分泌药。

③按医嘱停留胃管，从胃管注入含去甲肾上腺素 8mg 的生理盐水溶液 200mL，每 4～6 小时 1 次。

④遵医嘱做好术前准备。

(6)病情观察

①观察和记录出入液量，监测生命体征的变化。

②观察患者腹痛、腹胀、呕血的量、颜色和性质、有无烦躁、脉速、血压下降、皮肤湿冷等休克表现。

(7)心理护理。

(8)健康教育

①用药、治疗、护理及检查配合注意事项。

②自我病情观察：包括呕血的量、性质、颜色的变化。排便、排尿的颜色、性质及量。

2.术后护理

参见“胃癌”对应内容。

3.出院指导

参见“胃、十二指肠溃疡穿孔”对应内容。

## 二、非手术治疗或术前

### (一)患者的生命安全受到威胁

1.原因

患者起病急，变化快，病情重甚至危及生命。

2.表现

患者出血量大，有出现失血性休克甚至死亡的危险。

3.处理

(1)积极抗休克治疗。

(2)胃镜下止血或手术止血。

4.防范

(1)医务人员需对上消化道出血的抢救流程熟练掌握，能对患者做快速的处理。

(2)接到收治患者通知时，应马上备好氧气、心电监护仪、胃肠减压、止血药物及其他急救用物。

(3)病情观察：观察患者黑粪、呕血的量、性状、颜色并做好记录，以判断患者出血量。观察患者生命体征、神志、尿量等，注意患者有无休克症状。

(4)给予吸氧，卧床休息。

(5)按医嘱输液、输血：建立两条以上静脉通道，快速输注平衡盐液，配血、输血。

(6)胃肠减压,可按医嘱经胃管注入冰盐水或含去甲肾上腺素 8mg 的生理盐水 200mL。

(7)按医嘱使用止血、制酸药物,按医嘱使用生长抑素。

(8)必要时做好胃镜下止血或手术止血的准备和配合。

### (二)患者及其家属的心理因素易被忽视

参见“胃、十二指肠溃疡穿孔”对应内容。

## 三、术后

参见“胃癌”对应内容。

# 第三节　肝脓肿的护理

肝受感染后形成的脓肿,称为肝脓肿,属于继发感染性疾病。一般根据病原菌的不同分为细菌性肝脓肿和阿米巴性肝脓肿。临床上细菌性肝脓肿较阿米巴性肝脓肿多见。

## 一、细菌性肝脓肿

细菌性肝脓肿系指化脓性细菌引起的肝内化脓性感染。细菌性肝脓肿最常见的致病菌为大肠埃希菌和金黄色葡萄球菌。多继发于胆道及肠道感染。全身其他部位的感染,也可因血行播散而形成肝脓肿。另外,邻近肝的部位发生感染时,细菌可经淋巴系统侵入肝。

### (一)护理评估

1.健康史

评估患者发育营养状况;了解是否患有胆道疾病,有无其他部位感染及肝的开放性损伤等。

2.身体状况

(1)全身中毒症状。寒战、高热是最常见的早期症状,体温可达 39～40℃,一般为稽留热或弛张热,伴多汗,脉率增快。严重时可发生脓毒症和感染性休克。

(2)肝区疼痛。由于肝大、肝包膜急性膨胀和炎性渗出物的局部刺激,多数患者出现肝区持续性胀痛或钝痛,有时可伴有右肩牵扯痛或胸痛。

(3)消化道及全身症状。由于细菌毒素吸收及全身消耗,患者有乏力、食欲缺乏、恶心、呕吐;少数患者可有腹胀及顽固性呃逆等症状。

(4)肝区压痛和肝大。查体常见肝区压痛和肝大,右下胸部和肝区有叩击痛。若脓肿位于肝前下缘比较表浅部位,可伴有右上腹肌紧张和局部触痛;巨大的肝脓肿可使右季肋呈饱满状态,甚至局限性隆起;局部皮肤呈凹陷性水肿。严重者可出现黄疸。病程较长者,常有贫血。

(5)并发症。细菌性肝脓肿可引起严重并发症,病死率极高。脓肿可自发性穿破入腹腔引起腹膜炎。向上穿破可形成膈下脓肿。向胸内破溃时患者常有突然出现的剧烈胸痛,胸闷、气急、寒战、高热,气管向健侧移位,呼吸音减低或消失,患侧胸壁凹陷性水肿。左肝脓肿可穿破心包,发生心包积液,严重者导致心脏压塞。

3.心理-社会状况

由于突然发病或病程较长,忍受较重的痛苦,担忧预后或经济拮据等原因,患者常有焦虑、悲伤或恐惧反应;发生严重并发症时反应更加明显。

4.辅助检查

(1)实验室检查。血常规检查:白细胞计数增高,中性粒细胞可高达90%以上,有核左移现象和中毒颗粒。肝功能检查:可见轻度异常。

(2)影像学检查。X线检查:肝阴影增大,右膈肌抬高和活动受限。B超:能分辨肝内直径2cm的液性病灶,并明确其部位和大小。CT或MRI:对诊断肝脓肿有帮助。

(3)诊断性肝穿刺。必要时可在肝区压痛最剧烈处穿刺,或在超声探测引导下穿刺,抽出脓液即可证实;同时可行脓液细菌培养和药物敏感试验。

5.治疗要点及反应

加强全身支持疗法,应用足量、有效抗生素控制感染。脓肿形成后,可在B超引导下穿刺抽脓或置管引流,如疗效不佳应手术切开引流。注意细菌性肝脓肿是严重感染,应早期诊断,及时治疗,以取得良好治疗效果。

## (二)护理诊断及合作性问题

(1)体温过高。与毒素作用于体温调节中枢有关。

(2)疼痛。与炎性介质刺激有关。

(3)营养失调。低于机体需要量与进食减少、感染引起分解代谢增加有关。

(4)潜在并发症。腹膜炎、膈下脓肿、胸腔内感染、休克。

## (三)护理措施

1.一般护理

(1)降温。高热患者及时应用物理降温,必要时遵医嘱进行药物降温。

(2)镇静止痛。适时遵医嘱应用镇静止痛药物,以减轻疼痛,保证休息。

(3)加强营养。给予高热量、高蛋白、高维生素饮食,改善全身营养状况;必要时少量多次输血和血浆,以纠正低蛋白血症,增强机体免疫能力。

2.病情观察

加强对生命体征和腹部情况的观察,注意脓肿是否破溃引起腹膜炎、膈下脓肿等严重并发症。

3.治疗配合

(1)应用抗生素护理。遵医嘱给予足量、有效抗生素;注意用药时间、途径和配伍,观察药物的不良反应。

(2)配合抢救。若发生脓毒症或感染性休克时,配合医生,立即实施各项抢救护理工作。

(3)做好引流护理。患者取半卧位,有利于呼吸和引流;妥善固定引流管,防止意外脱落;每日用无菌生理盐水冲洗脓腔,注意观察引流液的量和性状;及时更换引流瓶,注意无菌操作;当每日脓液引流量少于 10mL 时,可拔出引流管,适时换药,直至脓腔闭合。

4.心理护理

关心安慰患者,加强与患者的交流和沟通,减轻或消除其焦虑情绪,使其积极配合治疗和护理,以取得满意的效果。

5.健康指导

向患者介绍细菌性肝脓肿预防、治疗的一般知识;指导患者遵守治疗、护理要求;向患者解释引流管的意义和注意事项;嘱患者出院后加强营养;告知患者有明显不适时及时就诊。

## 二、阿米巴性肝脓肿

### (一)概述

肠道阿米巴感染后,阿米巴原虫从结肠溃疡破口处随门静脉血液进入肝脏,可并发阿米巴性肝脓肿,其好发部位在肝右叶,阿米巴性肝脓肿可发生于溶组织内阿米巴感染数月至数年之后。多因机体免疫力下降而诱发。寄生在肠壁的溶组织内阿米巴大滋养体可经门静脉直接侵入肝脏。其中,大部分被消灭,少数存活的大滋养体继续繁殖,可引起小静脉炎和静脉周围炎。在门静脉分支内,大滋养体的不断分裂繁殖可引起栓塞,并通过伪足运动,分泌溶组织酶的作用造成局部液化性坏死,形成小脓肿。随着时间的延长,病变范围逐渐扩大,使许多小脓肿融合成较大的肝脓肿。从大滋养体侵入肝脏至脓肿形成常历时 1 个月以上。肝脓肿通常为单个大脓肿。由于大滋养体可到达肝脏的不同部位,故亦可发生多发性肝脓肿。肝脓肿大多位于肝的右叶,这与盲肠及升结肠的血液汇集于肝右叶有关。少数病例可位于肝的左叶,亦可左、右两叶同时受累,形成局限性病变,其他肝组织正常。

### (二)护理评估

1.临床表现

临床表现的轻重与脓肿的位置、大小及有无继发细菌感染等有关。起病大多缓慢,体温逐渐升高,热型以弛张型居多,常伴食欲减退、恶心、呕吐、腹胀、腹泻、肝区疼痛及体重下降等。当肝脓肿向肝脏顶部发展时,刺激右侧膈肌,疼痛可向肩部放射。若压迫右肺下部,可有右侧反应性胸膜炎或胸腔积液。脓肿位于右肝下部时,可出现右上腹痛,体检可发现肝大,边缘多较钝,有明显的叩痛、压痛。脓肿位于肝的中央部位时症状常较轻,靠近肝包膜者常较疼痛,而且较易发生穿破。肝脓肿向腹腔穿破可引起急性腹膜炎,向右胸腔穿破可致脓胸,此外,尚可引起膈下脓肿、肾周脓肿、心包积液等,患者可出现相应的临床表现。

2.辅助检查

(1)实验室检查。急性感染者白细胞计数及中性粒细胞比例均增高。病程较长者白细胞计数常仅轻度升高,但贫血、消瘦则较明显,血沉增快。粪便检查提示溶组织内阿米巴原虫阳性率为 30%，以包囊为主。

(2)脓肿穿刺液检查。典型脓液为棕褐色，如巧克力糊状，黏稠、带腥味。当合并细菌感染时，可见土黄色脓液伴恶臭。由于有活力的溶组织内阿米巴大滋养体常处于脓肿周围的组织内，故在抽出脓液中的阿米巴滋养体多已死亡。取最后抽出的脓液做检查，有可能发现有活动能力的阿米巴滋养体。采用普通镜检法时，溶组织内阿米巴滋养体的形态较难与其他细胞相辨别，检出率常低于 30%。然而，采用特异性抗体的荧光技术做荧光显微镜检查，则检出率可提高至 90%以上。

(3)肝功能检查。大部分病例都有轻度肝功能受损表现，如血清白蛋白下降、碱性磷酸酶增高、谷丙转氨酶升高、胆碱酯酶活力降低等，其余项目多在正常范围。个别病例可出现血清胆红素升高。

(4)X 线检查。右侧横膈抬高，呼吸运动减弱，右侧肺底有云雾状阴影，胸膜增厚或胸腔积液。

(5)超声检查。B 型超声黑白或彩色显像检查，可在肝内发现液性病灶；CT、磁共振成像(MRI)、放射性核素肝扫描等检查均可发现肝内液性占位性病变。在这些影像学检查中，由于 B 型超声显像检查不但可显示肝内占位性病变的数量、大小、位置和是否液性，而且即使多次检查都对身体无明显伤害，故最为常用。

(6)免疫学检查。可用间接荧光抗体试验、酶联免疫吸附试验等检测血清中抗溶组织内阿米巴滋养体的 IgG 和 IgM 抗体，阳性有助于本病的诊断。

(7)分子生物学检查。采用 PCR 技术可在肝脓液中检出溶组织内阿米巴滋养体的 DNA。

3.治疗原则

首先应考虑非手术治疗，以抗阿米巴药物治疗和反复穿刺吸脓以及支持疗法为主。外科治疗方法有闭式引流术、切开引流术、肝切除术。

## (三)护理措施

(1)观察、记录疼痛的性质、程度、伴随症状，评估诱发因素，并告知患者。

(2)加强患者心理护理，给予患者精神安慰。

(3)咳嗽、深呼吸时用手按压伤口。

(4)妥善固定引流管，防止引流管来回移动所引起的疼痛。

(5)严重时注意生命体征的改变及疼痛的演变。

(6)指导患者使用松弛术、分散注意力等方法，如听音乐、相声或默默数数，以减轻患者对疼痛的感受性，减少止痛药物的用量。

(7)在患者疼痛加重前，遵医嘱给予镇痛药，并观察、记录用药后的效果。

(8)教给患者用药知识，如药物的主要作用、用法及用药间隔时间，疼痛时及时用止痛药效果较好。

## 第四节 胰腺损伤的护理

胰腺损伤可分开放性穿透伤、闭合性钝器伤以及医源性手术误伤。其中闭合性钝器伤不易诊断，容易出现漏诊及误诊。胰腺损伤的主要临床表现是内出血及胰液性腹膜炎。治疗胰腺损伤的主要原则是彻底止血，处理合并的脏器伤，切除失活的胰腺组织和充分引流。

### 一、临床表现

胰腺损伤患者一般需经过 8～12 小时才出现症状，其主要的临床表现是胰液性腹膜炎及内出血，尤其见于严重胰腺损伤或主胰管破裂时。胰液外溢刺激腹膜出现腹上区疼痛是早期症状，随着病情发展，患者可出现进行性腹胀，上腹疼痛加剧，并放射至肩背部，可同时伴恶心、呕吐等。体征主要与腹膜炎相关，表现为腹部压痛、反跳痛和肌紧张等，以及肠鸣音减弱或消失。另外，患者可因内出血和体液大量丢失而出现休克。脐周皮肤变色。

(1)早期诊断困难。胰腺属于腹膜后位器官，前有肋弓后有脊柱的保护，发生率低。即使在手术中探查也因其前面有小网膜和胃的覆盖，容易忽视胰腺的损伤。

(2)胰腺损伤早期，出血和胰液外溢被胰腺包膜和后腹膜包裹，患者症状和体征较轻微，且不典型。另外，胰腺损伤常合并其他脏器损伤(如肝脏、脾脏、胃、肠等)，这类患者病情急，其他脏器损伤的症状和体征较明显，往往会掩盖胰腺损伤的症状和体征。

### 二、治疗

(1)对浅表胰腺组织挫伤、裂伤以及不伴有胰管伤者，可单纯修补和充分引流，最好的引流物是硅胶双套管。

(2)胰体、尾部横断伤以及伴胰管损伤的严重撕裂伤，可切除远段胰腺，其中胰管予以结扎，断面双层缝合，然后外用大网膜包绕，胰床用双套管引流。切除胰腺组织 80%以下者并不会引起胰内、外分泌功能不足。如胰腺中段严重损伤，需切除胰腺组织 90%以上时，术后可发生胰腺功能不足。

(3)胰尾严重损伤的最简单方法是胰尾切除，如合并脾破裂，可同时切除脾脏。

### 三、护理

1.术前准备

(1)胰腺损伤时，有时合并其他脏器的损伤。常常出现低血容量休克和感染性休克，患者病情极为严重，应及时给予吸氧，以增加血氧含量，减少主要脏器的缺氧。这样有利于休克的纠正，同时要注意保持吸氧管道的通畅。

(2)尽快建立 2 条以上的静脉通道，并选用 9～12 号的粗针头，同时抽血作血型鉴定和交叉配血试验,以利输血、输液用,以补充血容量,升高血压。尽快在短时间内按医嘱应用抗生素,预防感染,应用止血药物,促进止血,并作好普鲁卡因皮试,备皮、插胃管、尿管,术前用药等。

2.术后护理

(1)各引流管的护理。①胃管的护理:保持胃管通畅,使负压保持在 6～8kPa,以减轻吻合口的压力,促进愈合。同时,胃酸进入十二指肠后,刺激十二指肠黏膜分泌促胰液素,促胰液素又刺激胰腺分泌酶,因而吸收胃液后,就可减少胰酶分泌,减少并发症的发生。②腹腔引流管的护理:胰腺损伤的患者,手术后腹腔内要放多根引流管,患者回病房后要及时接通引流管,并应清楚每个引流管置管的部位、方向和作用,及时更换引流袋,保持无菌状态,定时查看,保持引流管通畅,记录引流量,观察颜色变化,及早发现并发症。③术后营养支持:合理的静脉内营养,以维持足够的营养需要,减少胰液及消化液的分泌,并适当地补充适量的血浆,白蛋白及多种维生素,注意保持水、电解质及酸碱平衡,一般较轻的胰腺损伤病员,手术后 3 日开始进清淡流质饮食,以后逐渐增加,损伤较重的,应适当延长禁食时间,以减少胰酶分泌,减少胰瘘发生。④加强基础护理,禁食期间,做好患者的口腔护理,预防口腔感染;鼓励患者咳嗽及深呼吸,定时为患者翻身,拍背,对痰多黏稠、咳嗽无力的患者可行雾化吸入,以预防肺部并发症的发生;定时为患者更换体位,按摩局部受压处,防止褥疮的发生。⑤心理护理:由于胰腺损伤患者治疗时间长,费用高,加之躯体的不适,给患者造成很大的心理压力,部分患者表现为情绪不稳定,易冲动,有的很快出现焦虑症状,甚至发展为悲观、消沉。护理人员与患者应密切接触,能及时发现心理问题,采取不同的护理措施,耐心倾听患者诉说,进行心理分析和心理支持,帮助患者树立自信心,使其进一步摆脱心理上的困境,以良好的心态配合治疗和护理,以期早日康复。

3.并发症的观察及护理

(1)假性囊肿患者术后 2 周左右若出现腹部胀满感,上腹部不适,食后尤甚,恶心呕吐,甚至有时出现黄疸及发热等,应考虑假性囊肿的形成,应通知医生进行处理。

(2)胰瘘一般发生于术后 3～10 天,伤后最初 3 天,1 次/天作血、尿淀粉酶测定,以后依病情酌定,有助于早期发现胰瘘,当患者出现腹痛、腹胀、高热及引流量增多,呈米汤样,查腹腔引流液淀粉酶含量增高,应考虑发生胰瘘。应采取半卧位,持续负压引流,善宁 0.1mg 皮下注射 8 小时 1 次,瘘口周围涂氧化锌软膏保护皮肤。

(3)术后出血胰腺损伤的患者,术后易出现切口出血和应激性溃疡出血。切口出血多由患者自身凝血功能障碍或血管结扎线滑脱而造成,所以术后 48 小时内,若患者出现头晕、恶心、面色苍白、脉搏细弱、血压下降等临床表现,或是腹腔引流血性液较多时,应考虑有内出血的发生;对应激性溃疡出血,术后应用 H 受体阻滞剂,使胃酸值大于 5.0 很重要;通过胃管抽出液,作 pH 测定,以决定用药的多少,无论是切口出血还是应激性溃疡出血,随时都可危及患者的生命,因此应严密观察,一旦出现应及时通知医生进行处理。

# 第五节 支气管扩张症的护理

## 一、概述

支气管扩张症是由于肺内支气管反复感染、阻塞，支气管壁肌肉与弹性组织受炎症破坏，引起管壁产生不可逆转的变形的一种慢性化脓性疾病。

## 二、病因与发病机制

1.病因

支气管扩张症的主要病因是支气管及周围组织感染和支气管阻塞，阻塞多继发于气管内脓性分泌物的滞留。其次为支气管外周病变牵拉或压迫支气管，使之扭曲或受压阻塞，最终形成扩张。因此支气管扩张症多为继发性。

(1)感染多起源于儿童时期，如麻疹、百日咳、流行性感冒并发肺炎经久不愈者。

(2)鼻窦炎、中耳炎、扁桃体炎、慢性支气管炎及支气管哮喘反复合并感染，肺结核等均能引起支气管扩张症。

2.病理

支气管内感染引起黏膜充血、水肿、分泌物增多，而管内壁柱状纤毛上皮细胞因炎症受损，丧失了清除异物、排除分泌物的能力，造成分泌物滞留化脓而加重感染。支气管壁和肺泡间大量淋巴细胞积聚，形成淋巴滤泡并向管腔内突出，造成支气管阻塞。其周围肺组织可因细小支气管炎性闭塞呈现不张。长期反复演变，肺组织产生广泛纤维化、肺不张、肺泡破裂及突变，临床上称为“毁损肺”。

## 三、临床表现

1.长期咳嗽咳痰

尤其是体位改变后如躺下或起床前，患者咳出大量黏稠的脓性痰，痰液静置后分3层，多有恶臭味。部分患者痰中带血，可反复咯血或突然大量咯血。

2.全身症状

因患者反复发生支气管感染，导致肺部感染，有高热、胸痛、食欲缺乏、盗汗、消瘦、贫血等症状。有的患者因慢性缺氧可有发绀、杵状指(趾)。

3.体征

听诊时病变部位可闻及细湿啰音。

4.辅助检查

(1)X线和CT检查。确定病变的部位，为手术提供依据。X线片显示，重症患者有肺门纹理增多，蜂窝状阴影，胸膜增厚、纤维化，节段性肺不张，肺门收缩，纵隔向患侧移位等表现。

(2)支气管碘油造影。两侧支气管造影可明确诊断，不仅了解扩张的形态，而且明确病变部位及范围。可发现囊状、柱状或囊柱状改变，目前仅在外科手术前采用。

(3)胸部薄层 CT 扫描。对支气管扩张的诊断具有一定的价值。

(4)痰细菌学培养。怀疑有肺结核或混合性感染者，应反复进行痰培养以明确诊断，及时控制感染，防止术中和术后感染播散。

(5)肺功能及核素检查。肺功能检查可了解能否忍受手术，便于更好地设计手术方案，并作为观察手术疗效的标准。核素扫描检查：了解双侧肺血流灌注情况，对切除方式的确定及预测术后情况有帮助。

## 四、治疗原则

1.抗感染

患者无痰或痰量不多，也应在术前 3d 开始用广谱抗生素。

2.体位引流

痰量多的患者应指导其进行体位排痰，并口服祛痰药，术前每日痰量控制在 50mL 以下。

3.输血输液

患者如伴有大咯血，应及时输血输液补充血容量，并应用止血药物控制出血。嘱患者取患侧卧位，预防出血流入健肺引起窒息。

4.加强营养

给予高蛋白、高热量、高维生素饮食，必要时应用静脉高营养，以改进全身营养状况。

## 五、护理评估

1.病史询问要点

详细询问慢性咳嗽、咯血史；是否有呼吸道感染反复发作史；注意了解患者是否有支气管肺炎迁延不愈的病史。

2.体格检查要点

(1)一般情况：患者的年龄、性别、职业、婚姻状况、营养状况等，尤其注意与现患疾病相关的病史和药物应用情况及过敏史、手术史、家族史、遗传病史和女性患者生育史等。

(2)相关因素：家族中有无此系列发病者，患者是否吸烟。

## 六、护理要点及措施

1.术前护理

(1)按胸外科疾病术前护理常规。

(2)呼吸道准备。①无痰或痰量不多者以预防呼吸道感染为主。术前 1～3d 给予雾化吸入，雾化吸入液中加入广谱抗生素。②遵医嘱注射抗生素，预防术后感染。③痰多、肺部有较重感染症状的患者，指导其做好体位引流排痰，并嘱患者取患侧卧位，防止痰液或咯血流入健侧肺引起窒息。④认真留取痰液标本，以保证准确的细菌培养结果和敏感抗生素的选择。⑤痰液黏稠不易咳出者，应增加超声雾化吸入次数；加入药物，以稀释痰液便于咳出。

(3)病情观察。认真观察痰液的性状，尤其是痰中带血者，须密切观察其病情变化，备齐急救用物，随时准备急救。同时准确记录每日的痰量，以提供手术的最佳时机。

(4)饮食护理。给予高蛋白、高热量、高维生素饮食，鼓励多食新鲜水果。由于病史较长，长期反复用药，多数患者食欲较差，可遵医嘱给予开胃助消化药物。

(5)协助患者配合术前相关检查工作。如影像学检查、心电图检查、X 线胸片、血液检查、尿便检查等。

(6)做好术前护理。备皮，给患者口服泻药，术前 1d 中午 14:00 嘱患者口服 50%硫酸镁 40mL，30min 内饮温开水 1000～1500mL。如果在晚 7:00 前大便尚未排干净，应于睡前进行清洁灌肠。

(7)做好术前指导。嘱患者保持情绪稳定，避免过度紧张焦虑，备皮后洗头、洗澡、更衣，准备好术后需要的各种物品如一次性垫巾、痰杯等，术前晚 10:00 以后禁食水，术晨取下义齿，贵重物品交由家属保管等。

2.术后护理

(1)按胸外科术后护理常规。

(2)保持呼吸道通畅。防止肺部感染或余肺不张。由于支气管和肺部感染基础，加之大部分患者病变不局限，手术治疗是切除失去功能或感染最重、最明显出血的病肺，术后余肺感染或不张的可能性较大，能否有效咳嗽排痰，成为术后能否顺利康复的关键之一，因此必须高度重视其咳痰的效果和肺呼吸音的变化。

(3)引流管的护理。术后患者留置肺部切口引流管及尿管，活动、翻身时要避免引流管打折、受压、扭曲、脱出等。胸腔闭式引流管引流期间保持引流通畅，定时挤压引流管，避免因引流不畅而造成感染、积液等并发症。维持引流装置无菌状态，防止污染，引流管皮肤出口处必须按无菌技术换药。

(4)观察出血情况。术后引流液的观察是重点，每日记录和观察引流液的颜色、性质和量，高度警惕进行性出血，如在短时间内引流出大量血性液体(一般＞200mL/h)，连续观察 3h 无好转者，应及时做好开胸手术止血的准备。

(5)体位。术后禁止健侧卧位。因手术操作时翻提病肺可流出肺内脓痰，若麻醉时未使用双腔管、支气管插管，或术后拔除气管插管时气管内分泌物吸除不彻底，都会导致脓性分泌物流入健侧肺，造成健肺痰阻或感染等严重并发症。因此，术后应取患侧卧位、半卧位及坐位。

## 七、健康教育

(1)出院前向患者及家属详细介绍出院后有关事项，并将有关资料交给患者或家属，告知患者出院后3个月来院复诊。

(2)告诫患者术后注意劳逸结合，避免过度劳累，适当进行户外活动及轻度体育锻炼，以增强体质，防止感冒及其他并发症，戒烟，禁酒。

(3)保持心情舒畅和充足的睡眠，每晚持续睡眠应达到6～8h。

(4)告诫患者如有异常情况应及时来院就诊。

# 第七章　骨科疾病护理

## 第一节　颈椎病的护理

颈椎病是指由于颈椎间盘的退变及其继发性椎间关节退行性改变，从而引起颈部脊髓、神经、血管损害而表现出的相应症状及体征的一类疾病。颈椎病常见于30岁以上低头工作者，男性多于女性。引起颈椎病常见的原因是颈椎退行性改变，严重的退变可引起周围的神经、血管等组织的受压。另外，先天性颈椎管狭窄也可引起颈椎病。创伤为颈椎病的主要诱因。颈椎病分为神经根型、脊髓型、交感型、椎动脉型及混合型。

### 一、病因及发病机制

1.颈椎间盘退行性改变

它是颈椎病发生和发展中的最基本的原因。颈椎间盘不仅退变出现最早，而且是诱发和促进颈部其他部分退变的重要因素。椎间盘变性后椎间关节不稳和异常活动而波及小关节，早期为软骨退变，渐而波及软骨下，形成骨关节炎，使关节间隙变窄，关节突肥大和骨刺形成，使椎间孔变窄，刺激或压迫神经根。钩椎关节侧前方退行性改变可刺激或压迫椎动脉，产生椎-基底动脉供血不全症状。在椎间盘、关节突发生退变的同时，黄韧带和前、后纵韧带亦增生肥厚，后期骨化或钙化，使椎管变窄；或在颈后伸时形成皱折，突向椎管，使脊髓及血管或神经根受到刺激或压迫。

2.创伤

头颈部创伤与颈椎病的发病和发展有直接关系，可使原已退变的颈椎及椎间盘损害加重。睡眠体位的不良、工作姿势不当等慢性劳损则可加速颈椎退变的进程。

3.先天性颈椎管狭窄

指在胚胎或发育过程中椎弓根过短，使椎管矢状径小于正常（14～16mm），因此，较轻的退变即可出现症状。颈椎畸形和颅底畸形与颈椎病的发生也有重要关系。

颈椎退变后是否出现症状，取决于椎管发育的大小和退变的程度。发育性颈椎管狭窄患者更易发病，轻微退变及创伤即可致病，症状与体征也较明显，而且非手术疗法难以使症状消失，即使消失也易于复发。合并颈椎管狭窄的颈椎病患者，在采用非手术疗法无效时，应及早手术治疗，手术时如果不同时扩大颈椎管，则效果常不佳。

## 二、临床表现

1.神经根型颈椎病

此病临床上最常见，主要因椎间盘向后外侧突出，钩椎关节或关节突增生、肥大，压迫或刺激神经根，引起颈部疼痛及僵硬。表现为颈肩痛、颈项僵直，不能做点头运动、仰头及转头活动，疼痛沿神经根支配区放射至上臂、前臂、手及手指，伴有上肢麻木、活动不灵活，X线片可显示椎间隙狭窄，椎间孔变窄，后缘骨质增生，钩椎关节骨赘形成。压头试验：患者端坐，头后仰并偏向患侧，检查者用手掌在其头顶加压，可诱发颈痛及上肢放射痛。

2.脊髓型颈椎病

其致病原因为后突的髓核、椎体后缘骨赘、增生肥厚的黄韧带及钙化的后纵韧带压迫或刺激所致，多发生于40～60岁的中年人，早期表现为单侧或双侧下肢发紫发麻，步态不稳，有踩棉花样感觉。继而一侧或双侧上肢发麻，持物不稳，所持物容易坠落，严重时可发生四肢瘫痪，小便潴留，卧床不起，自下而上的上运动神经元性瘫痪。X线检查可显示颈椎间盘狭窄和骨赘形成。

3.椎动脉型颈椎病

因上行的椎动脉被压迫、扭曲，造成颅内一过性缺血所致。表现为头痛、头晕、颈后伸或侧弯时眩晕加重，视觉障碍，并可有恶心、耳鸣、耳聋，甚至突然摔倒等症状。X线检查可见正位片钩椎关节模糊，骨质硬化并有骨赘形成。

4.交感型颈椎病

它是颈椎旁的交感神经节后纤维被压迫或刺激所致。表现有头痛、头晕、耳鸣、枕部痛、视物模糊、流泪、眼窝胀痛、鼻塞、心律失常、血压升高或降低、皮肤瘙痒、麻木感、多汗或少汗。

5.混合型

临床上共存两型以上症状，则称为混合型。

## 三、辅助检查

1.实验室检查

脊髓型颈椎病者行脑脊液动力学试验显示椎管有梗阻现象。

2.影像学检查

颈椎X线检查可见颈椎曲度改变，生理前凸减小、消失或反常，椎间隙狭窄，椎体后缘骨赘形成，椎间孔狭窄。CT和MRI可示颈椎间盘突出，颈椎管矢状径变小，脊髓受压。

## 四、治疗

神经根型、椎动脉型和交感神经型颈椎病以非手术治疗为主；脊髓型颈椎病由于疾病自然史逐渐发展使症状加重，故确诊后应及时行手术治疗。

## 五、护理

1.枕颌带牵引护理

(1)做好健康宣教,牵引治疗前告知患者和家属牵引的目的和注意事项,取得配合。

(2)枕颌带牵引分坐位和卧位,根据病情选择合适的牵引体位和牵引角度(前屈位、水平位、背伸位)、重量、时间,一般牵引重量2～6kg,每日1～2次,每次1h。卧位时,根据牵引角度调节枕头高度,保持有效的牵引力线,颈部不要悬空。

(3)牵引时颈部制动。牵引过程中观察枕颌带位置是否舒适,耳廓有无受压,必要时下颌或面部可垫软毛巾。男患者避免压迫喉结,女患者避免头发压在牵引带内。

(4)牵引过程中加强巡视,观察患者有无疼痛加重、头晕、恶心、心慌等不适,并根据情况及时报告医师处理。

(5)疼痛较甚的患者去除牵引时要逐渐减轻重量,防止肌肉快速回缩。

(6)牵引结束后,颈部应制动休息10～20分钟。

2.用药护理

遵医嘱准确用药,口服颈痛颗粒、三七片等活血化瘀、行气止痛的药物,应于三餐后半小时服用;外用膏药的患者应于晚上睡前贴、早上取,以免引起皮肤过敏;药物过敏立即停用。

3.佩戴颈托的护理

根据病情,对于颈椎不稳需限制颈部活动的患者应佩戴颈托。颈托大小应合适,于起床活动时佩戴,卧床时可取下。

4.功能锻炼

颈椎病患者应加强颈部肌肉力量训练,以增强颈部的稳定性。目前临床主要采用颈椎的抗阻运动训练,具体方法如下:

(1)抗阻低头。立正站立,双足分开与肩同宽,双眼平视前方,双手交叉掌心放于前额部,低头时交叉的双手给头一定抵抗,坚持15秒,使颈部保持直立。此为一次,3～5次为一组,每天2～3组。

(2)抗阻仰头。姿势同前,双手交叉掌心放于枕后,当头后仰时给一定的阻力,坚持15秒,使颈部保持直立。频次同前。

(3)抗阻侧头。姿势同前,左手手掌放于左侧面部,头偏向左侧时给予一定抵抗,坚持15秒,使颈部保持直立。右侧反之。频次同前。

(4)抗阻转头。姿势同前,头左转于45°,左手手掌放于左侧颞部,头再向左转时给予一定抵抗,坚持15秒,使颈部左转45°。右侧反之。频次同前。

## 六、健康宣教

(1)在日常生活中应注意保持头颈正确的姿势,睡眠时要选择合适的枕头,不宜过高或过低，平躺时颈部避免悬空，侧卧时枕头高度与肩高一致。

(2)养成良好的工作和学习习惯，长期低头伏案工作者，要注意每工作一小时左右就要适当地活动颈部，以消除颈部肌肉、韧带的疲劳，防止劳损，注意避免颈部的剧烈转动；不要躺在床上看书、看电视，避免颈部扭曲。

(3)注意颈部保暖，避免各种诱发因素。天冷时可穿高领衣服或戴围巾，热天空调、风扇不能直对颈部。

(4)非手术治疗患者在开车或坐车、剧烈运动、疲劳或强迫动作比较难保持颈部姿势时需佩戴颈托。手术患者遵医嘱佩戴颈托 2～3 个月，卧位时不需佩戴，坐位和下床时佩戴。

(5)坚持颈部功能锻炼，以增强颈椎稳定性。如出现颈肩部疼痛、四肢感觉麻木、乏力等不适时及时就诊。

## 第二节　肩关节骨折与脱位的护理

肩关节由肱骨、肩胛骨和锁骨及其附属结构组成，共有六个部分构成了肩关节复合体：盂肱关节、肩锁、胸锁三个解剖学关节和肩胸、肩峰下(第二肩关节)两个关节样结构以及喙锁间的韧带样连接。上述任何一个关节发生病变都可影响整个肩部运动。

### 一、肩部骨折

#### (一)肱骨上端骨折

肱骨上端骨折包括肱骨颈(外科颈及解剖颈)骨折、大结节骨折、小结节骨折。总发病率占全身骨折约 2%，其中以肱骨外科颈最多见，是此类型骨折中最主要部分。肩部功能障碍，明显叩击痛。患肩肿胀而无"方肩"是与盂肱关节脱位的主要鉴别。其治疗的主要目的是恢复一个无痛的，活动范围正常或接近正常的肩关节。其护理如下。

(1)观察伤肢血液循环、感觉、运动情况。

(2)保持有效固定。向患者讲明固定的目的是维持复位，避免畸形愈合影响功能，引起患者的重视并自觉保护。经常检查固定情况，如过紧或过松要及时调整。嘱患者如有不适及时反映，不要擅自处理。仰卧位时，头部应稍垫高，垫高患肢使患侧肩与躯干平行，以免前屈或后伸。坐起时要给予协助，以免患侧上肢用力不当而影响伤肢的固定。给予生活帮助。

(3)使用三角巾或颈腕吊带悬吊的患者，注意观察颈部皮肤，预防擦伤。

(4)石膏固定的患者，注意询问患者感受，评估石膏的松紧是否合适。

(5)预防关节粘连。复位固定后根据病情早期指导患者主动行手、腕、肘关节活动。2 周后进行肩关节的被动活动和钟摆样活动，开始练习肩部前屈、后伸，伴外展型骨折禁止外展，内收型骨折禁止内收。练习活动度由小到大，以患者逐渐适应为准。6 周后根据复查 X 线片视骨折愈合情况，全面练习肩关节活动，直至功能完全恢复。

### （二）肩胛骨骨折

肩胛骨骨折不常见，多在 40～60 岁人群发病。肩胛骨位于上肋表面，形如盾甲，不仅有保护胸腔作用，还有固定上肢的作用，鉴于其与锁骨连接紧密，且经关节囊与肱骨上端相连，故损伤有多种不同类型，不同部位骨折，有不同的损伤机制，故处理手段亦有所不同。肩胛骨骨折多由高能量损伤引起。患者有肩部和胸部疼痛、肿胀、瘀斑，患肩不能或不愿活动。患肢不能抬高，活动时疼痛加剧。患者常用健侧手托持患侧肘部，以保护患部。大多数无移位骨折，采用非手术治疗，对症处理。如骨折合并有肋骨骨折和血气胸者，应先注意治疗肋骨骨折和血气胸。其护理如下。

(1)如骨折合并有肋骨骨折和血气胸者，予半卧位休息，密切观察生命体征，尤其注意呼吸情况，包括频次、深浅、有无反常呼吸、发绀等。鼓励患者做深呼吸和有效咳嗽，排痰，床旁备好氧气、吸痰器等。

(2)如骨折合并脊柱骨折，应按脊柱骨折要求护理。

(3)如合并神经损伤者，应注意观察伤侧肢体的感觉运动，维持肢体于功能位，并加强肢体远端功能锻炼。

(4)早期功能锻炼，避免肩胛骨周围发生粘连而影响关节功能。尤其是老年患者。肩胛骨骨折严重移位者，早期禁止作患侧上肢提物和牵拉动作，但固定后即可开始手指、肘、腕关节的屈伸活动和前臂的旋转活动。2～3 周后，可用健手扶持患肢前臂作肩关节轻度活动。解除固定后作肩关节各方向活动，如双手托天、弯弓拔刀、体后拉肩等，直至恢复正常。

## 二、肩关节脱位

### （一）定义

肩关节指肩肱关节，由肱骨头、肩胛盂、关节囊组成，周围的肩袖、肌肉将肱骨悬挂于肩胛骨上。肩关节脱位由直接和间接暴力所致，占全身关节脱位的 40%以上，且多发生于青壮年，男性多于女性。肩关节脱位分为前脱位、后脱位，以前者较多见。肩关节前脱位以间接暴力引起者最多见，有传导暴力和杠杆暴力两种。因脱位后肱骨头所在的位置不同，又分为肩胛盂下脱位、喙突下脱位和锁骨下脱位。

### （二）病因及发病机制

肩关节脱位按肱骨头的位置分为前脱位和后脱位。肩关节前脱位者很多见，常因间接暴力所致，如跌倒时上肢外展外旋，手掌或肘部着地，外力沿肱骨纵轴向上冲击，肱骨头自肩胛下肌和大圆肌之间薄弱部撕脱关节囊，向前下脱出，形成前脱位。肱骨头被推至肩胛骨喙突下，形成喙突下脱位，如暴力较大，肱骨头再向前移至锁骨下，形成锁骨下脱位。后脱位很少见，多由于肩关节受到由前向后的暴力作用或在肩关节内收内旋位跌倒时手部着地引起。后脱位可分为肩胛冈下和肩峰下脱位，肩关节脱位如果在初期治疗不当，可发生习惯性脱位。

## (三)临床表现

1.症状

患肩疼痛、肿胀、活动障碍,肩部失去原有圆隆曲线,呈方肩畸形。肩胛盂处有空虚感,有时伴有血管神经损伤。

2.Dugas 征阳性

将患侧肘部紧贴胸壁时,手掌不能搭到健侧肩部;将手掌搭在健侧肩部时,肘部无法贴近胸壁,称 Dugas 征阳性。

## (四)辅助检查

X 线检查根据肱骨头分离的程度和方向,分为以下几型。

1.肩关节半脱位

关节间隙上宽下窄。肱骨头下移,尚有一半的肱骨头对向肩盂。

2.肩关节前脱位

此型最多见。其中以喙突下脱位尤为常见。正位片可见肱骨头与肩盂和肩胛颈重叠,位于喙突下 0.5～1.0cm处。肱骨头呈外旋位,肱骨干轻度外展。肱骨头锁骨下脱位和盂下脱位较少见。

3.肩关节后脱位

此型少见。值得注意的是正位片肱骨头与肩盂的对位关系尚好,关节间隙存在,极易漏诊。只有在侧位片或腋位片才能显示肱骨头向后脱出,位于肩盂后方。

## (五)治疗

1.手法复位

脱位后应尽快复位,选择适当麻醉(臂丛麻醉或全身麻醉),使肌肉松弛并使复位在无痛下进行。老年人或肌力弱者也可在止痛剂下(例如哌替啶 75～100mg)进行。习惯性脱位可不用麻醉。复位手法要轻柔,禁用粗暴手法以免发生骨折或损伤神经等附加损伤。

2.手术复位

有少数肩关节脱位需要手术复位,其适应证为肩关节前脱位并发肱二头肌长头肌腱向后滑脱阻碍手法复位者,肱骨大结节撕脱骨折,骨折片卡在肱骨头与关节盂之间影响复位者,合并肱骨外科颈骨折,手法不能整复者,合并喙突、肩峰或肩关节盂骨折,移位明显者,合并腋部大血管损伤者。

## (六)观察要点

(1)石膏固定者,观察末梢血液循环情况,肢端出现肿胀、麻木、皮肤发绀、皮温降低及疼痛,说明有血液循环障碍,应报告医生及时处理。

(2)牵引患者应观察是否为有效牵引,有无压迫神经的症状,保持患肢的功能位。

## (七)护理要点

1.常规护理

(1)心理护理。给予患者生活上的照顾,及时解决患者的困难,给患者精神安慰,减轻紧张心理。

(2)活动指导

①抬高患肢,以利于静脉回流,减轻肿胀。

②指导患者进行正确的功能锻炼。

③协助医生及时复位,并向患者讲述复位后固定的重要性,防止习惯性脱位。

(3)疼痛的护理

①疼痛时给止痛剂,局部早期可冷敷,超过 24 小时局部热敷以减轻肌肉痉挛引起的疼痛。

②抬高患肢,保持功能位,以利消除肿胀。

③指导患者早期进行功能锻炼。

(4)手术护理。准备手术的患者,做好术前准备及术后护理。

2.健康指导

为了促进关节功能的早日恢复,防止关节功能锻炼,避免发生再脱位,在关节脱位数日后,就要开始适当的关节周围肌肉的收缩活动和其他关节的主动运动。

## 三、肩关节骨折脱位

### (一)盂肱关节脱位-骨折

盂肱关节脱位并发骨折可由两种机制所引起,其中包括引起脱位的暴力直接作用关节盂或肱骨上端所引起,另一种为脱位后生理位置的改变,由于软组织的牵拉所引起。盂肱关节脱位并发骨折具有多种类型。

### (二)肩胛骨骨折-脱位

此种类型的损伤比较少见,多为直接暴力所引起,可并发肋骨骨折或胸部损伤。因此对这种类型损伤的患者应进行比较全面的检查,在病情平稳后再对其进行处理。肩关节脱位并发肩胛骨骨折可分为胸锁或肩锁关节脱位并发肩胛骨骨折和盂肱关节脱位并发肩胛骨骨折两种类型。

# 第八章　手术室护理

## 第一节　手术室基础护理

### 一、手术野皮肤消毒

#### （一）皮肤消毒的原则

1.皮肤消毒的目的

杀灭切口处及周围皮肤上的微生物。消毒前需检查消毒区是否清洁，如皮肤上有胶布粘贴的残迹，则用汽油拭去。皮肤有破口或疖肿者，应停止手术。

2.消毒范围

包括切口四周15～20cm的区域，一般皮肤消毒应由手术切口开始向四周涂擦。

#### （二）皮肤消毒方法

（1）消毒擦皮钳2把、治疗碗2个，一个治疗碗内放1块碘酒小纱布用于皮肤消毒，另一治疗碗内放2块乙醇小纱布用于皮肤脱碘。

（2）自手术切口处向外消毒至切口周围15～20cm或以上，碘酒消毒后需要等待1～2分钟，再用75%乙醇脱碘。消毒中碘酒不要过多，以免烧伤皮肤。

（3）面部、口腔及小儿皮肤，用75%乙醇消毒，也可用0.5%碘伏消毒，内耳手术用1%碘酒和75%乙醇消毒。

（4）消毒过程中若有污染，必须听从手术室护士的安排重新消毒。

（5）消毒后用过的擦皮钳交巡回护士收取。

#### （三）手术野皮肤消毒范围

1.头部手术皮肤消毒范围

头及前额。

2.口唇部手术皮肤消毒范围

面唇、颈及上胸部。

3.颈部手术皮肤消毒范围

上至下唇，下至乳头，两侧至斜方肌前缘。

4.锁骨部手术皮肤消毒范围

上至颈部上缘，下至上臂上 1/3 处和乳头上缘，两侧过腋中线。

5.胸部手术皮肤消毒范围

(侧卧位)前后过中线，上至锁骨及上臂上 1/3 处，下过肋缘。

6.乳腺手术皮肤消毒范围

前至对侧锁骨中线，后至腋后线，上过锁骨及上臂，下过肚脐平行线。

7.上腹部手术皮肤消毒范围

上至乳头，下至耻骨联合，两侧至腋中线。

8.下腹部手术皮肤消毒范围

上至剑突，下至大腿上 1/3 处，两侧至腋中线。

9.腹股沟及阴囊部手术皮肤消毒范围

上平脐，下至大腿上 1/3 处，两侧至腋中线。

10.颈椎后路手术皮肤消毒范围

上至颅顶，下至两腋窝连线。

11.胸椎手术皮肤消毒范围

上至肩，下至髂嵴连线，两侧至腋中线。

12.腰椎手术皮肤消毒范围

上至两腋窝连线，下过臀区，两侧至腋中线。

13.肾脏手术皮肤消毒范围

前后过中线，上至腋窝，下至腹股沟。

14.会阴部手术皮肤消毒范围

耻骨联合、肛门周围及臀、大腿上 1/3 内侧。

15.四肢手术皮肤消毒范围

周围消毒，上下各超过 1 个关节。

## 二、铺无菌巾

手术野铺无菌巾的目的是防止细菌进入切口。因此，应保持无菌巾干燥。

### (一)铺巾原则

(1)铺无菌巾由器械护士和手术医生共同完成。

(2)铺巾前，器械护士应穿手术衣、戴手套。

手术医生操作分两步：①未穿手术衣、未戴手套，直接铺第 1 层治疗巾。②穿好手术衣、戴手套，方可铺其他层单。

(3)铺无菌单时，距离切口 2～3cm，悬垂至床缘 30cm 以上，至少 4 层。

(4)无菌巾一旦放下，不要移动。必须移动时，只能由内向外移动，不得由外向内移动。

(5)严格遵循铺巾顺序。

方法视手术切口而定,原则上第 1 层治疗巾是从相对干净到较干净、先远侧后近侧的方向进行铺置。如腹部治疗巾的铺巾顺序为:先下方,再对侧,后头侧,最后同侧。

## (二)常见手术铺巾

### 1.腹部手术无菌单的铺置

(1)器械护士递治疗巾,第 1 块对折,第 2 块折边朝向助手,第 3 块对折,第 4 块折边朝向自己。依次铺盖切口的下方、对侧、上方和己侧。

(2)贴手术膜覆盖。

(3)铺大单 2 块,于切口处向上外翻遮盖上身及头架、向下外翻遮盖下身及托盘,保护双手不被污染。

(4)两侧铺置中单,艾利斯钳固定。

(5)托盘上铺置 1 个大单。或者(3)(4)合去,铺置腹口单,托盘上铺置 1 个大单。

### 2.甲状腺手术无菌单的铺置

(1)将治疗巾 2 块揉成球形,填塞颈部两侧空隙。

(2)铺治疗巾 3 块及切口上方铺中单1块。

(3)铺置甲状腺单,托盘上再铺置一盖单。

### 3.胸部(侧卧位)、脊椎(胸段以下)、腰部手术无菌单的铺置

(1)对折中单 2 块,分别铺盖切口两侧身体下方。

(2)中单 4 块铺盖胸部切口周围,贴术前膜。

(3)铺胸单,遮盖全身、头架及托盘,托盘上铺大单 1 块。若为脊椎(胸段以下)、腰部手术,2 把布巾钳分别将胸单近端固定于手术床左右两侧输液架上,形成无菌障帘。

### 4.冠状动脉旁路移植手术无菌单的铺置

(1)双腿下铺对折中单及大单 1 块。

(2)于患者左右足部各递一全打开双层治疗巾包足,袜套固定。

(3)会阴部遮盖 1 块 4 折治疗巾。

(4)递 2 个球状治疗巾塞于颈部左右两侧。

(5)递对折中单分别铺于切口的左右两侧。

(6)递 2 块大单分别铺于切口的左右两侧,递给巡回护士 1 把艾利斯钳,固定双侧大单于患者头侧,远端大单置于患者腿下。

(7)递对折中单及大单铺于切口上方。

(8)递对折中单铺于切口下方,覆盖至大腿上 1/3。

(9)贴术前膜。

(10)递 2 块全打开的单层中单分别置于切口上方头架两侧,递巡回护士 2 把布巾钳,分别将中单尾端固定于手术床左右两侧输液架上,形成无菌障帘。

5.直肠癌根治手术无菌单的铺置(截石位)

(1)递对折中单垫于患者臀下。

(2)递2条长条对折中单分别铺置于切口左右两侧。

(3)递1块对折治疗巾齐切口上铺置。

(4)递1块对折治疗巾铺置于耻骨联合处。

(5)贴术前膜。

(6)递2块大单分别铺置于切口左右两侧,覆盖患者的双腿。

(7)递1块大单铺置于切口上侧。

(8)递1块双折中单铺置于切口下方,用4把艾利斯钳固定。

(9)请巡回护士协助于托盘上套盘套,再覆盖对折中单1块。

6.头部(额、颞、顶)手术无菌单的铺置

(1)递对折中单1块铺于头、颈下方。

(2)顺序递横折1/3朝自己、横折1/3朝助手、竖折1/3朝助手的治疗巾3块,铺盖于切口周围。

(3)递全打开的治疗巾1块,请巡回护士放托盘在托盘架上压住治疗巾,将剩余的2/3布单外翻盖住托盘。

(4)递对折治疗巾1块,布巾钳4把。

(5)铺甲状腺单,铺盖头部、胸前托盘及上身,贴60cm×45cm手术膜。

(6)托盘铺大单。

(7)递治疗巾1块,艾利斯钳2把固定于托盘下方与切口之间布单上,形成器械袋。

7.眼部手术无菌单的铺置

(1)双层治疗巾铺于头下,巡回护士协助患者抬头。

(2)上层治疗巾包裹头部及健眼,用1把布巾钳固定。

(3)铺眼部孔巾,盖住头部、胸部及托盘。

(4)托盘上铺对折中单1块。

8.耳部手术无菌单的铺置

(1)治疗巾3块,前2块折边朝向助手、第3块朝向自己,3把布巾钳固定。

(2)治疗巾1块,1/3搭于托盘架上、巡回护士放回托盘压住,2/3布单外翻铺盖托盘,托盘置于面部、平行于下颌角。

(3)铺耳孔单,铺盖头部、托盘及上身。

(4)托盘上铺大单1块。

9.乳腺癌根治术无菌单的铺置

(1)递对折中单1块,横铺于患侧腋下及上肢。

(2)递大单1块,铺于患侧胸部下方及身侧。

(3)递双折中单1块,包裹前臂,绷带包扎固定。

(4)递1个球状治疗巾塞在颈部。

(5)递对折治疗巾4块,交叉铺盖切口周围,4把布巾钳固定。

(6)递大单2块,分别向上铺盖身体上部、头架,向下铺盖肋缘以下、托盘及下肢。

(7)递对折中单2块,铺于切口左右侧。

(8)托盘上铺大单1块。

10.会阴部手术无菌单的铺置

(1)递对折中单1块,铺于臀下,巡回护士协助抬高患者臀部。

(2)递对折治疗巾4块,铺盖切口周围。

(3)双下肢各铺置1个大单,身体铺置1个耻单或腹口单。

(4)请巡回护士协助托盘套盘套,托盘置于患者右膝上方,托盘上铺置对折中单1块。

11.四肢手术无菌单的铺置

(1)递对折中单1块,铺于术侧肢体下方(覆盖健侧肢体)。

(2)递大单1块,铺盖于中单上。

(3)递双折治疗巾1块,由下至上覆盖上臂或大腿根部包住止血带,递1把布巾钳固定。

(4)递对折中单1块,包裹术侧肢体末端,无菌绷带包扎固定。

(5)递大单1块,铺盖上身及头架,递袜套1个,包裹术侧肢体,2块大单及袜套连接处递2把艾利斯钳固定。

12.髋关节手术无菌单的铺置

(1)递对折中单2块,分别铺于术侧髋部两侧。

(2)递对折中单1块铺于术侧下肢下方。

(3)递对折中单3块,第1块铺于切口上方,第2块铺于切口对侧,第3块铺于同侧,递3把布巾钳固定。

(4)铺中单,包裹术侧肢体末端,无菌绷带包扎固定,递袜套一个,包裹术侧肢体,铺腹口单,同“下肢手术”无菌单铺置方法。

13.肩部手术无菌单的铺置

(1)对折中单1块,铺于患者术侧肩下方。

(2)大单1块,横铺于胸前。

(3)大单1块,铺盖中单上。

(4)对折治疗巾2块,一块由腋下向上绕至肩,另一块由肩向下与之汇合并交叉,2把布巾钳固定。

(5)折合中单1块包裹上肢,绷带包扎固定。

(6)套托盘套。

(7)大单1块,铺盖头部及托盘。

(8)铺孔巾,术侧肢体从孔中穿出。

## 三、无菌桌的铺置方法

### (一)穿手术衣铺置无菌桌法

(1)选择范围较宽敞的区域铺置无菌桌。

(2)检查无菌敷料、器械、物品有效期及包布有无破损、潮湿。

(3)将大敷料包、器械包、手术衣分别打开 2 层包布,并将无菌手套搭在无菌台上。

(4)穿手术衣、戴手套后,洗手护士将主包桌巾打开,先近侧后对侧,检查指示卡是否符合标准。

(5)将敷料移至无菌台的右角上,手术衣放于无菌桌右上角,器械放于无菌桌的右下角。

(6)将所有一次性用品等放于敷料桌左侧,无菌桌的铺置完成。

### (二)持无菌钳铺置无菌桌法

(1)选择范围较宽敞的区域铺置无菌桌。

(2)检查无菌敷料、器械、物品有效期及包布有无破损、潮湿。

(3)将大敷料包放于器械桌上并打开第 1 层包布。

(4)用 2 把无菌持物钳打开第 2 层包布,检查指示卡是否符合标准。

(5)将敷料移至无菌台的右角上,手术衣放于无菌桌右上角,器械放于无菌桌的右下角。

(6)将所有一次性用品放在无菌桌上,并置于敷料桌左侧;无菌桌的铺置完成。

## 四、常用小敷料的制作及其用途

### (一)纱垫

1.规格

45cm×45cm,由 4 层纱布制成,其中一角有 1 条长约 30cm 的蓝色布带,并有 1 条蓝色显影线,4 块为 1 包,便于清点。

2.用途

用于胸腹部等大手术,可保护切口、深部拭血及保护术中显露的内脏,防止损伤和干燥;也可作纱布卷填塞阻挡术野周围组织,充分暴露手术野。

### (二)小纱布

1.规格

用纱布折叠成 6cm×4cm 大小。

2.用途

用于导尿消毒皮肤及覆盖穿刺针眼。

### (三)纱条

1.规格

用长 40cm、宽 6cm 的纱布折成 4 折卷成条而成。

2.用途

用于五官科手术拭血。

### (四)脑棉片

1.规格

用特级棉,顺棉纤维剪成长 7cm、宽 2cm 的棉片,穿以 20cm 长的蓝色显影线。

2.用途

用于脑外科、脊柱手术拭血、保护脑组织及脊髓。

### (五)大棉球

1.规格

直径为 3cm 的棉花球。

2.用途

用于扁桃体手术拭血。

### (六)棉签

1.规格

将 5cm 长的木棍、竹签缠好棉花而成。

2.用途

用于输液消毒、眼科手术消毒及拭血。

## 五、手术室护士基本技术操作

手术室护士的基本技术操作是手术配合的基础,是质量与效率的基本保证。常用的基本技术操作有穿针引线、器械传递、敷料传递、无菌器械台的准备等。

### (一)安、取刀片法

刀片安装宜采用持针器夹持,避免割伤手指。安装时,用持针器夹持刀片前端背侧,将刀片与刀柄槽对合,向下嵌入;取下时,再以持针器夹持刀片尾端背侧,稍稍提起刀片,向上顺势推下。

### (二)穿针引线法

术中对血管破裂出血或预防性止血常常需要进行组织结扎或缝扎。按不同部位的血管大小,可采用不同的缝针、缝线,但穿针引线的技巧是相同的。常用的穿针引线法有 3 种:穿针带线法、血管钳带线法、徒手递线法。

1.穿针带线法

(1)标准。穿针带线过程中要求做到 3 个 1/3,即缝线的返回线占有总线长的 1/3;持针器夹持缝针在针尾的后 1/3 处,并稍向外上;持针器开口前端的 1/3 夹持缝针。这样,术者在缝扎时有利进针、不易掉线。传递时,将缝线绕到手背或用环指、小指将缝线夹住,使术者接钳时不至抓住缝线影响操作。常用于血管组织结扎。

(2)方法。①右手拿持针器,用持针器开口端的前 1/3 夹住缝针的后 1/3 处。②左手接过持针器,握住中部,右手拇指、示指或中指捏住缝线前端穿入针孔。③线头穿过针孔后,右手拇指顶住针尾孔,示指顺势将线头拉出针孔。④拉线过针孔 1/3 后,右手拇指、示指将线反折,合并缝线后卡入持针器的头部。

2.血管钳带线法

(1)标准。血管钳尖端夹持缝线要紧,以结扎时不滑脱、不移位为准。一般以钳尖端夹持缝线 2mm 为宜,过多则较易造成钳端的线移位,缝线挂不住组织而失去带线作用。传递方法同穿针带线法。常用于深部组织的结扎。

(2)方法。①右手握 18cm 血管钳,左手拇指、示指持缝线一端。②张开钳端,夹住线头约 2mm。

3.徒手递线法

(1)标准。术者接线的手持缝线的中后 1/3 交界处,轻甩线尾后恰好留出线的前端给对侧手握持。尽量避免术者在线的中前部位接线,否则结扎时前端的缝线不够长,术者需倒手一次,增加操作步骤。

(2)方法。①拉出缝线,护士右手握住线的前 1/3 处、左手持线中后 1/3 处。②术者的手在中后 1/3 交界处接线。③当术者接线时,双手稍用力绷线,以增加术者的手感。

## (三)器械传递法

1.器械传递的原则

(1)速度快、方法准、器械对,术者接过后无须调整方向即可使用。

(2)力度适当,以达到提醒患者的注意力为宜。

(3)根据手术部位,及时调整手术器械(一般而言,切皮前、缝合皮下时递乙醇小纱布消毒皮肤;切开、提夹皮肤,切除瘢痕、粘连组织时递有齿镊,其他情况均递无齿镊;提夹血管壁、神经递无损伤镊;手术部位浅递短器械、徒手递结扎线,反之递长器械、血管钳带线结扎;夹持牵引线递小直钳)。

(4)及时收回切口周围的器械,避免堆积,防止掉地。

(5)把持器械时,有弧度的弯侧向上;有手柄的朝向术者;单面器械垂直递;锐利器械的刃口向下水平递。

(6)切开或切除腔道组织前,递长镊、湿纱垫数块保护周围组织,切口下方铺治疗巾一块放置污染器械;切除后,递酒精棉球或碘伏棉球消毒创面,接触创缘的器械视为污染,放入指定盛器;残端缝合完毕,递长镊撤除切口周围保护纱垫,不宜徒手拿取,否则应更换手套;处理阑尾、窦道创缘或残端时,应依次递石炭酸、酒精、盐水棉签消毒。

2.传递方法

(1)手术刀传递法。注意勿伤及自己或术者,递刀方法有两种,同侧、对侧传递法。传递时手持刀背,刀刃面向下、尖端向后呈水平传递。

现在要求手术刀放置在弯盘中传递。

(2)镊子的传递法。①手握镊尖端、闭合开口,直立式传递。②术中紧急时,可用拇指、示指、中指握镊尾部,以三指的合力关闭镊开口端,让术者持住镊的中部。

(3)弯剪刀、血管钳传递法。传递器械常用拇指和四指的合力来完成,若为小器械,也可以通过拇指、示指和中指的合力来传递。传递过程应灵活应用,以快、准为前提。常用的传递法有 3 种。

①对侧传递法。右手拇指握凸侧上 1/3 处,四指握凹侧中部,通过腕部的适力运动,将器械柄环部拍打在术者掌心上。

②同侧传递法。右手拇指、环指握凹侧,示指、中指握凸侧上 1/3 处,通过腕下传递。左手则相反。

③交叉传递法。同时递两把器械时,递对侧器械的手在上,同侧的手在下,不可从术者肩或背后传递。

(4)持针器传递法。传递时要避免术者同时将持针器和缝线握住。缝针的尖端朝向手心、针弧朝手背、缝线搭在手背或用手夹持。

(5)拉钩传递法。递拉钩前应用盐水浸湿。握住拉钩前端,将柄端平行传递。

(6)咬骨钳传递法。枪状咬骨钳握轴部传递,手接柄;双关节咬骨钳传递,握头端,手接柄。

(7)锤、凿传递法。左手握凿端,柄递给术者左手;右手握锤,手柄水平递术者右手。

## (四)敷料传递法

### 1.敷料传递的原则

(1)速度快、方法准、物品对,不带碎屑、杂物。

(2)及时更换切口敷料,避免堆积。

(3)纱布类敷料应打开、浸湿、成角传递,固定带或纱布应留有一端在切口处,不可全部塞入体腔,以免遗留在组织中。

### 2.传递方法

(1)纱布传递。打开纱布,成角传递。由于纱布被血迹浸湿后体积小而不易发现,不主张在切口深、视野窄、体腔或深部手术时拭血。若必须使用时,应特别注意进出的数目,做到心中有数。目前有用致密纱编织的显影纱布,可透过 X 线,增加了体腔手术敷料使用的安全性。

(2)纱垫传递。成角传递。纱垫要求缝有 20cm 长的布带,使用时将其留在切口外,防止误入体腔。有条件时应使用显影纱垫。

(3)其他敷料传递法。用前必须浸湿。

①带子传递。传递同“血管钳带线法”。常用于结扎残端组织或对组织进行悬吊、牵引。

②引流管传递。常用于组织保护性牵引。弯血管钳夹住头端递给术者,反折引流管后,用小直钳固定。

③橡皮筋传递。手指撑开胶圈,套在术者右手上。用于多把血管钳的集束固定或组织牵引。

④KD粒（“花生米”）传递。常用于深部组织的钝性分离。用弯血管钳夹持递给术者。

⑤脑棉片传递。多用于开颅手术时，将棉片贴放于组织表面进行保护性吸引。脑棉片一端要求带有显影线，以免遗留。稍用力拉，检查脑棉片质量。浸湿后以示指依托、术者用枪状镊夹持棉片的一端。

## 第二节　神经外科手术的护理

### 一、经蝶窦垂体瘤切除术

垂体瘤患者通常以内分泌改变为主要症状，可伴有头痛、视力减退及视力缺损，多为良性肿瘤。手术切除是其主要治疗手段，经蝶入路是现代应用较广的一种手术方式。

经蝶窦手术是垂体瘤切除术的一种术式。较之颅内进路，本手术方式创伤小、取瘤方便、并发症少、恢复快、死亡率低，特别适于微型及中等大小的垂体瘤。

#### （一）适应证

(1)垂体微小腺瘤。

(2)发生在鞍的颅咽管瘤、脑膜瘤、非肿瘤性囊肿等鞍内病变。

(3)鞍外肿瘤，如侵入蝶窦内的肿瘤，发生脑脊液漏的肿瘤，垂体卒中伴有重度视力障碍的垂体瘤，蝶窦、海绵窦的颅底恶性肿瘤。

(4)垂体切除。

#### （二）麻醉方式

手术在全身麻醉、腰椎置管穿刺下施行。

#### （三）手术体位

气管插管固定在左侧口角，用3M医用贴膜将气管插管固定稳妥；患者采用平卧位，头稍后仰，肩下垫一小薄枕，头后仰30°，保证撑开器能垂直指向蝶窦。

顺位手术时，取仰卧位，头高15°；反位手术时，取仰卧位，头后仰20°～30°。头颈左右用小沙袋固定。

#### （四）手术物品准备

1.仪器

导航仪，手术显微镜，电动脑科专用床，高速磨钻。

2.特殊器械

经蝶器械1套，锥形窥镜，刮圈，蝶鞍咬骨钳，枪式刮圈等。

3.药品

2%碘伏消毒液，2%过氧化氢1瓶，肾上腺素注射液1支，0.25%普鲁卡因、2%利多卡因及 0.75%布比卡因各 2 支,麻黄碱 1 支。

4.其他物品

开颅器械,电刀,双极电凝器,敷料包。

3M 医用贴膜,1mL 空针 1 支,10mL 空针 1 支,碘仿纱条 2 根,3-0 羊肠线 1 根,加压纱布,吸收性明胶海绵,医用 EC 胶。

## (五)手术步骤及配合

(1)唇下切口。患者面部、口腔用 2%碘伏彻底消毒,常规铺单,只暴露患者的鼻孔和上唇,鼻孔填入浸以麻黄碱的棉片,5 分钟后取出。用 0.25%普鲁卡因加上布比卡因 2 支和利多卡因 2 支,经球后针头注射于上唇内面鼻中隔前部的两侧黏膜下和齿切口部位,15 号小圆刀片在颊龈裂口上做 4cm 的横切口。

(2)剥离鼻中隔黏膜。在骨衣剥离下推开切口上方的齿组织,暴露梨状骨孔下缘、鼻前嵴及鼻中隔软骨上缘。放入鼻腔镜,架显微镜,用剥离子将鼻中隔软骨与骨性鼻中隔分离,用鼻中隔咬骨钳将鼻中隔扭断取出,保留作为修补蝶鞍骨窗之用。用电凝与过氧化氢棉片止血。

(3)切除蝶窦前壁和打开鞍底。在导航仪三维立体图像的监控下,用旋转咬骨钳咬除蝶窦前壁,用高速磨转磨除蝶窦中隔,打开鞍底。

(4)切开鞍底硬脑膜和刮取肿瘤。用 11 号尖刀十字切开硬脑膜,用环形肿瘤分离器剥离瘤组织,并分块摘除肿瘤。

(5)修补鞍底。微腺瘤切除后,鞍内为垂体组织充满,严格止血后用一片吸收性明胶海绵覆盖于表面。大型腺瘤切除后留下一空腔,可用吸收性明胶海绵、肌肉或脂肪组织填充。鞍底的骨窗用鼻中隔骨片剪成长方形,嵌入骨窗与硬脑膜之间以修补鞍底,局部应用医用黏合胶止血,防止垂体脱位或继发脑脊液漏。

(6)缝合与包扎。严密止血后,用 1 根 3-0 羊肠线缝合切口,两根碘仿纱条填塞两侧鼻腔,嘴唇部则以纱布加压包扎。

(7)用鼻小柱切口或口腔唇龈切口,经鼻中隔至蝶窦。亦可用鼻侧切口,经筛窦至蝶窦。目前多采用唇龈切口。

(8)分离鼻中隔黏骨膜,切除鼻中隔骨质,找到一侧蝶窦开口,用蝶窦咬骨钳去除两侧蝶窦前壁及蝶窦中隔。若中鼻甲妨碍扩开鼻中隔,可将其向外侧骨折移位或将其切除。

(9)用剥离器及刮匙去除蝶窦内黏膜。观察鞍底情况,然后在显微镜下进行蝶鞍手术。

(10)在手术显微镜下,用长电钻或长细骨凿于鞍底开骨窗,并扩大至 8～10mm,即可窥见鞍底硬脑膜。

(11)充分止血后,于鞍底硬脑膜用电灼法做一横形小切口或用尖刀切开。

(12)显露垂体瘤,用垂体瘤钳将肿瘤钳出。仔细止血,瘤床垫止血海绵,并将鼻中隔骨质置于鞍底或于小腿处取肌肉 1 小片,垫于鞍底。

(13)将肌浆填满蝶窦,并取鼻中隔骨片 1 块填于蝶窦前壁缺损处。

(14)将鼻中隔黏骨膜复位,鼻腔内填压碘仿纱条,并置通气管。缝合鼻小柱切口或唇龈切口，加压包扎。

### （六）手术护理要点

（1）术前检查患者的鼻毛是否剪掉，鼻腔是否清洁。

（2）手术切口在患者的上齿龈，面部要彻底消毒，要保护好患者的眼睛、耳朵。患者头戴手术帽，将全部头发放在帽子内，眼睛用纱布块覆盖，用 3M 医用贴膜将帽子及纱布块四周贴好，双侧耳孔用棉球堵塞。

（3）手术部位深，术中所准备棉片、线头要长，以免棉片遗忘在鼻腔内。

（4）术中摘取的骨片，要妥善保存，以免丢失。

（5）抽取医用黏合胶时，空针和针头一定要干燥，以免影响胶的黏合力。

（6）摆好体位，头应固定，头后仰 20°～30°或头抬高 15°。将手术显微镜推至头的一侧，电凝器及电钻位于另侧，安装好各种插销，并试运转 1 次，以免术中运转不灵，影响手术顺利进行。

（7）手术前对好手术显微镜光场，术中随时调整亮度及方向。注意电烙器电极板位置及强度，避免烧伤患者。

（8）注意患者脉搏、血压及呼吸情况。

## 二、脑立体定向小病灶切除术

立体定向神经外科是根据立体定向的原理，利用特殊器械设备与立体向技术对脑内病变进行微侵袭式的手术处理。

脑立体定向手术是治疗帕金森病（震颤麻痹）的方法之一。利用立体定向仪及射频治疗仪将丘脑外侧核或苍白球腹后外侧部损毁，达到去除症状的目的。

### （一）适应证

（1）脑深部功能区病变。

（2）位于两大脑半球间深部呈蝴蝶状长的病变。

（3）多发性病变或累及生命中枢区的病变。

（4）弥散性病变，在 CT 扫描时无界限性。

（5）疑为感染性病变。

（6）颅底部浸润性病变。

### （二）麻醉方式

局部麻醉与强化麻醉。

### （三）手术体位

根据病灶位置安排患者体位或仰卧位或侧卧位。

### （四）手术物品准备

1.特殊器械

脑立体定向仪、定位器、导向器、塑料脑针、水平仪、量角器、三角板、环钻、双极电凝器、骨蜡、吸收性明胶海绵、医用 EC 胶、局部麻醉药。

2.其他物品

常规脑定向器械1套,敷料包(脑科包与脑外加)。

## (五)手术步骤及配合

(1)手术应安排在有 X 线摄片或头颅 CT 设备的专用手术室进行。

(2)备好局部麻醉药,协助手术医师帮助患者先安装立体定向仪框架,行 CT 扫描(必要时行强化扫描)。

(3)拍片后患者取合适手术体位(仰卧或侧卧),将定向仪固定于头部。

(4)用碘伏消毒头部及头架,铺巾,粘贴无菌手术贴膜,保护手术切口。

(5)局部麻醉后根据病变部位选出所需靶点层面片,在计算机上测量病灶的 $X$、$Y$、$Z$ 三维坐标系数,查对各系数后安装定位仪侧板、定位弓,并校正无误,再调整导向器,在导向针的引导下,选择适当部位做头皮直切口。择入颅点要求:①到瘤体最近距离点。②避开脑皮质主要血管走行区。③避开脑重要功能区。

(6)用15号刀片切开头皮,刀柄分离皮下组织至颅骨,乳突牵开器牵开,用环锯做颅骨圆形小骨露(骨露直径依病灶大小确定,一般 2～4cm),骨蜡止血。应用脑立体定向仪定位、引导,按导向针确定病灶位置,在手术显微镜下用小剪刀十字剪开硬脑膜,注意保护重要血管。沿脑沟分离显露病灶,仔细分离并完整切除,病灶摘除后严密止血,缝合硬膜,还纳颅骨并用 EC 胶固定。

## (六)手术护理要点

(1)术前一日熏蒸(戊二醛加热熏蒸)脑定向仪、环锯等。

(2)术中保护好取下的骨片,切勿丢失及污染。

(3)显微器械及活检钳,应轻拿轻放,不要相互碰撞。

(4)使用吸引器时,不可把吸引器头垂直对着正常的大脑皮质;吸引器必须保证通畅。

(5)术中护士要用湿棉片保护脑组织,并随时用生理盐水冲洗,使切口要保持一定的湿润度。如果脑组织长期显露在干燥的空气中,可以损害软脑膜、神经细胞和血管,可能导致脑膜粘连、脑水肿,脑缺血性改变,以致组织坏死。

(6)用电灼止血时,护士要不断擦净电灼头的电凝物,以免影响电凝效果,以保证手术的顺利完成。

(7)术中监测患者的生命体征及血氧饱和度,并注意观察患者的意识、精神状态、语言、瞳孔、深浅反射、肌张力等变化,以便及早发现神经损害征象,提醒医师及时调整取瘤钳的方向或深度。

(8)术中严格执行无菌操作原则,并监督术者的无菌操作,以防止术后感染。

(9)协助术者调整固定患者头位。

(10)协助包扎切口,送患者回病室。

## 三、损伤性颅内血肿消除术

### (一)适应证

颅内血肿患者。

### (二)麻醉方式

用插管全麻或局麻。

### (三)手术体位与切口

依血肿部位,做切口。

根据血肿部位和手术进路采取适当卧位。额进路者取仰卧,颞进路者取仰卧头偏位,枕进路者取侧卧位。

### (四)手术物品准备

除开颅器械包外,应备开颅钻、电烙器、脑压板、止血海绵。

### (五)手术步骤及配合

(1)按血肿部位,选择好切口部位并标记。

(2)以 0.25%～0.5%普鲁卡因加肾上腺素注射于切口部位做浸润麻醉,切开头皮及帽状腱膜,以止血钳夹住帽状腱膜止血,一段一段切开,直至切口完成,将止血钳分组扎住外翻可防止出血或用头皮止血夹。

(3)切开骨膜略做分离后,用颅骨钻钻 4～5 个颅骨孔,分离骨与硬脑膜,然后导入线锯条,斜形锯开颅骨瓣,翻开颅骨瓣,盐水纱布保护好骨瓣。也可采用骨窗开窗方式,即钻孔后用咬骨钳咬除骨质,扩大骨窗。

(4)硬膜外血肿时,可清除积血及血块,结扎或电凝损伤的血管,彻底止血后,用抗生素生理盐水冲洗切口。

(5)硬膜下血肿,应切开硬脑膜做血肿清除并做减压术。如为亚急性与慢性血肿,可行钻孔冲洗和引流,引出积血,于硬脑膜下置橡皮管引流 2～3 天。

(6)脑内血肿时,应避开重要功能区切开脑皮质行血肿清除。血肿彻底清除后妥善电烙止血,同时将挫碎的脑组织吸除,并根据脑肿胀程度进行减压术。

(7)血肿清除后是否缝合脑膜,根据病情而定。放回并逐层缝合皮瓣,固定好引流管及引流条,包扎切口。

### (六)手术护理要点

(1)患者由推车搬到手术台上时,应由两人同时平稳地抬起,抱好头部,防止头扭曲,注意保持呼吸道通畅。

(2)随时注意患者呼吸、脉搏及血压变化。

(3)注意吸引器及电烙器的安置与调节。

(4)可按需要注入脱水剂,防止脑水肿加重。

(5)术后患者呼吸和循环紊乱时,应暂留手术室观察,以免运送途中发生意外。

## 四、开颅手术

### (一)适应证

颅内肿瘤,颅内血肿,各种原因引起的脑疝。

### (二)麻醉方式

全身麻醉。

### (三)手术体位

平卧或侧卧。

### (四)手术物品准备

棉片、吸收性明胶海绵、骨蜡、显微镜、头皮夹、电钻、线锯、咬骨钳、双极电凝器、铣刀、垂体咬钳、骨膜剥离器、神经剥离子。

### (五)手术步骤及配合

(1)固定头部,碘酒或乙醇消毒,常规铺巾。

(2)切口周围皮肤注入生理盐水,切开,头皮夹止血。

(3)切开帽状腱膜,将头皮瓣掀起,盐水纱垫保护。

(4)用骨膜剥离器剥离骨膜,头皮牵开器牵开,电钻钻孔,铣刀锯断,骨蜡止血,去骨瓣减压,用咬骨钳修平颅骨边缘,剪开脑膜,吸收性明胶海绵止血,切除瘤体。

(5)用颅骨钛钉固定颅骨。

(6)检查伤口,取出棉片,逐层缝合,包扎伤口。

### (六)手术护理要点

(1)患者由推车搬到手术台上时,应由两人同时平稳地抬起,抱好头部,防止头扭曲,注意保持呼吸道通畅。

(2)随时注意患者呼吸、脉搏及血压变化。

(3)可按需要注入脱水剂,防止脑水肿加重。

(4)术后患者呼吸和循环紊乱时,应暂留手术室观察,以免运送途中发生意外。

## 五、幕上肿瘤切除手术

幕上肿瘤多见成年人,好发于额叶和颞叶,顶叶次之,枕叶最少,以胶质瘤和脑膜瘤为多。由于肿瘤侵犯不同部位的脑叶,可引起不同的神经功能缺失,加之肿瘤占位、周围组织水肿、静脉回流障碍、脑脊液循环和吸收障碍等因素可导致颅内压增高,严重时引起颞叶钩回疝或扣带回疝。因此,幕上肿瘤一旦确诊,应尽早手术治疗。

### (一)手术适应证

(1)大脑半球表面皮质及皮质下肿瘤。

(2)垂体部位的肿瘤及第三脑室前部或后部的肿瘤。

(3)侧脑室肿瘤,松果体瘤。

### (二)麻醉方式与手术体位

采取气管插管全身麻醉。手术体位可视肿瘤生长部位而定,可取仰卧位、侧卧位、坐位或俯卧位。

### (三)器械、敷料与物品准备

开颅器械,电刀,双极电凝,敷料包(脑科包十脑外加)。手微型剪刀,枪状长柄镊子,长柄双极电凝镊子。显微镜,显微器械,各型号取瘤钳。

### (四)手术步骤及配合要点

(1)按手术部位先在头皮上用甲紫(龙胆紫)做切口记号。

(2)手术野皮肤常规消毒、铺巾,粘贴无菌手术贴膜,保护手术切口。用安尔碘再次消毒手术野,局部用0.5%普鲁卡因溶液作浸润麻醉。

(3)切开皮肤、皮下组织帽状腱膜,干纱布拭血,电凝,头皮夹止血。

(4)用骨膜剥离器分离头皮,使头皮推向上缘,电凝止血。备好骨蜡,棉片,针线。皮瓣下压2块纱布(一块吸水巾),7号线缝2～3针皮瓣,用皮筋、组织钳或巾钳钩住皮筋,把肌肉向上拉,固定皮瓣,盐水纱布保护皮瓣。

(5)备电钻,铣刀,翻开骨瓣,弯头咬骨钳修平骨瓣,出血面用骨蜡止血。肌骨瓣,湿纱布保护,游离骨瓣,湿纱布包裹好,切勿丢失。

(6)切开硬脑膜前,备好显微器械,医师洗手,更换手套,铺治疗巾1块,骨窗边缘覆盖棉片。

(7)用11号尖刀切开硬脑膜一小口,用细长无齿镊、脑膜剪剪开脑膜,4×10弯圆针细线悬吊硬脑膜。

(8)探查肿瘤,棉片保护好脑组织,用活检钳取肿瘤。

(9)探查出血点,用生理盐水冲洗脑部伤口,观察有无出血点,然后用电烙、银夹、吸收性明胶海绵止血或用4×10弯圆针、细线缝扎止血。

(10)关颅,硬脑膜用4×10弯圆针、1号丝线间断缝合。盖好颅顶骨,在硬脑膜下置管状橡皮引流条。帽状腱膜及皮肤用9×24弯三角针间断缝合,覆盖纱布、棉垫包扎伤口。

### (五)手术护理重点

(1)脑部手术应注意灯光配合及吸引器通畅;出血多时可用2根吸引皮管同时吸引或交替使用。

(2)防止电灼器烧伤患者。

## 六、听神经瘤手术

听神经瘤为颅内常见的良性肿瘤，发病率占颅内肿瘤的8％～12％，占小脑脑桥角肿瘤的75％～95％，一般以手术治疗为主。

### （一）应用解剖

桥小脑角是指由桥脑、小脑、小脑幕和岩骨组的锥体形解剖学区域，其中有重要的脑神经通过，主要有三叉神经（Ⅴ），面神经（Ⅶ），听神经（Ⅷ）通过，并与后组脑神经毗邻。主要血管有小脑前动脉及其分支通过。

### （二）手术适应证

听神经瘤。

### （三）麻醉方式与手术体位

气管插管全身麻醉。患者取患侧向上侧卧位，保持颈后伸展，枕下乳突后入路，此入路肿瘤全切率和面神经保留率高。

### （四）器械、敷料与物品准备

高速微型磨钻，面神经刺激仪，诱发电位仪，手术显微镜，颅后窝牵开器，颅后窝咬骨钳，显微器械，各型号取瘤钳。

### （五）手术步骤及配合要点

(1)给患者导尿后摆侧卧位，如颅压高而脑室无明显扩大者，可于$L_{4,5}$置腰穿针1枚，静脉快速滴入20％甘露醇250～500mL，加入地塞米松10mg。

(2)用甲紫（龙胆紫）做头皮切口记号。一侧听神经瘤一般多用旁正中S形切口，上端弯向外侧在上顶线上方，下端弯向中线全长8～10cm。

(3)手术野皮肤常规消毒、铺巾，粘贴无菌手术贴膜，保护手术切口。外侧耳部加覆纱布垫，用安尔碘再次消毒手术野，局部用0.5％普鲁卡因溶液作浸润麻醉。

(4)切开皮肤，皮下组织、帽状腱膜，干纱布拭血，电烙，头皮夹止血。

(5)有脑室扩大者，先于同侧侧脑室后角处钻孔，置放硅橡胶脑室引流管。

(6)电刀切开肌层，出血点均用单极或双极电烙止血，用自动拉钩牵开组织，暴露颅骨，用骨膜撬剥离骨膜、肌肉和肌腱，显示枕骨鳞部、乳突后部，颅骨上的出血可用骨蜡止血。

(7)电在枕骨鳞部钻孔，用鹰嘴咬骨钳扩大成5～6cm的骨窗，其范围上缘达横窦，外缘至乙状窦，内下方近枕大孔边缘，乳突气房被打开，可用带庆大霉素海绵和骨蜡封塞，如静脉撕裂出血可用双极电凝或吸收性明胶海绵敷贴止血。

(8)用生理盐水冲洗手术野，铺治疗巾，医师更换手套。如患者颅压高，可由脑室引流管放去脑脊液或由腰穿针芯放出脑脊液，以减低颅压。用11号尖头刀切开硬脑膜，再用脑膜剪弧形剪开脑膜，用4×10弯圆针、1号丝线将硬脑膜悬吊在骨窗外软组织上，使横窦和乙状窦尽量向外牵开。

(9)切除肿瘤,用吸收性明胶海绵及带线脑棉片敷盖在小脑表面,放置蛇式自动拉钩,用中宽脑压板将小脑半球牵引内侧,显露肿瘤。在手术显微镜下探查肿瘤四周的关系,用取瘤钳逐渐将肿瘤全部切除,在切除肿瘤过程中经常用面神经刺激仪测试,以免损伤面神经。

(10)肿瘤切除后用生理盐水冲洗手术野,清点脑棉片,取下拉钩,4×10 弯圆针、细线作间断缝合硬脑膜,硬脑膜外层放置血浆管引流条。9×24 弯三角针,4 号线或 7 号线缝合肌层,中线间断逐层缝合皮下组织和皮肤,以干纱布棉垫覆盖切口。

### (六)手术护理重点

(1)合理摆放体位,体位的安置应在顺应呼吸和循环功能、充分显露手术野的前提下,以患者舒适、安全、无副损伤为原则。选用厚度合适的海绵垫置于胸廓下,以利于呼吸,肩部应衬垫棉垫,以防臂丛神经损伤,在骨突部垫以软枕,以减少对骨突部位的压迫,并将患者肩部用固定带牵拉,使颈部伸直,利于手术野显露。

(2)由于听神经瘤位于岩骨、小脑、脑桥和延髓之间,累及听神经、面神经、三叉神经等,剥离肿瘤时易引起脑干及神经和动脉的损伤。术中密切观察患者的生命体征,备好新鲜的血液。

(3)护士在术者切肿瘤之前,应准备好面神经刺激仪和诱发电位仪。在术者使用面神经刺激仪测试时,细致观察患者面部的神经反射情况,及时准确报告术者,为手术操作提供依据。

(4)术者用双极电凝器切除肿瘤时,护士注意双极电凝器功率的调节,不可过大,与神经相邻的出血用最小功率的双极电凝止血。为防止电凝镊尖黏着烧焦组织,应不断滴水于手术野。

(5)使用吸收性明胶海绵止血时,应把吸收性明胶海绵剪成适当大小,敷贴在出血点上,再用同等大小的带线棉片覆盖其上。

## 七、椎管肿瘤切除手术

椎管内肿瘤位于椎管腔内,多属良性肿瘤,由于椎管腔内狭小,其内脊髓、神经根等结构很重要,很小的病变便可引起严重的功能障碍,一旦确诊,应及时手术。

### (一)手术适应证

(1)硬膜外肿瘤:良性肿瘤及恶性肿瘤。

(2)髓外硬脊膜下肿瘤,如神经鞘瘤、脊膜瘤、马尾肿瘤、脂肪瘤。

(3)髓内肿瘤。

### (二)麻醉方式与手术体位

局部麻醉+强化麻醉或基础麻醉。患者取俯卧位。

### (三)器械、敷料与物品准备

1.特殊用物

椎板咬钳,长柄枪状镊,单齿拉钩,脊柱牵开器,脊柱自动拉钩,神经钩,各型号取瘤钳,显微器械，手术显微镜等。

2.其他物品

敷料包(脑科包＋脑外加)，椎管器械，电刀，双极电凝等。

## (四)手术步骤及配合要点

(1)先用龙胆紫做皮肤切口记号。

(2)手术野皮肤常规消毒，铺巾，粘贴无菌手术贴膜，保护手术切口。用安尔碘再次消毒手术野，切口处皮下及两侧椎旁肌内注射0.5%普鲁卡因，加利多卡因和布比卡因，作局部麻醉。

(3)做后侧正中纵形切口，切口视肿瘤的部位而定，应包括肿瘤上下各1～2个棘突的距离。

(4)切开皮肤、皮下组织，电刀切开肌层，电凝或头皮夹止血，用骨刀分离，颅后窝牵开器撑开两侧肌肉，充分暴露棘突。

(5)用棘突剪、咬骨钳、椎板咬骨钳咬除棘突，打开椎板，备骨蜡止血。椎板暴露后可看到黄韧带和脊髓外脂肪，脊膜外静脉丛出血用电凝止血。

(6)如发现是硬脊膜外肿瘤，根据肿瘤生长情况，可以分块或整个将肿瘤切除。

(7)如发现是硬脊膜内肿瘤，切开硬膜，先用11号尖头刀切开，再用脑膜剪纵行剪开硬膜，盐水棉片揩血，电凝止血，4×10弯圆针1号线在硬膜切口边缘每隔1cm作一牵引缝线，用蚊式钳重力将硬膜切口牵引吊起。

(8)探查蛛网膜是否正常，脊髓搏动有无消失，髓外肿瘤往往将脊髓推向一侧，在相应部位能见肿瘤，髓内肿瘤往往使脊髓膨大，如肿瘤已生长在脊髓表面，并可看到肿瘤组织，在此部位常能看到脊髓表面的血管增多、减少、曲张或分布不均。

(9)在手术显微镜下，将肿瘤切除，如肿瘤较小，先用4×10弯圆针细线将游离的一端作贯穿牵引线，在镜下仔细分离。如脊膜及脊髓有粘连处，用双极电凝止血后剪断。如肿瘤体积大，长在腹侧，可分块切除，减压后再作全部切除，以免损伤脊髓。如探查明确是髓内肿瘤，用20号长针头穿刺，探明质地，如为囊性可将液体抽出。如肿瘤浸润无明显边界时，用剥离子分离粘连，电凝切断血管作肿瘤大部切除，硬膜敞开以充分减压。如肿瘤有明显界限，可将肿瘤切除，切除范围接近肿瘤上下两极置牵引线后与脊髓分离，应用脑压板、息肉钳、枪状镊子、剥离子剪刀分离、切除肿瘤。

(10)用10号细导尿管插入硬脊膜下反复冲洗血液，用4×10弯圆针细线间断缝合脑膜，9×24弯三角针中线逐层缝合肌层及皮肤，以干纱布棉垫覆盖切口。

## (五)手术护理重点

(1)高颈位肿瘤手术时，因患者体位关系不易观察，又因生命中枢是重要部位，因此在手术过程中应密切观察患者生命体征，备好急救药，如有突然变化应及时抢救。

(2)术中配合手术进程，测定患者四肢感觉和运动，并与术前作对比，以便了解手术有无损伤脊髓。

(3)手术在局部麻醉下进行，当剥离牵拉肿瘤时，可引起剧烈的神经根痛，可给浸有2%利多卡因棉片覆盖。

## 八、动脉瘤手术

### (一)适应证

颅内动脉瘤。

### (二)麻醉方式

气管插管全身麻醉，股静脉插管，桡动脉有创血压监测。

### (三)手术体位与切口

患者取仰卧位，肩下垫一长海绵垫，头向对侧倾。不同部位的动脉瘤采用不同的切口。

### (四)手术物品准备

1.特殊物品

电钻、铣刀、脑自动牵开器、蛇牌显微器械、动脉瘤针、动脉瘤钳、各型号动脉瘤夹、血管夹、长柄弹簧剪、长柄微型剥离子、弹簧钩、显微钩刀、手术显微镜。

2.药品

乳酸钠林格液、复方氯化钠、5%葡萄糖氯化钠、20%甘露醇、呋塞米、氨茶碱、地塞米松、盐酸肾上腺素、罂粟碱等。

3.其他物品

常规脑科开颅器械一套，敷料包(脑科包＋脑外加)。

### (五)手术步骤及配合

(1)用甲紫做头皮切口记号，根据不同部位的动脉瘤采用不同的切口。

(2)手术野皮肤常规消毒，铺巾，粘贴无菌手术贴膜，保护手术切口。用安尔碘再次消毒手术野，局部用0.5%普鲁卡因溶液做浸润麻醉。

(3)切开皮肤、皮下组织帽状腱膜，干纱布拭血，电凝，头皮夹止血。

(4)用电刀切开颞肌筋膜、肌肉直达颅骨，用骨膜撬把头皮、颞肌和其筋膜及骨膜作为一层向前翻起，用弹簧钩把颞肌向前外侧牵开，暴露蝶骨大翼外侧部。

(5)以翼点为中心游离骨瓣，备电钻、铣刀，翻开骨瓣，用咬骨钳或电钻咬去或磨去蝶骨嵴1/2～1/3，达眶上裂边缘，骨蜡止血。肌肉表面用盐水纱布敷盖，骨窗缘填塞吸收性明胶海绵，并用4×10弯圆针、细线悬吊硬脑膜于骨窗周围软组织上。用生理盐水冲洗手术野。

(6)用11号尖头刀、脑膜剪沿颅底剪开硬脑膜，用4×10弯圆针、细线悬吊硬脑膜，放置脑自动拉钩。在吸收性明胶海绵或脑棉片保护脑皮质下，用脑压板分别翻起额叶和颞叶，逐步深入手术部位。准备好长柄枪状镊、细吸引头、长柄剥离子、长柄弹簧剪刀，暴露动脉瘤。

(7)动脉瘤的处理。若动脉瘤颈窄和有适当长度者，用钝头微剥离子游离瘤颈后，直接用弹性动脉夹夹闭；若动脉瘤颈宽和短时，可用双极电凝镊间断地夹住瘤颈，在弱电流下形成合适的瘤颈后再按上述方法处理。双极电凝应连续滴水以减少电凝镊尖粘连。

(8)生理盐水冲洗手术野，并用3%罂粟碱的小棉片敷贴于瘤动脉，以防血管痉挛。

(9)清点脑棉片，放置引流，关颅。

### (六)手术护理要点

(1)器械护士应熟悉和了解手术步骤，及时备好所需用的器械并正确传递。

(2)注意固定好双极电凝镊的连接线，并随时清除黏附于镊子头的焦煳组织，用湿纱布擦拭干净，不可用刀刮，以免损伤镊尖镀铬面，影响使用。

(3)供应大小适合的脑棉片、吸收性明胶海绵。

(4)准备好两套吸引器装置，5根长短及管径粗细不同的吸引器管和头，以备在手术中及时更换。

(5)协助麻醉师做好术中动脉压的监测，控制血压于较低水平，以减少术中出血和预防术中动脉瘤破裂。在分离动脉瘤时使平均动脉压降至8.0～9.3kPa，持续时间不得超过30分钟。开放腰大肌引流，缓缓放出脑脊液，使脑压进一步降低，以利显露动脉瘤。动脉瘤夹闭成功后，协助麻醉师及时恢复血压，以改善脑缺血、缺氧。适当输血。

(6)术中严密观察患者的生命体征，坚守岗位，保证手术中物品的供应。

(7)巡回护士要根据手术的需要，随时调节好灯光。

# 第三节　血管外科手术的护理

## 一、血管修复术的护理

对主要动脉损伤的治疗原则，主要是恢复动脉的连续性。受伤的动脉越早修复越好，最好在伤后6～8小时内施行。时间的延迟将大大增加远段血管内血栓形成或感染的机会，从而减低恢复血运的可能性。但是如果远段血管不通畅，即使时间较长，甚至超过20小时，修复手术仍有成功的可能。

### (一)适应证

尖锐利器所造成的穿透伤，伤口清洁，血管切裂伤较小而整齐，估计术后管腔不致有显著狭窄的情况时，才可做单纯修复。若伤口污染较重或血管以及周围组织受到挤压者，则不宜做单纯修复术。

### (二)麻醉方式

硬膜外麻醉。

### (三)手术体位

根据患者受伤部位采取相应体位。

## (四)手术步骤及配合

### 1.冲洗断端管腔

用一对无损伤性血管夹阻断血管两端血流后,用管端光滑的塑料管或钝头注射针头伸入血管裂口内吸出血块,再用肝素液冲洗。

### 2.剥脱血管外膜

用小剪刀剥脱裂口周围的血管外膜约 1cm 长。

### 3.靠拢裂口两缘

缝合口最好要与血管纵轴垂直或接近垂直,以免狭窄。将血管两端的血管夹向中间牵拉,使血管裂口的两缘靠拢。

### 4.缝合裂口

用液体石蜡润滑后的细丝线,在离开裂口边缘 0.5～1mm 处下针,针距亦为 0.5～1mm,进行间断单纯或间断外翻褥式缝合。

如裂口较大,也可取自体静脉一段,剖开成静脉片缝补裂口,以免直接缝合后造成管腔狭窄。

## (五)术中注意事项、术后处理

### 1.术中注意事项

(1)如合并有骨折及神经等多发伤,一般先用内固定法固定骨折,恢复其支架作用后再修复血管及神经。

(2)血管外膜要充分切除,以免将其嵌入吻合口内,导致血栓形成。对血管直径在 2mm 内者最好用两端连无损伤缝合针的 9-0～11-0 卡普隆线缝合,每针应由血管腔内膜进针,在外膜出针。这样,较容易掌握边距和针距,并可避免将外膜带入血管腔。

(3)缝合时,每次进针力求准确,切忌反复进针而加重血管的损伤。每一针都要明确地穿过血管壁的全层,使两侧的内膜对拢。还应保持一定的针距和边距,不要参差不齐,要使张力平均。

(4)缝合时,均用细镊或不用镊,操作轻柔。拔针时,也要轻而稳,顺针的弧形拔针。如血管壁脆薄(尤其是静脉),须用细头镊轻压血管壁将针尖压出,以免因拔针而撕破血管。同时,手术人员的手套要经常冲洗干净,没有血迹,以免缝线粘于手套,偶一动作而撕破血管。

(5)缝合过程中,要不断用肝素盐水等冲洗滴注管腔、管壁,以保持湿润及冲除凝血块。

### 2.术后处理

(1)伤肢吻合口附近的关节应置于半屈曲位,并用轻夹板或石膏托固定,以保持血管吻合处无张力。肢体的活动应暂予限制,缺血时期要休息:循环已经恢复后,再逐渐增加运动;至少到手术后 3 周,肢体才可负重或自由活动。

(2)抗凝剂的应用,对于急性血管损伤,不可过分强调。当存在严重软组织损伤时,抗凝剂的周身应用会引起广泛出血和血肿形成的危险。事实上,若血管已经妥善修复,术后抗凝剂应用常无必要;反之,若修复不善,抗凝剂也不能防止血栓形成。因此,抗凝剂不宜作为常规应用。

术后每日可给低分子右旋糖酐 500～1000mL,连续应用 1 周,一般不用肝素。如术后伤肢脉搏不佳或是硬化的动脉,则最好应用肝素 2～3 日,每次用 125mg 肝素加 5%～10%葡萄糖液 500mL,从静脉缓缓滴入,保持凝血时间在 25 分钟左右;肌内注射按每 1mg/kg,每 6 小时 1 次,但不如静脉滴注易于控制。一旦发现有出血倾向,应立即停药,不用对抗药物。有肝病或内脏并伤时禁用。

## 二、大隐静脉高位结扎剥脱术的护理

### (一)适应证

(1)下肢浅静脉曲张明显,伴有小腿胀痛和肿胀,色素沉着,慢性复发性溃疡者。

(2)大隐静脉及交通支瓣膜功能不全者。

(3)既往无深静脉血栓形成病史,且深静脉瓣膜功能良好者。

### (二)禁忌证

(1)年老体弱,有心、肺、肝、肾等重要器官的疾病,手术耐受力较差者。

(2)深静脉有阻塞者。

(3)合并有急性静脉炎或全身化脓性感染。

### (三)麻醉方式

硬膜外麻醉。

### (四)手术体位

仰卧位,膝部稍屈曲外旋。

### (五)手术切口

腹股沟韧带内下方斜切口。

### (六)特殊用物

浅乳突、大隐静脉附加包,无菌皮筋。

### (七)手术步骤及手术配合

| 手术步骤 | 手术配合 |
| --- | --- |
| 1.常规皮肤消毒、铺巾 | 递擦皮钳夹小纱布蘸碘伏消毒皮肤,铺治疗巾,贴手术膜,铺大单、中单 |
| 2.切开皮肤、皮下组织 | 切口两侧各置一块干纱布,递 22# 刀、有齿镊切开皮肤、皮下组织 |

续表

| 手术步骤 | 手术配合 |
| --- | --- |
| 3.显露、游离大隐静脉，切断其分支（旋髂、腹壁、股外侧、股内侧及阴部外浅静脉） | 递乳突撑开器、甲状腺拉钩显露手术野。递血管镊、直角钳分离大隐静脉主干，递血管镊、中弯血管钳分离钳夹大隐静脉主干分支，血管剪剪断，钳带 4# 丝线结扎、线剪剪线 |
| 4.结扎大隐静脉 | 递中弯血管钳于汇入股静脉处钳夹、血管剪剪断。递 7# 丝线结扎、线剪剪线或递 6×17 圆针、4# 丝线缝扎近端 |
| 5.插入剥脱器，剥脱大隐静脉 | 递 10# 刀、有齿镊于内踝静脉处切开皮肤、皮下组织，递蚊式钳钳夹大隐静脉，血管剪剪断，钳带 7# 丝线结扎远端血管，递剥离器自近端静脉口插入 7# 丝线结扎、向上推进自腹股沟处切口缓缓抽出大隐静脉，压迫止血 |
| 6.切除瓣膜功能不全的交通支 | 递 10# 或 11# 刀切开皮肤，递血管镊、小弯血管钳分离钳夹，血管剪剪断，4# 丝线结扎 |
| 7.缝合切口 | 清点器械、纱布、缝针，递 9×28 圆针 4# 丝线、9×28 圆针 1# 丝线依次缝合筋膜及皮下组织。再次清点器械、纱布、缝针，递酒精棉球消毒皮肤。递 9×28 角针、1# 丝线缝合皮肤。递术后膜覆盖切口。递无菌小棉垫、弹性绷带加压包扎伤口 |

## 三、血管清创术的护理

### （一）适应证

有下列情况者，应及时进行清创术，探查血管，控制出血，处理合并伤，为早期恢复血管通路做好准备。

(1)伤口持续出血或反复出血者。

(2)皮下搏动性血肿或肢体周径不断增加，有深部血肿可能者。

(3)伤肢有温度下降，脉搏消失，皮色苍白、麻木，运动功能减弱等急性缺血征象者。

(4)深部刺伤或贯穿伤疑有重要脏器或组织损伤者。

但对以下各种情况必须仔细分析，分出轻重缓急，首先集中精力抢救生命，避免为抢救肢体而危及生命：①同时并有威胁伤员生命的严重复合损伤（如严重的颅脑伤、胸部伤、腹部伤或多发性骨折）者。②损伤之后为时很久，已有明显感染者。

除伤部持续出血不能制止或伤肢即将坏疽而须紧急探查者外，一般应在休克基本被控制和脉搏、血压稳定后才能施行手术。

### （二）麻醉方式

根据不同部位应用臂丛麻醉、腰麻或全麻。

### （三）手术步骤及配合

血管修复术的成败在很大程度上取决于清创是否彻底。应认真做好这一手术。

1.控制出血

在清创术中，应首先控制出血，并做好随时制止大量出血的准备。伤口先压迫包扎暂时止血，在未做好控制出血的措施之前不可去掉压迫物。为了减少术中出血，不得已时可使用止血带。在不能使用止血带的部位，应先在伤口上方做一小切口，显露受伤动脉的近段，分离后绕一纱布带（有条件时最好用细软胶皮管），以备必要时阻断血流，制止出血。

控制血流的方法很多，用无损伤血管夹最为方便。如无合适的血管夹，则可选用以下几种方法。

（1）将纱布带套过血管或绕一圈后提起，再用手指捏紧或用普通止血钳夹住纱布带。

（2）用一段胶皮管垫在动脉上，将纱布带打结。

（3）将纱布带的两头并拢后，套上一段短的粗胶皮管，拉紧纱布带后，用止血钳夹住。

2.清洗伤口

按清创术清洗伤口和周围皮肤。通常先初步清理伤口，摘除异物，止血和冲洗，待主要的血管修复后再进一步清创。

3.探查血管

沿血管走向将切口上下延长，使血管充分显露。在血管的两端未完全显露和控制之前，如有出血，可在伤口外面用手压迫止血或在伤口内用手指压迫止血。然后，在伤区健康组织内分别分离动脉和静脉的近段与远段，以备安置无损伤血管夹控制出血。在伤口内控制出血后，应立即放松止血带或其他的近端血流控制。若阻断动脉的时间较长，则应向动脉远段注入少量肝素液（100mL 生理盐水内含 10mg 肝素），以防血栓形成。最后，进一步查清血管损伤的类型、程度和范围以及邻近组织损伤的情况，以决定修复的方法。

4.整修血管

血管的修复缝合必须在健康的管壁上进行。因此，管壁的损伤组织要充分整修，去除污染和损伤部分；还应仔细检查血管内膜，如内膜不完整，也应切除。如为火器伤，宜在肉眼可见的损伤部分以外再切除约 5mm，以防血栓形成。但也要防止不必要的过多切除，以免影响血管的端端吻合。断端整修或损伤端切除后的血管两端应略呈斜形，以便吻合。血管部分割裂伤时，如裂口边缘尚整齐，可用小剪刀剪修裂口以备修复。但如裂口不整齐，污染较重者，应予以切除后进行端端吻合或血管移植。曾经用普通止血钳夹过的血管段也应切除。血管完全断裂伤时，血管的断端均需修整。血管挫伤时，内膜常变粗或破裂，还可有夹层血肿或血栓形成，必须彻底清除，然后进行吻合。

## （四）术中注意事项、术后处理

1.术中注意事项

（1）麻醉要满意，使肌肉充分松弛，手术才能顺利进行。

（2）伤口内出血点须看清楚后才用止血钳钳夹，不能乱夹，以免损伤邻近神经及其他组织。

（3）阻断血流的血管夹不应太紧，尤其在发生出血时，不可盲目地收紧血管夹，以免损伤血管内膜而形成血栓。

（4）对明显损伤的动脉，应做彻底切除，甚至疑有损伤的部分也应切除，以免后期形成血栓和吻合口裂开等危险。不可为了凑合血管单纯修复术或顾虑切除太多端端吻合困难而留下已有损伤的管壁组织，以免导致血管修复术的失败。端端吻合有困难时，可用自体静脉或人造血管移植。

2.术后处理

(1)全身处理。防治休克。血容量不足应及时补充，注意尿量及其性质，如有血红蛋白尿、少尿、无尿等肾功能障碍和水、电解质平衡失调等情况，都应及时纠正。

(2)保护肢体。注意保护伤肢，避免受压、温度变化、潮湿、擦伤、感染及有刺激性的外敷药等。伤肢宜保持水平位或稍低于心脏平面约 13cm 的稍下垂位，并用一支架撑起被子，以免伤肢受压，有助于动脉血供给。如有明显水肿，则可每天略微抬高一定时间。局部绝对不可使用热敷加热或冷敷降温，因加热、降温反可增加组织的损伤并加重代谢的紊乱。肢体保持于室温最为安全。

(3)观察血运。正常供血时，伤肢皮肤温暖而红润，毛细血管充盈良好，肿胀不重。静脉血栓时，肢体肿胀加剧、发凉、发紫；动脉血栓时，肢体苍白、干枯。如发现上述情况，应及时作出诊断，及早进行手术探查。但术后常有动脉阵发性痉挛现象，应与动脉血栓鉴别，查明原因后进行处理。疼痛、寒冷等因素均可引起血管痉挛，应及时解除。还可用血管解痉药物以及交感神经节或动脉周围神经的阻滞疗法。如缺血现象仍不好转，应立即探查。

(4)处理肿胀。手术后可有不同程度的肿胀，应排除静脉血栓的可能。肿胀明显者，可间断抬高伤肢。如肢体肿胀很严重，则需做减低张力的切口，纵行切开皮肤和深筋膜，以改善血运；也可用粗注射针头穿刺引流，但不如切开彻底。减张后要防止伤口感染。

(5)预防感染。感染最常造成继发性出血和血栓形成。因此，除了彻底清创外，术后应给足量的抗生素，通常继续用药 1 周左右。

## 四、腹主动脉瘤切除术的护理

### (一)应用解剖

胸主动脉在第 12 胸椎水平的主动脉裂孔进入腹腔，即腹主动脉。在胸$_{12}$椎体水平处，被左右膈肌脚包绕，走行于脊柱前方，腹主动脉在脊柱前方腹膜后腔向下走行，在第 4 腰椎水平分为左右髂总动脉。腹主动脉发出的分支：膈下动脉、腹腔动脉、肠系膜上动脉、左右肾动脉、肠系膜下动脉、性腺动脉、腰动脉、骶中动脉。

### (二)适应证

腹主动脉瘤的直径超过 5cm 或直径每年增加超过 0.5cm；出现破裂或其他并发症的征象。

### (三)麻醉方式

气管内插管全身麻醉。

### (四)手术体位

仰卧位(经腹膜后解剖腹主动脉和血管移植，则取右侧斜卧位)。

### (五)手术切口

腹直肌旁切口。

### (六)手术步骤及手术配合

| 手术步骤 | 手术配合 |
|---|---|
| 1.皮肤消毒、铺单 | 递消毒钳及盛装皮肤消毒剂纱布的治疗碗,消毒手术区域皮肤,递无菌手术单建立手术区无菌屏障 |
| 2.切开皮肤、皮下组织、腹白线、腹膜 | 递2块盐水垫保护切口,20# 手术刀切开切口皮肤,电刀切开皮下组织、腹白线及腹膜 |
| 3.探查腹腔 | 递生理盐水冲洗术者双手探查腹腔 |
| 4.显露腹主动脉 | 递一次性切口牵开器显露腹腔,打湿盐水垫保护腹腔脏器,S状拉钩显露腹主动脉 |
| 5.游离腹主动脉,套阻断带 | 递长无齿镊、血管钳、组织剪解剖瘤体近心端腹主动脉,递肾蒂钳或解剖钳套阻断带,递过带钩套适当长度的橡胶管,小血管钳钳夹带远端 |
| 6.局部或全身肝素化后阻断血管 | 递动脉钳阻断腹主动脉与左右髂总动脉,瘤腔内注射30mg肝素或全身肝素化(1~1.5mg/kg)后阻断腹主动脉 |
| 7.切开动脉瘤 | 递长血管镊、手术刀切开瘤壁,递角度剪扩大切口 |
| 8.取出附壁血栓,缝扎分支动脉口 | 递环状镊清除附壁血栓,7×17圆针7# 丝线或2-0# 带针丝线缝扎瘤体内动脉分支口 |
| 9.切取动脉瘤内膜,结扎腰动脉 | 递环状镊、血管剪切取动脉瘤内膜.递直角钳过4# 丝线在瘤壁外结扎腰动脉 |
| 10.缝合人工血管与腹主动脉 | 递长血管镊、长持针钳夹持3-0# 或Pro 4-0# 线在动脉腔内连续外翻缝合腹主动脉与人工血管 |
| 11.髂总动脉与人工血管吻合 | 递Pro 4-0# 线缝合左右髂总动脉与人工血管(端端吻合),吻合完成前,松开腹主动脉阻断钳使动脉血冲出腔内的血凝块和气体,再阻断,完成缝合 |
| 12.动脉瘤壁包埋人工血管 | 递组织剪修剪去多余的动脉瘤壁,递6×17"0"针、4# 丝线或3-0# 带针摩丝线间断缝合瘤壁 |
| 13.缝合后腹膜 | 递6×17圆针、4# 丝线间断缝合或4-0# 涤纶线连续缝合后腹膜,检查、止血,冲洗腹腔,放置引流管 |
| 14.关闭腹壁切口 | 常规缝合腹壁切口 |

## 五、腹主动脉瘤腔内隔绝术的护理

### (一)术前准备

1.器械敷料

阑尾器械、动脉取栓零件、剖腹敷料包、基础敷料包、手术衣。

2.一次性物品准备

1-0丝线、2-0丝线、3-0丝线、阑尾针、手套、电刀手柄、吸引器管、吸引器头、敷贴、潘氏引流管、5mL 注射器、20mL 注射器、肝素、造影剂、滤器。

### （二）麻醉方法

气管插管全身麻醉。

### （三）手术体位

水平仰卧位。

### （四）手术配合

1.造影探查

(1)取一侧股部穿刺，置入导丝至降主动脉处，沿导丝导入猪尾导管至降主动脉处，造影见腹主动脉瘤的位置、大小。取多功能导管，配合导丝送入对侧股动脉。

(2)对侧股部纵切口，显露股总动脉，纵行切开股动脉约 2cm，将对侧送入的导管经动脉切口引出；然后再经动脉切口交换置入超硬导丝至降主动脉处。

2.置放

(1)将导送器主体沿超硬导丝送至腹主动脉与双髂动脉开口以上位置；导送器副导丝经过左侧股动脉穿刺鞘管引出。

(2)将导送器主体及副导丝向下牵拉，使两分叉分别跨入两侧髂总动脉，完全释放支架。

(3)造影见腹主动脉瘤腔内隔绝，无内漏形成。

(4)退出动脉内的导管、导丝、导鞘，用 5-0 Prolene 线缝合股动脉切口，检查有无漏血，创面彻底止血，放置潘氏引流管，缝合切口，敷贴覆盖。

### （五）注意事项

(1)术毕检查左右腘动脉搏动是否良好。

(2)余者同下腔静脉滤器置放术＋下肢深静脉取栓术。

# 参考文献


[1]燕铁斌,尹安春.康复护理学[M].北京:人民卫生出版社,2017.

[2]兰华,陈炼红,刘玲贞.护理学基础[M].北京:科学出版社,2017.

[3]白凤霞.基础护理操作技术[M].兰州:兰州大学出版社,2017.

[4]强万敏,姜永亲.肿瘤护理学[M].天津:天津科技翻译出版社,2016.

[5]杨玉南,杨建芬.外科护理学笔记[M].3版.北京:科学出版社,2016.

[6]王欣,徐蕊凤,郑群怡.骨科护士规范操作指南[M].北京:中国医药科技出版社,2016.

[7]王萌,张继新.外科护理[M].北京:科学出版社,2016.

[8]唐少兰,杨建芬.外科护理[M].3版.北京:科学出版社,2016.

[9]施雁,朱晓萍.现代医院护理管理制度与执行流程[M].上海:同济大学出版社,2016.

[10]皮红英,王建荣,郭俊艳.临床护理管理手册[M].北京:科学出版社,2015.

[11]李卡,许瑞华,龚姝.普外科护理手册[M].(第二版).北京:科学出版社,2015.

[12]熊云新,叶国英.外科护理学[M].3版.北京:人民卫生出版社,2014.

[13]张红,黄伦芳.外科护理查房手册[M].北京:化学工业出版社,2014.

[14]钱火红,朱建英.外科护理教学查房[M].2版.北京:人民军医出版社,2014.

[15]王兴华,李平.外科护理学[M].2版.上海:同济大学出版社,2013.

[16]王建荣,周玉虹.外科疾病护理指南[M].北京:人民军医出版社,2012.

[17]李乐之.外科护理学[M].北京:人民卫生出版社,2012.

[18]倪洪波,王新祥.外科护理[M].上海:复旦大学出版社,2011.

[19]冯志仙.外科护理常规[M].浙江:浙江大学出版社,2013.

[20]石兰萍.临床外科护理基础与实践[M].北京:军事医学科学出版社,2013.

[21]伍淑文,廖培娇.外科护理与风险防范[M].北京:人民军医出版社,2013.

[22]周文娟,刘义兰,胡德英.新编骨科康复护理指南[M].武汉:华中科技大学出版社,2013.

[23]陈燕,李卫国.外科护理学[M].湖南:湖南科技出版社,2013.

[24]王晓军,许翠萍.临床急危重症护理[M].北京:中国医药科技出版社,2011.

[25]刘晓东,刘绪荣.外科护理技术[M].南京:东南大学出版社,2011.